의료 마케팅 2판

의료 마케팅 2판

최강수 · 문상식 · 김용혁 공저

보무각

최강수(신성대학교)
문상식(한양여자대학교)
김용혁(초당대학교)

의료 마케팅 2판

2판 발행 2021년 9월 15일
초판발행 2019년 1월 22일
지은이 최강수 · 문상식 · 김용혁
펴낸이 이호동
발행처 보문각
블로그 http://bomungak.blog.me
e-mail bomungak@naver.com
주소 서울시 서초구 바우뫼로7길 8
등록번호 302-2003-00085
전화 02)468-0457
팩스 02)468-0458

값 20,000원
ISBN 978-89-6220-420-9 93510

머리말

최근 환자 감소와 의료인력 부족 현상과 지속되는 감염병 영향 등으로 병원들의 경영성과가 미흡하여 폐원하거나 대형병원으로 전환을 통해 활로를 모색하고 있는 중소병원들과 기존 대형의료기관들은 의료시장 개방에 준비하면서 경영혁신을 단행하고 있으며, 의료서비스 질 향상을 위한 조직으로 리모델링하는 추세에 있다.

환자의 의료서비스 질 향상에 대한 기대수준과 욕구가 확대됨에 따라 이에 대응할 수 있는 의료서비스를 개발하는 등 생존과 발전을 위한 노력이 강화되고 있다는 상황을 보여 준다고 할 수 있다.

의료시장이 개방된다면 외국계 대형 병원들은 경쟁력 있는 의료기술력과 자본력으로 한국시장에 빠르게 진출 할 것으로 예상된다. 한편 국내 대기업들도 국내 의료법 개정에 발맞추어 의료시장 진입을 위한 준비를 진행하고 있다.

이러한 치열한 경쟁구도에서 국내 의료기관들은 진료와 치료를 위해 다양한 활동과 노력을 시도 하고 있다. 하지만 전반적으로 의료기관 운영의 핵심적인 축으로 부상하고 있는 의료마케팅 활동은 다른 조직에 비하여 여전히 미흡한 수준이라 할 수 있다.

우리는 지금까지 의료기관의 비영리성과 공공성을 강조하였다. 그러다 보니 의료마케팅 활동이 부분적으로 제한되고 있었다. 그러나 의료기관의 현실적인 부분을 본다면 수익성을 추구하지 않으면 조직 운영이 불가능하다. 때문에 조직의 유지, 발전이라는 경영의 현실적인 문제를 풀기 위해서는 마케팅활동이 강화되어야 한다는 시대적 당위성에 직면하였다.

의료마케팅의 필요성과 중요성이 강조되고 있는 상황에서 그간 의료마케팅과 관련된 여러 교재가 있었지만 그 내용이 방대하여 의료마케팅의 본질을 이해하고 지식을 습득하는데 어려움이 있었다.

이에 저자들은 의료마케팅의 기본적인 개념들을 정리함으로 현장에서 필요한 부분을 쉽게 이해하고 적용하는데 용이하도록 하는데 의미를 두고 집필하였다.

이를 위해 각 장마다 학습목표를 설정하여 전반적인 흐름을 이해하도록 하였으며, 각 장에 최근의 이슈와 실제 사례를 들어 도움이 되고자 하였다.

본 교재를 구성한 학습내용은 다음과 같다.

첫째 의료마케팅의 필요성, 특징, 도입목적 그리고 의료기관의 환경적요인과 환경변화 배경을 통해 전반적인 의료마케팅의 이해를 돕고자 기술하였다.

둘째 의료마케팅 전략은 미래지향적이어야 하며 통합적인 관점에서 이루어질 수 있도록 전략 수립에 대한 부분과 전략 구축 방안에 대하여 기술하였다. 그리고 의료마케팅 전반적인 활동을 체계적으로 지원할 수 있는 의료마케팅 정보시스템의 운용에 대하여 기술하였다. 또한 의료마케팅의 초점인 고객만족, 고객관계관리, 고객관계마케팅 구현의 필연성을 제시하여 의료기관의 마케팅 운영 되도록 하였다.

셋째 의료마케팅 믹스인 4P, 의료서비스 제품, 의료서비스 가격, 의료서비스 유통, 의료서비스 촉진관리를 통하여 의료마케팅의 효율적인 실현방안을 제시하였다.

넷째 의료시장 개방과 글로벌 시대에 즈음하여 외국인 환자유치에 대한 관심과 생존, 발전을 위한 돌파구가 될 수 있는 의료관광의 본질, 특서, 그리고 의료관광 마케팅 환경요인 현황과 전망에 따른 의료관광 마케팅 활성화 방안을 제시하였다.

본서를 집필함에 있어서 도움을 주신 분들께 감사드리고, 특히 출간할 수 있도록 배려해주신 출판사 보문각 대표님께 심심한 감사의 마음을 드립니다.

저자 일동

Contents

Contents

Contents

#1 병원 마켓 4.0시대

현대는 마케팅의 시대이다. 그 동안 마케팅은 주로 영리기업에서만 적용되어 왔다. 그러나 비영리 기관 경영에서도 마케팅은 중요한 요소가 되었다. 마케팅 분야의 대가인 필립 코틀러는 마케팅 1.0시대에는 제품중심, 2.0시대에는 소비자 지향 그리고 3.0시대에는 가치주도가 핵심이라고 제시하고 있다. 그리고 마케팅 4.0시대는 마케팅의 목표를 '더 나은 세상 만들기'라고 주장하였다. 따라서 마케팅의 핵심 컨셉도 마케팅 3.0시대에는 '가치'에 있다고 주장하였고 이제 마케팅 4.0시대는 '하이테크+하이터치'의 융복합 전략의 시대라고 한다. 첨단기술 하이테크는 역설적으로 가장 인간적인 감성인 '하이터치'를 필요로 한다. 그럼 어떻게 마케팅을 통해서 새로운 시장의 가치와 '하이터치'를 만들 것인가라는 문제에 직면하게 된다. 필립 코틀러는 마켓 4.0에서 인간 중심적 마케팅의 중요성을 강조하며 디지털, 하이테크의 시대가 될수록 역설적으로 인간 중심적인, 인간의 감성을 건드리는 마케팅이 필요하다고 강조한다.

이 변화가 마케팅에 미치는 요인들에 대해 필립 코틀러의 마켓 4.0에서 다음과 같이 서술하고 있다.

힘의 이동(Power Shift) : 소비자들의 힘이 커지고 있음.

인터넷이 발달하면서 기업과 고객, 고객과 고객간의 연결성이 강화되었다. 즉, 기업이 쥐고 있던 권력이 소비자에게로 이전되면서 기업들이 고려해야 하는 정보가 증가하고 있다.

◇ 포용적 태도 : 조화로운 공존과 산업의 융합, 소셜미디어의 사회적 포용성을 주도

◇ 수평적 태도 : 기업간의 연대를 촉진

◇ 사회적 태도 : 상품이나 브랜드를 선택할 때 포함된 사회적 집단의 영향력이 점점 커지고 있음.

연결성(Connectivity)

오프라인과 온라인은 이제 공존하고 있으며, 융합이 필수인 시대가 되었다. 또한 기술의 고도 발전으로 인해 기술의 의존도가 높아지고 있는데, 단순히 고도의 기술로 고객을 유치하는 것이 아닌 기술 문명 속에 균형 감각을 강조하는 하이터치를 강조하기도 한다.

최근 O2O에 대한 관심이 꾸준히 높아지고 있는 것을 예시로 볼 수 있는데 online과 offline의 조화, 배달의 민족이나 카카오택시처럼 인터넷을 통해 정보를 얻고 서비스는 오프라인에서 누리는 것을 의미한다.

이러한 사회적 변화는 타인의 정보에 대한 접근이 쉬워지고, 이에 따라 타인에 대한 의존도가 높아진다는 것을 시사한다. 정보의 홍수 속에서 결정력은 저하되고 고객의 관심을 사는 것이 점점 어려워지는 것이다.

브랜드 충성도의 변화(Royal VS Advocate)

과거에는 마케팅의 목표가 브랜드 충성도를 높이는 데에 있었다. 하지만 이제는 단순히 충성도 높은 고객으로 만족하지 못한다. 충성고객은 이유를 묻지도 따지지도 않고 재구매를 하기 때문에 타인의 행동을 유발할 수 있는 옹호 고객을 필요로 하고 있다. 옹호 고객의 경우 입소문을 통해 브랜드를 입소문 내주고, 타인에게 정보를 제공하는 능동적 행동에 참여하기 때문에 단순한 충성고객보다 더 잠재적인 능력을 가진 고객으로 평가하고 있다. 위에서 언급한 것처럼 연결성이 중요한 시대가 되면서 브랜드 옹호가 중요한 요소로 떠오르고 있다.

더불어 로열고객과 혐오고객의 대립도 존재하는데, 일정 부분의 공존은 긍정적으로 판단한다. 혐오 고객의 부정적인 의견 또한 기업 자체에 대한 정보를 획득하는 수단이 되기 때문이다. 고객들은 자신의 취향을 찾는 데에 정보를 활용하고, 기업은 그 정보를 토대로 더 나은 기업이 되기 위해 노력할 수 있게 된다.

고객의 구매 결정 과정의 변화

다양한 경로를 배우지만 비교하고 싶은 경로가 있어서 그 부분만 언급을 하면, 과거 전통적 고객 경로는 4A 라고 하여 AWARE - ATTITUDE - ACT - ACT AGAIN 의

과정이었다.

즉, 상품이나 브랜드를 인지하고, 태도를 형성한 뒤에 긍정적인 경우 구매(act)를 하고, 구매 만족도에 따라 재구매를 한다. 이는 소비자의 구매 경험을 통해 반복 구매할지 아닌지 결정하게 되고, act again은 브랜드 충성도를 평가하는 중요한 지표가 되었다.

하지만 현대의 5A는 AWARE - APPEAL - ASK - ACT - ADVOCATE의 과정이다. 인식하고, 브랜드에 호감을 느끼는 경우 정보 탐색을 시작한다. 구매한 뒤 긍정적인 구매 반응을 갖는 고객들은 다양한 경로를 통해 브랜드를 자발적으로 추천하고, 입소문을 낸다. 즉 과거와 달리 능동적인 소비자들은 '옹호'의 과정을 거치게 되는데, 이 부분이 마케터에게 핵심 지표라고 볼 수 있다. 구매자를 충성 옹호자로 만들 수 있는 마케팅을 기획해야 좋은 마케터인 셈이다.

하지만 브랜드와의 상호작용을 통해 옹호까지 가는 과정이 항상 필수적인 것은 아니다. 모든 고객이 그렇지 않으며 브랜드 옹호가 일어나기 위해서는 부단한 노력이 필요하다. 소비자들이 능동적으로 변했지만, 점점 똑똑해지고 있다. 이러한 똑똑한 소비자들을 움직일 수 있는 획기적인 마케팅이야말로 성공한 마케팅이라고 할 수 있다.

정보획득 방법

1) 소셜리스닝(social listening)

커뮤니티를 통해 브랜드에 대한 대화나 의견을 감시하는 것으로 브랜드에 대한 소비자들의 인식을 알아볼 수 있는 방법이다.

비슷한 경험으로 다양한 콘텐츠를 기획하기 위해서는 브랜드에 대한 소비자들의 생각, 현재 소비자들의 인식, 반응 속도 등을 파악해야 할 때가 있는데 익명 커뮤니티 등을 통해 하나의 사건에 어떤 의견으로 대립하는지 지켜봤던 경험이 있다. 이것도 마케팅을 목적으로 했다면 소셜리스닝이라고 볼 수 있다.

2) 네트노그래피(netnography)

소셜리스닝과 비슷한 개념이지만 네트노그래피는 직접 그 대화에 가담하게 된다. 물론 해당 사이트나 커뮤니티에 동의를 받고 조사원이 참여하는 것이다.

옴니채널

옴니채널은 소비자들이 구매과정에 몰두할 수 있도록 온오프라인을 통합한 형태의 채널을 통해 통일된 목표와 전략을 수립한 것을 의미한다.

o2o와 같이 온오프라인을 통합하여 소비자들의 니즈를 즉각 처리해준다는 특징을 갖고 있다. 배달의 민족과 같이 배고픈 소비자들의 니즈를 충족시키기 위해 메뉴를 온라인으로 제공하고, 구매하면 오프라인으로 음식을 배달해준다. 또는 웹루밍, 쇼루밍이 있는데 오프라인 공간에서 웹사이트와 연동하여 더 많은 정보를 제공하는 경우나, 온라인 채널을 통해 오프라인과 유사하게 직접 쇼핑 정보를 눈으로 확인할 수 있는 경우 (ex. 3d 입체 가구 배치 등)도 이에 해당한다.

최근 병원이 생존하기 위해서 의원은 물론 대형병원에 이르기까지 '환자중심의 진료' 및 고객만족(CS)을 제공하려는 노력을 경주하고 있다. 이를 실천에 옮기기 위해서는 과거의 직원직능중심(staff job function)에서 벗어나 '환자중심의 관리체계'를 전환시킬 필요가 있다. 환자가 진료를 시작하여 진료를 종료할 때까지 진료프로세스(total care process)를 환자중심에서 개편해야 한다. 이를 위해서 지금의 병원중심의 관리운영시스템에서 환자중심(patient-oriented)의 운영체계와 마케팅기법의 변화를 도입할 필요가 있다.

의료마케팅의 이해

1장

학습목표

제 1 장

- 마케팅과 의료마케팅과의 관계에 대해 설명할 수 있다.
- 의료마케팅의 개념, 필요성에 대해 이해할 수 있다.
- 의료서비스마케팅의 특성에 대해 설명할 수 있다.
- 병원조직 측면에서 마케팅의 특징에 대해 설명할 수 있다.
- 의료마케팅의 강점과 약점에 대해 구분할 수 있다.
- 의료마케팅의 도입목적에 대해 제시할 수 있다.

1. 마케팅과 의료마케팅

마케팅은 시대의 변화와 사회환경 및 경제의 발전에 따라 다양하게 변화되어 왔다. 산업사회의 초기는 생산이 부족한 시기로 수요가 공급을 초과하여 제품의 생산이 곧 판매 및 소비로 연결되었으며, 제품의 품질보다는 생산이 중시 되었다.

그러나 산업화의 발전이 가속화되면서 대량생산이 이루어져 공급이 수요를 초과하는 상황에 이르러 판매에 어려움을 겪게 되었다. 즉, 고객이 필요로 하는 제품을 생산해야 한다는 결론에 이르게 된 것이다. 다시 말해서 고객이 원하는 제품을 만들기 위해 고객이 필요로 하는 정보를 수집하고 이들의 요구를 제품생산에 반영하는 고객중심적인 마케팅이 등장하게 되었다. 이는 곧 경영에 있어서도 고객만족을 통한 마케팅활동이 중요한 역할을 하게 된 것이다.

20세기 초반에는 마케팅의 성격에 대해 경제학의 한 분야로 논의되었으나, 1930년대에 이르러 독립된 학문으로 인정받기에 이르렀다. 당시 미국에서는 마케팅을 주로 유통기능의 관점에서 다루었으며, 당시의 대표적인 학자인 베일(R. S. Vail)도 마케팅을 상품에 대한 소유권의 이전인 경제학적인 관점만 거론하였다.

그러나 앨더슨(W. Alderson)은 마케팅의 성격을 시장에는 이질적이고 다양한 욕구가 존재하고 있음을 강조하는 경제적인 관점이 아닌 다른 독특한 관점에서 제시하였다. 즉 "시장을 구성하고 있는 수많은 구매자 또는 소비자들은 각각 다양하고 이질적인 욕구를 갖고 있으므로, 마케팅이 다양한 생산자들에 의해 생산된 이질적인 상품들을 다양한 소비자들에게 공급해 주는 역할을 담당해야 한다. 결국 구매자들이 동일한 수요를 가진 집단으로 생각하고 있다는 가정에서 벗어나야 한다."고 주장하였다.

1960년대 미국마케팅협회(American Marketing Association : AMA)에서는 "마케팅이란 생산자로부터 소비자 또는 사용자에게 재화와 용역의 흐름을 통제하는 기업활동의 수행"이라고 정의하였다. 1985년에 와서 미국마케팅학회는 "마케팅이란 개인 및 조직의 목적을 충족시켜 주는 상호교환을 창조하기 위하여, 아이디어나 재화 및 용역의 창안, 가격결정, 촉진 및 유통을 계획하고 실행하는 과정이다."라고 새로운 마케팅을 정의하였다. 여기에서 교환의 창조를 마케팅의 중요한 역할로 보고 있으며 마케팅을 기업의 활동에만 국한하지 않고 비영리기관의 활동도 포함하고, 그 대상에 있어서 재화와 용역뿐만 아니라 아이디어까지 포함하고 있다.

최근 마케팅의 대가 필립 코틀러(P. Kotler)는 마켓 4.0에서 인간 중심적 마케팅의 중요성을 강조하며 디지털, 하이테크의 시대가 될수록 역설적으로 인간 중심적인, 인간의 감성을 건드리는 마케팅이 필요하다고 강조하였다.

그는 "마케팅이란 교환과정을 통하여 소비자의 기본적인 욕구와 필요를 충족시키려는 인간활동"이라고 주장하였으며 마케팅의 구체적인 활동을 미시적 마케팅(micro marketing)과 거시적 마케팅(macro marketing)의 두 가지의 개념으로 구분하였다.

미시적 마케팅은 개별기업이 개개의 기업목표를 달성하기 위한 마케팅활동으로서, 여기에는 마케팅조사 · 제품계획 · 판매예측 · 마케팅계획 등 제품생산이 이루어지기 전에 수행되는 선행적 마케팅과 가격 · 촉진 · 유통 등 생산이 이루어지거나 생산을 전제로 하여 수행되는 후행적 마케팅이 있다.

거시적 마케팅은 제품이 생산자로부터 소비자에게로 이르게 하는 유통기관과 그 기능을 사회적인 관점에서 분석 · 검토하는 마케팅활동으로서 운송 · 보관 · 금융 ·

하역 · 위험부담 등의 활동이 여기에 해당되며, 이러한 모든 마케팅활동은 생산자와 소비자 그리고 중간상들에 의해 수행된다고 제시하였다.

한국마케팅학회에서도 "조직이나 개인이 자신의 목적을 달성시키는 교환을 창출하고 유지할 수 있도록 시장을 정의하고 관리하는 과정이다."라고 정의하고 있다.

이들을 종합해보면 마케팅은 "이윤을 창출하면서 욕구를 창출시키는 것으로서 고객이나 조직에게 만족을 제공하는 동시에 기업의 목표를 달성하기 위한 경영활동이라 할 수 있으며, 궁극적으로는 고객만족을 위해 전개되는 경영활동으로 이윤을 창출하면서 고객의 욕구를 충족시키는 활동이다"고 할 수 있다.

현대적 관점에서 마케팅을 구성하는 핵심요소에는 다섯 가지가 있다.

첫째, 마케팅을 구성하는 가장 기본적인 요소인 인간의 욕구가 있다.

둘째, 인간의 욕구를 충족시키기 위해서 시장에 제공되는 제품, 즉 재화와 서비스이다.

셋째, 고객 가치와 고객만족이다. 고객 가치는 고객이 그 제품을 소유하고 사용하여 획득한 가치와 그 제품을 획득하는데 소요되는 비용 간의 차이를 의미하며, 고객만족은 고객의 기대와 실제로 지각되는 서비스 수준에 의해 나타나는 결과이다.

넷째, 바람직한 목적물을 획득하고 그 대신에 상대방에게 무엇인가를 제공하는 행위인 교환이다.

다섯째, 제품이나 서비스의 실제 또는 잠재적 구매자들의 집합인 시장이 해당된다.

시장이 형성되기 위해서는 제품이나 서비스가 있어야 하고, 제품이나 서비스에 대한 욕구가 있어야 하며 교환을 통해서 이러한 욕구를 충족시키고자 하는 고객이 있어야 가능하다는 입장으로 이해하면 쉬워진다. 이러한 핵심 개념들을 종합하면, 마케팅이란 인간의 욕구를 충족시켜주기 위해 제품이나 서비스의 교환이 이루어지는 시장을 관리하는 것이다.

의료서비스도 이와 유사하지만 일반적인 서비스와는 특징적인 차이가 있다. 의료서비스는 인간이 가진 가장 소중한 건강에 대한 서비스를 제공하는 무형의 가치재로서 생산과정에 고객이 직접 참여하고 종업원 자체가 상품의 일부분으로 인식되고 있으며, 인적 의존도가 높아 인건비 등의 고정비율이 높다. 또한 인적서비스에 대한 품질의 표준화가 어렵고 측정방법도 매우 주관적이다.

따라서 품질이 다양하며 표준화가 어렵고 측정방법도 매우 주관적이다. 또한 의료서비스는 무형의 서비스로 재고의 저장이 불가능하고 생산과 소비가 동시에 발생하고 소유권 이전이 없으며, 시간의 흐름과 과정이 중요한 특성을 가지고 있다.

최근, 의료분야에서도 많은 변화가 이루어지고 있다. 실제적으로 의료서비스시장의 개방이나 해외의료관광 활성화 등 국경을 넘는 진료가 이루어지는 세계화시대에 접어들었다. 또, 과학기술의 발전으로 인간의 복제, 유전자나 줄기세포를 이용한 치료, 로봇을 이용한 수술 등을 비롯하여 의료기술 또한 많은 변화를 가져오고 있으며 앞으로 더욱 놀라운 변화가 예상되고 있다. 따라서 시대적 변화에 대응하기 위하여 의료산업에 대한 각종 규제나 법률의 개정이 실시되고 있고, 의료기관의 기능에 대한 변화도 이루어지고 있다.

이러한 의료의 세계화, 기술 및 규제의 변화 등은 병원의 운영에 있어 위협적인 요인이지만 한편으로 기회를 제공하고 있다. 의료기관 관리자는 이러한 변화를 예측하고 분석하여 병원경영에 이용함으로써 조직을 유지 · 발전시키기 위한 활동을 수행하여야 한다.

그러나 의료기관은 의료서비스의 제공이라는 당위성에는 동의하지만, 의료기관의 비영리성이라는 인식 때문에 마케팅적인 활동이 상당히 제한되고 있다. 의료기관도 수익성을 추구하지 않으면 운영이 어렵기 때문에 조직의 유지 · 발전이라는 경영의 현실적인 문제를 풀어야 하며 의료시장의 급변하는 환경에 대처해야 한다.

이러한 과제들은 의료기관으로 하여금 공익성이라는 외형적 성격 속에서 새로운 인식을 해야 할 필요성이 제기되었고, 의료기관 스스로 문제를 해결해 나가도록 방향을 제시해야 하는데 그 운영의 처방전이 바로 마케팅이 된 것이다.

2. 의료마케팅의 개관

1) 의료마케팅의 개념

일반적인 마케팅 개념은 시장조사인 소비자의 욕구를 조사하고 조직이 가장 효율적으로 판매활동을 할 수 있는 목표고객을 선택하고 그 고객의 욕구를 충족시킬 수 있는 수단과 방법을 파악하기 위한 프로그램을 분석 · 계획 · 집행 · 통제하는 활동이라고 할 수 있다.

의료기관에서 제공되는 의료서비스는 다양한 직종이 모여 진료라는 제품을 생산한다. 아울러 대학병원과 같은 종합병원은 진료와 치료 외에 연구와 교육을 동시에 수행해야 하는 복합적 조직이다. 그러므로 의료기관의 마케팅 활동은 일반적인 조직의 마케팅관리와 다르게 복잡성이 존재하고, 각 개별 병원은 각종 법규의 제한으로 인해 현실적으로 마케팅에 어려움이 있는 실정이다.

일반적으로 의료기관은 소재하고 있는 지역사회에서 필요로 하는 고객들에게 의료기관의 자원을 최대로 이용하도록 행동의 변화를 통하여 의료를 필요로 하는 이들에게 양질의 의료를 제공한다. 이로써 고객에 대한 서비스를 제공할 뿐만 아니라, 의료 장비와 기술의 활용도를 높여 의료기관의 기능과 역할을 최대한 효율화하는 활동을 일컬어 의료마케팅이라 할 수 있다.

의료기관에서 마케팅 개념을 도입함에 있어 가장 중요한 시각은 환자 중심적인 사고로 환자의 만족도를 전제로 하여야 하고, 의료기관 내부에서 통합되어 총체적으로 병원의 궁극적인 목적에 부합되어 수행되어야 한다.

그래서 의료기관 마케팅은 의료서비스 고객인 환자의 욕구를 파악하여 그들의 욕구를 최대한 충족시켜 국민 건강의 유지 · 향상과 의료기관의 궁극적인 목적을 달성하는데 적정의 의료서비스를 생산, 유통, 촉진시키는 일련의 과정이라고 할 수 있다.

다른 조직체와 마찬가지로 의료기관도 이미 경쟁체제에 돌입하고 있는 현실이다. 국내 수많은 병원들이 새롭게 개원하고 있고, 과거에는 국내 의료기관 경쟁이 미미한 수준으로 경영에 큰 어려움이 없었으나 이제는 생존하기 위해서 경쟁이 필수적인 상황에 이르게 된 것이다.

따라서 일반적인 기업조직의 마케팅활동처럼 국내 의료기관도 자기 병원의 우수한 점을 고객들에게 인식시켜주어야 하는 큰 과제를 가지고 고객들에게 전달하는데 있어서 의료마케팅이 요구된 것이다.

최근 들어 국내 의료기관은 수입원의 원천인 환자의 감소로 경영에 큰 어려움을 겪고 있다. 그래서 수많은 중소 규모의 병원이 폐원을 하거나 의사들의 동업 등 대형병원으로 전환을 시도하고 있다. 기존의 대형 의료기관들도 경영혁신을 단행하며 의료서비스의 질 향상을 위한 조직으로 리모델링하고 있는 추세이다.

국내 의료기관들의 경영이 어려운 배경에는 의료기관이 양적 성장에만 치중한 나머지, 질적 성장은 등한시한 것이 주요인이다. 국민의 소득증대와 건강에 대한 관심증대로 의료수요가 증가함에 따라 병상 수의 증가만을 성장지표로 삼아 병상증설에 치중하고 외래환자보다는 입원환자의 진료에 집중한 것이 주요 원인으로 지적되고 있다.

이와 같이 과거의 의료기관들은 병상 수의 증설로 수익의 증대를 추구하여 온 반면에, 환자들이 중요시 여기는 의료서비스 질은 상대적으로 향상되지 못했다. 고객을 위한 편의시설도 제대로 갖추지 못하고 대기시간이 길어 고객의 불만요인으로 이어진데다 의사들의 고압적인 자세도 횡행하였다. 대부분의 환자들은 이러한 불편을 감수하면서도 의료기관을 이용해온 충성스러운 고객이었다.

그러나 대기업의 의료시장 진입과 의료환경 변화에 따른 의료서비스 질 향상에 대한 기대수준과 환자의 욕구가 높아짐에 따라 이에 부응할 수 있는 의료서비스를 개발하고 제공할 필요성이 더욱 커지고 있다.

지금까지 국내의 의료기관들은 진료와 치료를 위해 다양한 활동과 노력을 시도하고 있다. 하지만 전반적으로 의료마케팅 활동은 미흡한 수준이라 할 수 있다. 수익을 증대시키기 위해 환자를 진료하는 데만 집중하였지 환자에게 만족을 주기 위한 노력은 상대적으로 미흡하였다. 그래서 의료기관들은 고객인 환자를 위해 우수한 의료 서비스 질을 향상시키고 이를 고객에게 전달하는 조직적인 활동이 수행되어야 한다.

즉, 의료소비자들의 욕구를 조사 · 분석하여 이를 충족시켜줄 수 있는 의료서비스를 개발하고, 이를 고객에게 효율적이고 효과적으로 전달하는 노력이 필요하다. 아울러 고객에게 전달한 이후에는 의료서비스 질을 측정하고 의료서비스를 개선함으로써 고객만족으로 이어져야 한다. 이러한 일련의 순환과정이 의료마케팅의 관리이다.

이처럼 의료마케팅은 고객이 요구하는 의료서비스를 지속적으로 개선시켜 만족할 수 있는 서비스를 환자에게 전달하며, 의료기관과 환자간의 유기적 관계를 통해 의료서비스와 관련된 계획을 창출하고 유지하는 조직적인 활동이다. 〈그림1-1〉 참조

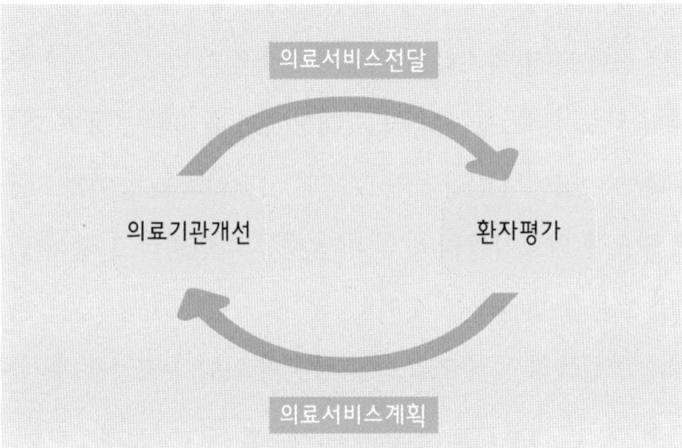

〈그림 1-1〉 의료마케팅 관리

2) 의료마케팅의 필요성

의료기관이 제공하는 의료서비스가 공급자 중심에서 고객 중심으로 변화하고 있다. 과거에는 개원을 하면 환자들이 스스로 와서 진료를 하여 마케팅이 필요하지 않았으나, 이제는 과거 공급자위주의 의료환경에서 질병의 치료는 물론, 부가적인 서비스를 더 많이 제공하여 고객의 가치를 만족시켜야 하는 고객위주의 인간중심시대로 변화하였다.

의료기관에서 고객의 창출은 의료기관의 존재이유이고 목표이기 때문에 고객을 더 이상 단순한 소비적 존재로 인식하여서는 안 된다.

고객의 중요성에 대하여 과거 의료기관은 크게 인식하지 못하였던 것이 사실이다.

의료기관은 국가나 지방자치단체에서 운영하기 때문에 공공성을 띄거나, 민영 의료기관의 경우 자본가나 기증자로부터 자금을 기증받아 비영리조직의 형태로 운영되었기 때문에 고객의 중요성을 인식하지 못하였고 인식할 필요성도 느끼지 못했다. 즉, 의료기관은 공공적인 성격으로 수익성에는 크게 신경을 쓸 필요가 없었고, 또 기부금 제공자들 중심으로만 의료서비스를 무료로 제공하였으며, 그 이외에 제한적으로 유료로 의료서비스를 제공하였다.

그러나 전국민건강보험 실시로 의료수요는 급증하기 시작하였다. 경제적인 발전과 산업의 고도화로 국민 경제수준과 교육수준의 향상 그리고 평균수명증가로 인한 노령인구의 증가 및 질병구조도 크게 변화하였다. 의료에 대한 국민의 시각도 혜택이라는 인식에서 점차 권리 찾기라는 주장이 강해졌다.

또한, 병원에서 의료서비스를 이용하는 대상에게 환자라는 용어 대신 수익을 최대의 목표로 추구하는 기업에서 사용하는 호칭인 고객이라는 용어가 사용되고 있다. 이는 수익창출이 중요한 의료기관들의 인식과 행동의 변화라고 할 수 있고 현대 병원경영의 시대적인 흐름을 반영하는 것이다.

특히, 최근 대형병원들의 등장으로 인한 병원의 대형화 고급화 추세와 리모델링 등의 시설 투자비용 증가, 의료기술의 발달로 새로운 첨단장비를 도입해야 하는 경영상의 어려움, 환자들의 질 높은 의료서비스 요구 등은 새로운 경영방법을 창출해야 하는 이유이기도 하다. 아무리 병원이 비영리기관이라 표방하더라도 병원경영을 위해서는 적정수입이 보장되어야 하는데 의료수가는 정부정책에 의해 결정되므로 그 폭을 조정하는 데는 한계가 있다.

의료기관의 양적인 확대와 의료이용률이 증가되어가고 있는 추세라 하더라도 의료시장의 개방 등으로 의료환경은 새로운 상황을 요구하고 있다. 특히, 수도권과 대도시 중심의 의료기관 증가와 대기업들의 의료기관 진출이 많아짐에 따라 의료기관 간의 경쟁이 심화되고 있다. 의료서비스의 수준관리를 통해 의료서비스 질 향상을 위해 보건복지부 주관으로 3차 진료기관(현재의 상급종합병원)을 대상으로 의료기관서비스 평가도 실시하고 있다.

그래서 의료기관의 내외적 환경변화를 인식하고 이에 대응하는 전략적 정책을 수립하여 의료기관 수요자에게 양질의 의료서비스를 제공하면서 의료기관의 유지 · 발전을 도모해야 하는 것이다. 점진적으로 의료 환경이 과거 공급자 지배시장에서 소비자 지배시장으로 패러다임이 변화되면서 수요자중심의 병원경영이 요구되어 의료서비스 질 향상에 대한 요구가 거세지고 있기 때문에 전략적인 마케팅전략이 중요하게 인식되고 있는 것이다.

이처럼 의료기관들이 고객의 중요성을 인식하게 되고 의료기관의 초점이 기증자에게서 의료서비스를 이용하는 고객으로 바뀌면서 의료마케팅의 필요성을 인식하게 된 것이다.

결국 의료기관을 이용하는 고객인 환자와 보호자에게 질 높은 의료서비스를 제공하고, 병원에 대한 신뢰감 형성과 인지도를 높이고, 적절한 홍보를 통해 타병원에 비하여 많은 환자를 유치함으로써 적정의 수입창출을 하는 것이 절대 과제가 된 것이다. 이러한 문제해결을 하기 위해 마케팅 개념이 도입되고 이를 효과적으로 실행했을 때 수익 극대화를 기할 수 있으므로 의료기관이 마케팅관리에 관심을 기울이는 것은 필수적인 시대적 상황이 되고 있다.

미국은 1970년대 후반 이후 병원 홍보부를 마케팅 부서로 바꾸어 운영하기 시작하였다. 그러나 우리나라에서는 마케팅 부서를 운영하고 있는 의료기관이 별로 없으며 일부 의료기관에서 홍보담당 부서를 운영하고 있을 뿐, 의료기관의 마케팅에 대한 인식은 전반적으로 낮은 실정이다.

의료고객의 욕구는 지속적으로 변화하고 있으며, 의료환경을 둘러싼 병원 간의 경쟁이 점차 심화되면서 마케팅의 필요성은 절대적이다. 다행히 최근 고객 만족을 지향하는 의료기관이 증가하고 있고 고객의 욕구에 부응하기 위한 많은 활동이 이루어지고 있다.

일반적으로 의료기관에서 의료마케팅이 필요한 요인은 다음과 같다 .

첫째, 전반적인 국민의 소득수준 향상에 따른 의료이용자들의 의료에 대한 높은 기대와 의료서비스에 대한 고급화 성향이 높아지고 있다.

고객들은 자신들이 이용하는 의료기관에서 자신들이 원하는 첨단 의료기술과 친절하고 쾌적한 의료서비스를 제공받기를 기대한다. 의료기관에서는 의료서비스에 대한 고객의 욕구를 파악하여 고객이 원하는 의료서비스를 제공하여야만 고객만족을 이룰 수 있게 되었다.

둘째, 인터넷의 발달 등으로 의료기관에 대한 정보의 습득이 용이해지고 의료기술의 발달로 인하여, 의학지식의 대중화와 소비자 권리의식의 향상으로 의료기관을 이용하기 전 정보를 탐색하고 지식을 축적하는 등 의료서비스에 대한 기대와 욕구가 지속적으로 증가하고 있다. 병원 이용자들은 자신이 희망하는 첨단의술로 편안하고 친절하며 쾌적한 의료서비스를 제공받기를 기대한다.

의료기관에서는 이용자의 의료서비스에 대한 욕구를 파악하여 고객이 요구하는 의료서비스를 기대 이상으로 제공해야만 고객만족을 이룰 수 있다. 따라서 고객중심의 사고, 즉 고객욕구를 파악하고 이를 충족시킬 수 있는 서비스를 개발하여 제공하는 마케팅 개념의 도입이 가장 중요한 요인이다.

셋째, 의료종사자들의 인력이 증가하고 대기업들의 병원진출 그리고 의료시장의 개방 확대로 의료기관들의 양적 증가는 의료기관 간의 경쟁을 심화시키고 있다. 과거 의료공급이 부족했던 것과는 달리 의료 인력의 증가와 더불어 의료기관의 수적 증가, 대형 종합병원의 설립으로 인한 의료공급의 과잉현상으로 고객들은 양질의 의료서비스를 제공하는 의료기관을 찾고 있다. 또한, 의료서비스 시장의 개방으로 외국 의료기관이 국내에 유입되어 의료기관 간의 경쟁은 더욱 심해질 것으로 예상된다.

국민건강보험 시행 이전에는 의료비부담 능력 부족으로 진료를 받지 못하는 경우도 있었으나, 전 국민 건강보험제도의 도입에 따라 본인 부담금이 줄어들면서, 건강에 대한 관심의 증가와 함께 의료기관 이용이 급격히 증가하였으며 대기업을 비롯한 대학병원의 의료시장 진출과 확장이 활발하게 이루어졌고 이로 인하여 수요가 공급을 초과함에 따라 대형 병원이 출현하고 현대적 경영기법을 도입하는 등 의료분야에 새로운 바람이 불기 시작하였다.

이와 같이 치열한 경쟁 속에서 의료기관은 경쟁우위를 지녀야만 생존할 수 있게 된 것이다. 의료기관의 경쟁력은 고객만족을 통하여 형성된다. 고객이 원하는 그 이상의 의료서비스를 제공해야 고객만족과 전략적 경쟁력을 확보할 수 있다. 고객만족과 경쟁력 확보를 위해서는 고객중심의 사고, 즉 마케팅 개념의 도입이 필연적이라고 할 수 있다.

넷째, 의료기관 간의 경쟁심화는 의료기관의 경영수지를 크게 악화시켜 그 수익성이 저조해 적극적인 마케팅활동이 요구되고 있다.

의료기관의 경영수지 악화의 요인으로는 크게 의료기관 경영의 외적인 요인과 내적인 요인으로 나누어 살펴볼 수 있는데, 외적요인으로는 낮은 의료보험수가를 들 수 있다. 의료기관 내적요인으로는 공급자 위주의 경영환경에 안주해 온 의료기관 관리자들의 경영의식 부족을 들 수 있다.

이러한 문제점을 극복하기 위해서는 고객위주의 질적인 관리시스템이 필요한데 이를 위해 고객에 대한 철저한 분석을 바탕으로 그들이 원하는 의료서비스를 효율적으로 제공할 수 있어야 한다. 이를 위해서는 무엇보다도 실질적이고 적용 가능한 마케팅적 접근이 필요하다.

3) 의료서비스의 특성

병원은 영리조직과 그 목표를 달리하지만 교환과정을 통해 보상과 유인을 조화롭게 균형화함으로써 자체의 생존과 발전을 이룩할 수 있다는 점은 일반적인 조직체의 경우와 같다. 다만 교환과정에서 고객에게 제공하는 급부가 상이하며, 즉 의료서비스 제공 방식에 있어 여타 조직체와 다소 차이가 있을 뿐이다.

병원이 제공하는 서비스의 성질, 제공 방식에는 여러 가지 외부적 제약이 있으며, 다른 업종의 서비스업에서 볼 수 있는 시장원리에 의한 적용 이상의 경우도 있다. 그러나 현재와 같은 경쟁상황하에서는 병원 시장원리를 적용해야 한다.

특히, 현대에 와서 경영학의 흐름이 그 연구대상으로서 기업의 존재의미가 단순히 영리극대화에 두지 않고 사회적 책임을 강조하고, 여러 가지 사회목표를 받아들이는 방향으로 전개됨에 따라 영리를 지향하지 않을 수 없는 의료기관을 포함한 모든 비영리 조직체 목표는 영리 조직체와 유사하다.

그래서 병원 등의 비영리조직체의 경영에 대한 마케팅의 적용도 동일한 맥락에서 이해될 수 있다. 즉, 마케팅은 적정이윤이 확보되는 바탕에서 통합적 노력을 기울여 고객의 욕구를 충족시키려는 것이므로 비영리조직체에서 이러한 마케팅의 본질적 내용을 경영에 도입 · 적용하는 것은 곧 마케팅활동의 수행으로 볼 수 있다.

이를 의료기관 경영의 관점에서 보면 병원의 경영을 고객, 즉 환자의 요구나 욕구에 가능한 부응할 수 있도록 운영하고, 가장 절실히 필요로 하는 서비스를 편리하게 집중적으로 제공하며, 병원이 제공할 수 있는 서비스의 내용에 관하여 잠재적 고객에게 알림으로써 의료서비스를 받을 필요가 발생했을 경우에 적절한 병원을 찾게 하는 것 등은 결국 마케팅 활동을 수행하는 것이나 다름없다.

또, 병원에서 필요로 하는 인력의 확보, 지역사회 관계의 유지와 개선 노력 등도 병원경영과 관련한 마케팅 활동의 일부라고 할 수 있는데 사실상 이러한 활동들은 영리조직인 기업의 경우에는 일상적으로 수행되는 것이다.

그러나 의료기관과 같은 비영리 조직체의 마케팅의 도입, 적용은 영리기관과 차이가 있어 의료기관이 제공하는 서비스는 다음과 같은 특성이 있다. 〈그림 1-2〉 참조

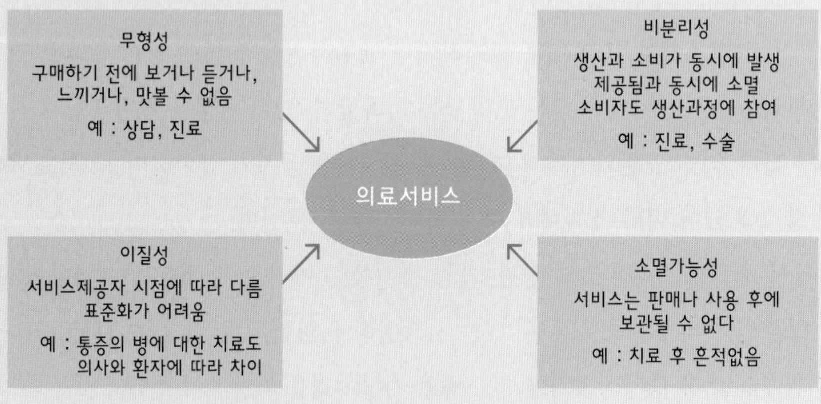

〈그림 1-2〉 의료서비스의 특성

(1) 서비스의 무형성

서비스는 본질적으로 형체가 없으며, 제공 행위가 이루어지기 전에는 체험 할 수도 없는 특성이 있다. 고객이 제품을 구매한 경우 유형의 재산을 획득함으로써 소비

자의 효용이 물질적인 특성으로 나타나게 된다. 서비스를 구매한 경우에는 상호 간의 욕구와 제공내용에 대한 의사전달의 결과인 무형성의 욕구충족이 제공되어 거래된다. 그러므로 서비스는 무형적인 행위 혹은 성과로부터 그 효용이 나타난다. 의료행위는 물질적인 특성보다는 행위가 이루어지는 과정과 실제 진료가 어느 정도의 성과로 나타났느냐 하는 것이 평가의 기준이 된다.

이러한 의료서비스는 보거나 만질 수 없는 무형의 서비스인 무형성이다. 이 서비스에 대하여 구매촉진 프로그램은 무형적 가치를 유형화시키는 데 어려움이 있으며, 이러한 과제를 해결하기 위하여 커뮤니케이션을 통하여 심리적 가치를 부각시킴으로써 가능할 것이다. 서비스 구매자는 서비스 신뢰성에 대하여 가장 관심을 가지기 때문에 전문성과 안전성에 대하여 특별히 부각시켜서 구매위험에 대하여 신뢰도를 높여야 한다. 따라서 촉진활동을 수행함에 있어서 서비스 그 자체보다도 그 서비스가 제공하는 편익에 초점을 두어야 한다.

(2) 서비스의 비분리성

서비스는 제공하는 주체가 사람이든 기계이든 간에 서비스 제공행위는 분리될 수 없다. 즉, 생산과 소비가 동시에 이루어지는 것으로서, 특별히 의료서비스는 구매자의 요구와 동시에 진료행위를 제공하는 것이 보편적이다.

그래서 의료서비스는 생산과 소비가 동시에 이루어지기 때문에 생산과 동시에 소비되는 비분리성을 가지고 있다.

이는 서비스 제공자인 의료진과 고객인 환자 모두가 생산과정에 참여하여 상호작용에 의해 서비스의 생산이 이루어짐을 의미한다. 또한, 서비스가 결합되는 장소와 서비스 산출을 위해 존재하는 모든 유형물은 서비스 과업환경이 되며, 서비스 질에 대한 간접적인 평가수단이 된다.

의료서비스의 제공자와 의료행위가 분리될 수 없는 특징은 구매자인 수진자와 직접적으로 인간관계가 형성되게 한다. 의료서비스는 특히 개별적 필요에 의한 생산적 성격이 강하여 상품적 의미의 재고는 존재하지 않기 때문에 유통기구 확대에 따른 시장의 확대는 불가능하다. 또, 의사가 접촉할 수 있는 환자의 수는 한계가 있어 서비스에 만족하면 친근감이 형성되고 만족하지 못하면 관계의 단절이 되는 까닭에 친절과 서비스 전략이 필수적이다.

(3) 서비스의 이질성

서비스는 인적 요소가 많이 가미된 노동집약적인 형태가 많으므로 서비스 질은 서비스 제공자에 의해 좌우되어 생산과정에서 잠재적인 변동성이 높다. 그리고 서비스 산출의 일관성을 유지하기가 어렵다. 서비스는 소비자의 욕구에 따라 내용물이 다양한 형태와 내용을 가지게 되므로 개별성의 정도가 높고 상이한 병원에 의해 생산 제공되는 의료서비스의 질은 일정하게 표준화되기 어렵다. 서비스를 받아들이는 구매자의 입장과 감정에 따라 욕구충족의 효용이 평가되므로 규격화되지 못하는 이질성의 특성이 있다.

그래서 의료서비스의 질과 본질은 생산자와 고객이 각각 다른 이질적인 성향을 지니고 있고 시간에 따라 서비스의 차이가 있기 때문에 이에 대한 표준화와 품질관리가 매우 어려운 이질성을 지니고 있다.

동일 병원내의 서비스라 하더라도 완전히 표준화하는 것은 어려운 일이다. 이에 의료 행위는 개별성을 가지고 있고, 병상에 대하여 유동성을 가지기 때문에 항상 동일한 의료의 질을 서비스할 수 없다.

따라서 이질감을 해소하기 위해서 의료진과 환자 간의 지속적인 관계를 필요로 하며, 의료제공자 편에서 일관된 서비스의 안정성을 유지시킬 방안의 강구와 전략이 요구된다.

(4) 서비스의 소멸성

의료서비스는 재고로 보관되지 않는 소멸성 때문에 수요와 공급을 동시화 또는 대응시키는 것이 어려운 소멸 가능성이 있다.

이러한 특성 때문에 서비스 마케팅에 있어서 수요와 공급을 맞추어야 한다. 의료수요에 대한 의료제공자의 적응성 및 의료수요 급증 시에 대비하는 전략이 필요한 것이다.

의료서비스는 개인적인 필요에 따른 주문생산이므로 일반제품처럼 저장할 수 없다. 의료에 사용되는 약제나 의료기구는 기성품이지만, 그것은 의료라는 완성품의 생산수단이며 부분적 재료에 불과하다. 또한 의료서비스 시장은 계절별, 요일별 또는 시간에 따라 서비스에 대한 수요가 크게 변동한다. 이러한 특징은 관리측면에서 합리화에 한계를 가지며 대량생산이 어렵고 의료서비스 제공원천의 유휴화가 생길 수 있다. 그러므로 병원의 경영자는 의료서비스의 소멸성과 의료수요의 변동성을 고려하여 진료시간의 단축을 위해 사무자동화와 전산화, 수진 편의성을 고려한 진료시설의 설비 등의 보완을 통해 의료서비스의 소멸성을 대비해야 한다.

이외에도 의료서비스를 제공하는 의료마케팅은 일반적인 영리 마케팅활동과는 다른 다음과 같은 특징이 있다.

첫째, 의료서비스는 인간의 고귀한 생명을 다루기 때문에 정부와 사회의 규제와 통제가 다른 산업에 비해 상대적으로 강하다.

둘째, 의료서비스는 환자 앞에서 즉시 반응해야함으로, 의료에 대한 전문지식의 부족, 오진 등 잘못된 결정에 따른 문제가 있으면 합리적인 선택을 하기 어렵다.

셋째, 다른 서비스와 달리 고객인 환자가 원해서 결정하는 것보다 대부분 예측이 불가능하고 부득이하게 선택함으로써 그 폭이 좁다.

넷째, 의료서비스는 외부영향을 많이 받는다. 어떤 질병(예 : 전염병 등)에 따라서는 개인의 의지와 관계없이 정부나 감독기관의 결정에 따라 이루어진다.

다섯째, 의료서비스는 공공성과 윤리성을 가지고 있다. 그래서 국민전체가 영향을 받는 서비스에 대해 그 대가를 지불해야 하고 누구에게나 건강유지에 필요한 적정량의 서비스가 제공되어야 한다.

여섯째, 의료서비스는 수요의 탄력성이 낮다. 의료서비스의 공급에 긴급성을 띠고 대체 서비스가 거의 없기 때문에 의료수가에도 영향을 미친다.

이러한 의료서비스의 특성 때문에 병원에서의 마케팅 관리는 장애요인이 되고 있다. 그러나 병원경영의 효율성 증대와 의료기관 간 경쟁에서 우위 확보, 그리고 환자와 지역사회에 만족도를 제고시킬 수 있다는 측면에서 의료마케팅이 중요시되고 있다.

3. 의료서비스 마케팅의 특성

의료서비스는 전문적 지식이나 면허를 취득한 전문가만이 행할 수 있는 전문서비스로서의 특성을 가진다. 의료마케팅 측면에 전문성을 지닌 의료서비스의 특성은 다음과 같다. 〈그림 1-3〉 참조

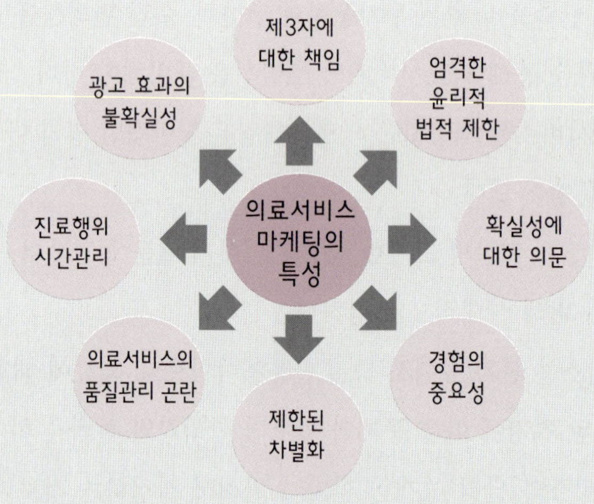

〈그림 1-3〉 의료서비스 마케팅의 특성

1) 제 3자에 대한 책임

전문 직업인인 의료인은 고객, 즉 환자에게만 만족을 제공할 수는 없는 것이다. 예를 들면, 의사는 환자의 고통을 덜어주기 위하여 중독성의 마취제나 향정신성 의약품을 지속적으로 처방할 수는 없다. 따라서 의료인이 실시한 행동 중에는 지역사회, 제약회사, 보험회사와 같은 이해자집단인 제 3자에게도 봉사할 책임이 있다.

2) 엄격한 윤리적 · 법적 제약

의료인은 인간의 귀중한 생명과 건강을 보전하는 일을 다루는 것인 만큼, 이윤 동기보다 서비스 동기가 우선되어야 한다. 이는 의사의 윤리에서도 나타난 바와 같이

의사는 의료행위에 있어 영리적 동기의 영향을 받지 아니하며, 부당한 보수를 받지 아니하며, 의사의 품격을 훼손시키는 자기선전 및 광고를 하지 않는다.

또한, 의료인의 의료행위에 대해서도 행정기구, 보건관계 기관, 노동조합, 비영리 시민단체, 그리고 의학협회 등 유관기관들이 다양하게 견제 보호 감시를 수행하고 있다.

3) 확실성에 대한 의문

고객은 유 · 무형의 상품 구매에 있어 불확실성에 직면하게 되는데, 이러한 불확실성은 의료서비스와 같은 전문서비스의 구매에서 특히 강하게 나타난다. 의료서비스는 이용하기 전에 의료서비스 상품을 평가하기가 어려울 뿐만 아니라, 이용 후에도 제공된 서비스의 질을 평가하기 어렵다.

4) 경험의 중요성

전문서비스의 구매자들은 전문가를 선정하는 기준에 대하여 불확실하지만, 많은 경우 과거와 유사한 상황의 경험을 이용기준으로 삼는다. 의료서비스의 고객들은 자신이 오랫동안 이용해 온 의료기관이나 경험이 많은 특정분야의 진료를 잘하기로 유명한 의료인을 선호하게 된다.

5) 제한된 차별화

일반적인 재화와는 달리 의료서비스를 차별화하는 데는 상당한 제한이 따른다. 특히 의료서비스의 경우는 제한이 많다. 의료서비스의 전달상의 방법도 제한되어 있을 뿐 아니라 구매에 따른 불확실성 때문에, 고객들에게 의료서비스의 진정한 차이를 인식시키고 지각시키기가 쉽지 않다.

6) 서비스의 품질관리 곤란

일반적인 재화는 소비자에게 전달되기 전에 품질기준에서 적정 여부를 판단할 수 있다. 그러나 의료서비스는 제공되는 시점에서 어떤 결과가 나타나기 때문에 의료실수와 미비한 점이 바로 나타나게 마련이다. 또, 의료서비스 담당자는 고객들의 반응이 실생활에서 일어나는 가변성이 있기 때문에 의료서비스 조직으로 하여금 품질관리가 곤란하고 모든 고객에게 동일한 서비스의 제공을 어렵게 한다.

7) 진료행위의 시간관리

고객들이 진료나 검사를 받기 위해서 불가피하게 기다리게 될 때가 있다. 이때 고객들이 얼마나 대기해야 하는지에 대한 의문이 생긴다. 의료기관은 고객들이 대기하는 시간을 당연하게 생각해서는 안 된다. 의료서비스를 제공함에 있어서 대기시간을 단축할 수 있도록 노력을 해야 하며, 대기시간에 대한 안내나 설명이 필요하다. 최근 의료기관들은 진료대기 순서나 진료가 늦어지는 것에 대한 것을 모니터를 통해 안내를 하는 의료기관들이 늘어나고 있다.

8) 광고효과의 불확실성

의료서비스의 광고는 다른 분야의 광고와 달리 광고가 제한적이고, 그 효과 또한 불확실하다. 따라서 의료서비스를 촉진하기 위해 사용할 효과적인 소구와 매체 등이 아직 개발되지 못하고 있는 실정이지만, 경쟁적인 상황에서 우위를 확보하기 위한 촉진활동이 강구되어야 한다.

4. 병원조직측면에서 마케팅의 특징

최근 의료기관 간 경쟁이 심화되고 경영수지가 악화됨에 따라 일반기업에서 사용하는 마케팅 개념을 도입하고자 하는 의료기관이 증가하고 있는 추세이다. 그러나 의료서비스가 가지는 특성으로 인하여 일반 기업에서 사용하는 마케팅 기법을 그대로 적용하기 어려우므로 의료기관에서는 마케팅 개념을 도입함에 있어 다음과 같은 병원조직 측면에서 그 특성을 고려해야 한다.

1) 비영리 공공재적 의료서비스

의료기관은 법적으로 비영리법인으로 의료서비스는 공공재적인 성격이 강하기 때문에 일반 기업보다 사회적인 관심과 규제의 대상이 되고 있다. 또한, 전 국민건강보험의 도입으로 정부가 의료수가를 정하여 의료가격을 설정하고 있기 때문에 일반 기업과 같이 적극적인 마케팅 개념을 도입하는데 한계가 있다. 그래서 의료기관에 대한 정부 보건당국의 광고의 제한, 의료보험수가 같은 규제가 의료기관에서 마케팅 활동을 하는데 제한이 되고 있다.

2) 노동집약적 의료서비스

의료서비스는 고도로 노동집약적인 특성을 지니고 있다. 다양한 교육 배경을 가진 인적자원으로 구성되어 면허나 자격을 보유한 전문가가 중심이 되고 있다. 그래서 전문직종인 의사나 간호사가 핵심적인 역할을 담당하고 있는데, 전문직들의 경우 상대적으로 자율성에 대한 요구가 크고 조직 전체의 목표보다는 전문지식에 의거하여 행동하는 경향이 강하기 때문에 고객중심의 의료서비스를 제공하기 위한 업무조정이나 통합이 어렵다. 그러므로 의료기관에서 마케팅 활동을 원활이 수행하기 위해서는 특히 전문직에 대한 교육을 통하여 이들이 마케팅적인 사고를 갖도록 하는 것이 필요하다.

3) 다원적 목적수행의 의료기관

의료기관은 진료와 교육, 연구기능 등 다양한 사업목적을 지니고 있다. 또한 진료에 있어 양질의 의료서비스를 제공해야 하는 목적과 가능한 효율적으로 서비스를 산출해야 하는 서로 상충되는 목적을 가지고 있어 마케팅 활동에 제한 요인이 되고 있다. 그러므로 의료기관에서 마케팅 활동을 함에 있어 교육과 연구 활동에 대한 배려가 필요하며, 고객욕구를 충족시킬 수 있는 의료서비스를 제공하기 위하여 효율성과 가용자원에 대한 인식도 필요하다.

4) 대인 서비스의 자동화 곤란

의료기관에서 제공되는 의료서비스는 대인 서비스로서 제품을 생산하는 일반기업에서와 같이 대량생산 · 주문생산이 불가능하고, 저장이나 기계화 및 자동화하기가 곤란하다. 그러므로 의료기관의 마케팅 활동을 제품보다는 서비스마케팅 개념하에 수행되어야 한다. 그러나 의료서비스는 특성상 업무수행과정 중 신속한 판단과 즉각적인 처리를 요구하는 경우가 많으므로 일반적인 기업조직의 마케팅 개념을 그대로 도입하기에 한계가 있으며 의료서비스의 본질적인 특성이 고려되어야 한다.

5. 의료마케팅의 강 · 약점

마케팅을 부정적인 의미로 보는 이유 중 하나는 마케팅의 수단인 광고가 소비를 조장하고 고객을 현혹시키며, 광고비의 고객전가로 가격인상을 부추기고 있다는 인식 때문이다.

특히, 의료인들은 윤리적인 양심에 따라 그들을 필요로 하는 사람들에게 의료서비스를 행하는 것이지, 이윤을 목적으로 행하는 것은 아니다. 환자 간호는 신성한 것이어서 사업적인 측면에서의 접근은 배제되어야 한다는 것이다. 현실적으로 우리의 의학협회도 상업적인 행위에 대하여 엄중한 규칙을 세워놓는다. 또한 임상의학적 연구결과, 기능, 약효 등에 관한 광고를 못하게 하는 등 실질적인 마케팅 활동을 규제하고 있다.

의료기관에서도 마케팅에 대한 부정적인 의미로, 의사의 윤리강령에서도 의료마케팅을 금지 혹은 제한하고 있다. 종전의 윤리강령은 의료마케팅이 의사의 품위를 손상시키는 행위로 보고 자기선전이나 광고를 하여서는 안 된다고 규정하였다.

그러나 최근에는 의료광고를 일부 허용하는 방향으로 개정되고 있다. 의료법에서도 단순히 의료기관을 알리는 수준 또는 의사협회의 심의승인을 얻은 경우에는 의사의 경력이나 수술건수 등도 광고할 수 있도록 점차적으로 허용하는 추세이다.

현실적으로 의학협회도 상업적 행위에 대하여 엄중한 규칙은 여전하지만, 실질적인 마케팅활동을 허용하기에 이르렀다. 이제 의료마케팅을 수행할 때 중요한 고려사항은 표적시장의 고객욕구를 파악하여, 고객을 충족시키려는 마케팅 지향성을 수용하려는 자세와 노력이 필요하다는 인식이 강해지고 있다. 이에 따라 의료마케팅은 의료인의 의료서비스 질을 개발하고 고객만족을 위해 조력하는 방향으로 접근하여야 한다.

따라서 의료마케팅을 성공적으로 수행하려면 다음과 같은 강점과 약점을 파악하여 적용하여야 한다.

1) 의료마케팅의 강점

모든 조직과 마찬가지로 의료기관은 목표를 달성하기 위하여 자발적인 교환거래에 의존한다. 고객이 필요로 하는 자원들이 유인되어야 하고, 의료인은 동기부여되어야 하고, 환자와 고객은 개발되어져야 한다. 적절한 유인책은 이들의 교환거래를 가능하게 한다. 마케팅은 교환거래를 효율적으로 관리해 주는 역할을 한다.

의료마케팅은 의료기관과 고객 간의 상호 유기적 관계를 형성하고 유지하며 창출하는 조직 활동이다. 일반적으로 의료기관과 고객 간의 관계형성은 서로의 자발적인 교환거래에서 출발한다. 의료기관과 고객들이 서로 요구사항을 주고받음으로써 관계가 형성된다. 의료마케팅은 이들의 호혜적인 교환관계를 보다 효과적으로 관리해주는 역할을 한다. 이러한 관점에서 의료마케팅은 의료기관과 고객에게 다음과 같은 강점을 제공해준다.

첫째, 표적시장을 설정하게 해준다.

수많은 고객인 환자를 유인하는데 마케팅활동은 매우 효과적인 수단이다. 고객에게 의료서비스에 관한 정보를 제공함으로써 이를 인식한 고객이 의료기관을 선택하는 기회가 되는 것이다.

최근 수많은 의료기관들은 내적 · 외적으로 어려운 여건에 봉착해있다. 치열한 경쟁 환경에서 생존하고 발전하기 위해서는 무엇보다 고객을 만족시키는 것이 최우선

과제이다. 의료기관은 마케팅을 통해 표적시장을 선정하여 충성고객으로 고정화시키는데 적합한 마케팅 전략을 수립함으로써 고객 재이용율을 확대시킬 수 있다.

둘째, 의료마케팅은 의료기관에 적절한 인적자원을 확보하는데 도움이 된다.

의료기관이 표적시장을 선정하고 이들을 로얄티 고객으로 위치화함으로써 고객을 만족시키게 되면 의료기관의 이미지와 수익성은 자연스럽게 증대된다. 높아진 의료기관의 위상으로 의료기관에서 필요한 인적자원인 의사, 간호사, 의료기사 및 전문의료인들을 확보하는데 매우 유리한 고지를 확보할 수 있다.

셋째, 의료마케팅은 마케팅활동의 유효성을 증대시킨다.

의료마케팅은 표적시장의 고객이 원하는 수준의 욕구충족을 위한 의사결정을 가능하게 해준다. 즉 마케팅 믹스에 관한 의사결정으로 조직의 유효성을 보다 효율적으로 달성할 수 있다.

이상의 보다 큰 고객만족과 유효성의 증대는 의료기관이 표적시장의 고객이 무엇을 원하고 필요로 하는가를 파악하고, 그것을 충족시켜 고객만족을 기하는 마케팅 지향성(marketing orientation)을 수용하려는 자세와 노력에 달려있다. 하지만 의료마케팅은 고객욕구와 의료인의 윤리관에 일치하는 방향으로 접근할 필요가 있다. 마케팅활동으로 인하여 의료인의 품위가 떨어지지 않도록 하고 의료인의 윤리관이나 규칙에 어긋나지 않는 마케팅 기법과 과정이 적용되어야 한다.

2) 의료마케팅의 약점

국내 의료기관이 의료마케팅을 도입하는데 긍정적인 요인만 있는 것이 아니고 부정적 요인인 약점도 다음과 같이 다양하다.

첫째, 의료마케팅은 광고비와 같은 많은 비용을 수반한다.

의료마케팅 활동에 따른 금전적인 소요액이 상당히 크다. 또 이러한 비용은 소비자에게 전가되어 의료비용을 상승시키는 요인이 되어 고객의 부담으로 작용한다. 의료마케팅 활동에 대한 우선적인 비난은 비용이 너무 비싸거나 상당한 낭비를 가져온다는 것이다. 특히, 비영리 의료기관의 경우 이러한 사실이 두드러지게 나타난다.

둘째, 의료마케팅은 고객을 과도하게 유인하고 조종한다.

일반적으로 의료기관들은 표적시장 내 고객을 마케팅으로 유인한다. 흡연이나 술은 관련된 기관인 암협회나 알콜 단체들에 의해 고객들의 행위가 조종되어 고객의 자율성이 저해되기도 한다.

셋째, 의료마케팅은 의료서비스의 질을 떨어뜨린다.

많은 고객들은 해당 의료기관의 의사의 진료수준 또는 의료기관의 장비나 설비 등의 능력과 진료 서비스수준에 관해 관심이 많다.

의료기관은 이들에 관한 정보를 제공하는데 의료마케팅을 활용한다. 일반인은 의사나 병원규모 등에 관심이 있고 수익에만 급급한 무능한 개업의로부터 보호를 필요로 한다. 의료행위의 실질적인 마케팅 활동이 의료인들에 관한 정보를 제공함으로써 서비스 질을 전반적으로 향상시키는 것임에도 불구하고, 이를 의사의 품격을 손상시키는 행위로 보고 있는 것이다. 마케팅이 의료서비스 질을 저하시킬 것이라고 생각하는 사람들의 머릿속에는 광고를 하는 의료서비스 제공자들은 믿을 수 없는 광고를 하며 의료수준이 낮을 것이라는 생각이 저변에 깔려있다.

넷째, 의료마케팅은 의료기관들의 치열한 경쟁을 유도한다.

동종 의료기관 간의 경쟁은 많은 비용의 낭비뿐만 아니라 수익성의 악화를 초래하는 가장 큰 악재이다. 최근 들어 수많은 중소의료기관이 폐원하는 이유 중 하나는 대형 의료기관들이 속속히 등장하고 이들 속에서 생존하기 위해 의료마케팅에 총력을 기울이고 있기 때문이다.

다섯째, 의료마케팅은 불필요하고 과도한 의료수요를 조장한다.

의료마케팅 광고를 통해 환자들을 유인하여 불필요한 진료를 조장하고 경품이나 이벤트 등을 통하여 수입의 증대를 꾀하고 있다. 특히 비급여 진료과목인 성형외과, 피부과를 비롯하여 최근 실손보험을 활용한 안과의 노안수술 등의 경우 의료광고를 통하여 불필요한 수요를 조장하고 있다.

의료기관이 경쟁적 압력을 무마하기 위하여 불필요한 수요를 조장하는 경우가 많다. 퇴원이 가능한 입원환자를 붙들어두기 위하여 불필요한 치료를 계속한다던가, 주말에 환자가 격감하는 것을 방지하기 위하여 다양한 이벤트도 개최한다. 이는 병원비용을 줄이고 비어있는 병실을 채우는 아이디어에 해당한다. 심지어 입원하지 않아도 될 환자를 유인해서 가짜 입원을 종용하여 사회적 물의도 일으키는 사례도 많다. 또한 성형수술과 같은 경우 의료광고를 통해 고객을 유인하는 경우도 허다하다. 이와 같이 환자의 진료비 부담을 가중시키고 필요하지 않은 의료수요를 조장함으로써 불필요한 의료수요를 창출하여 환자의 의료비 부담을 가중시키고 의료기관은 수입을 증대시킨다.

6. 의료마케팅의 도입목적

의료기관의 생존과 번영을 위해서는 의료시장을 찾아내어 목표달성을 위한 충분한 자원들을 유인하여, 이들 자원을 소비자들이 필요로 하는 다양한 의료서비스로 전환시켜 대중에게 효과적으로 유통시켜야 한다.

그런데 과거의 대부분의 의료기관들은 영리조직의 성격을 띠면서도 비영리 조직으로 분류되고 있다. 이는 대부분의 의료기관들이 개인 자본가나 기증자로부터 자금을 기증받아 운영되지만 우리나라 정부는 의료서비스를 공공재로 인식하고 분류하고 있기 때문이다.

영리조직이면서도 실질적으로 비영리조직처럼 행동한 의료기관들은 이윤 극대화나 특수수익률의 증대가 아닌 제공되는 의료서비스에 우선순위를 두었다.

그 결과 의료기관은 기부금 제공자들을 중심으로 여러 가지 혜택을 무료로 제공한 반면에, 그 이외의 사람들에게는 제한적으로 대가를 지불받고 의료서비스를 제공하였다.

이처럼 박애주의에 입각하여 운영된 의료기관이 재정적으로 어려운 환경에 처하고 치열한 경쟁 상황에 직면하자, 비로소 수익의 원천인 고객의 중요성을 인식하게 되었다. 즉, 의료기관들의 충분한 자금과 유인을 위해 일정한 수익증대와 시장의 개발이 필요하였던 것이다. 의료기관의 초점이 기증자에게서 의료서비스를 소비하는 시장으로 바뀌면서 마케팅 도입의 필요성을 인식하게 되었다.

이러한 필요성에 근거하여 의료기관이 마케팅을 도입하는 목적은 다음과 같다.

첫째, 시장경쟁원리에 따라 자유경쟁이 이루어질 때 초래할 수 있는 의료수요의 감퇴를 개선하기 위한 마케팅 관련 자료를 확보하여 의사결정을 한다. 이 자료가 곧 중요한 자료가 되고, 기존고객의 유지와 신수요 창출을 확대코자 하는 경영정책 수립에 반영시킬 수 있다.

둘째, 마케팅의 활용이 자유 시장경쟁을 통한 의료서비스의 질 향상을 도모한다 해도 이에 대한 비용부담 증가현상이 야기되고 시장점유율 정도가 경영에 중요한 지표가 된다. 그래서 병원의 시장점유율 저하를 예측하고 이를 해결하기 위해 필요한 방안을 모색하는데 병원마케팅 조사가 중요한 역할을 할 수 있다.

셋째, 현대사회의 소비자는 단순한 생존을 위한 욕구가 아닌 생활을 즐기는 다양한 욕구로 변화되고 있다. 의료서비스 이용에 있어서 과거에는 치료만을 요구하는 것에서 현대사회는 쾌적하고 편안한 환경에서 진료를 받기를 희망하고 있다.

넷째, 점점 다양해지는 욕구를 충족시키기 위해 급속한 기술진보에 따른 컴퓨터, 정보통신기술 등을 이용하여 욕구를 창출하기도 한다. 예방검진을 통한 종합검진서비스, 새로운 의료기술을 접목한 편리한 접근성과 안전한 진료를 제공하기도 하며, 이러한 기술의 진보는 더 많은 욕구의 변화를 가져오게 된다.

다섯째, 각종 규제완화와 전문서비스에 따른 경쟁의 심화이다. 의료서비스는 광고가 금지되어 있었으나 진료영역 등 고객에게 정보를 제공하는 홍보활동이 부분적으로 허용되어 경쟁이 점차 치열해지고 있다.

여섯째, 수익구조의 악화이다. 의료기관의 수익을 차지하는 의료수가는 정책적으로 결정되고 있으며, 요양기관이 자율적으로 산정할 수 있는 항목을 고시하는 포지티브 수가제도를 채택하고 있다. 따라서 의료기관 임의로 수가를 산정할 수 없으며, 자율적으로 산정할 수 있는 피부과 레이저시술, 미용성형수술, 안과시력교정술, 노안백내장 수술 (초음파는 보험 확대가 계속 늘어나고 있음), 종합건강진단, 보철 등에 집중하고 있어 수익확대에 한계가 있다.

일곱째, 병상 증설로 의료인력까지 수도권으로 집중하여 지방의료기관에서는 의료인력 확보에 어려움이 발생하고 있다. 이로 인한 과다한 인건비지출과 의료기관 간의 고가장비 도입경쟁, 최신의료기술 도입, 의료서비스기준 강화 등 수익구조에는 한계가 있으나 지출요인은 더욱 증가하고 있어 경영이 악화되어 의료기관이 도산하는 사례가 늘고 있다.

여덟째, 건강에 대한 관심과 욕구가 높아지고 있는 웰빙(well-being)분위기가 고조되어 국민의 건강향상을 도모하는 방향으로 병원의 경영이 유도되어 이를 위해 국민의 건강 향상 도모를 위한 노력이 요구되고 있는 상황이다.

#2 모바일 병원, 스마트 병원으로 도약하다

-서울성모병원-

#오전 6시30분, 오랫동안 앓은 당뇨로 1년 전 신장이식 수술까지 받은 50대 A씨. 오늘은 수술 후 정기적으로 건강상태를 확인하는 날이다. 핸드폰에 다운로드한 서울성모병원 앱에 로그인해 진료 일정을 확인하고 충청북도 예산에서 아침 일찍 차를 몰고 출발했다.

#오전 8시30분, 서울성모병원 주차장에 들어오자, "내원해 주셔서 감사합니다"라는 환영 메시지와 함께 "금일 예약된 진료과 접수가 완료 되었습니다"라는 진료 안내문구가 자동으로 앱 화면에 표시됐다. 병원에 설치된 무선센서 비콘이 A씨 핸드폰에 설치된 환자 앱을 인식한 것이다. 주차 후 앱 메뉴인 '나의일정'을 클릭하자, 예약된 2개의 일정이 표시됐다.

#오전 9시 30분 : 3층 장기이식센터 외래가 끝나고 앱을 확인하니 내분비내과가 다음 진료로 안내되었다. 진료실에 들어가자 의사가 모바일 기기에서 혈액검사 결과 등을 보여주며 현재 상태를 설명하였다. 평상시 지켜야 할 당뇨 수칙, 집에서 할 수 있는 건강관리 등을 의사가 설명하며 기기에 쓰고 그림으로 설명하였다. A씨가 진료방에 나와 앱을 확인해 보니 방금 의사가 설명한 녹음 파일과 직접 설명한 미디어, 그림 등 정보가 저장된 헬스북이 생성되었다.

#오전 10시30분, 앱에 탑재된 '스마트 결제'를 클릭하자 오늘 결재해야 할 진료 건수와 내역이 보인다. 미리 앱에 등록해둔 신용카드로 진료비를 수납하고 근처 약국에 처방전을 보냈다. 오후에 회사에 중요한 회의가 있어 서둘러 병원을 나섰다. 모바일 앱과 주차 관제 시스템 연동으로 외래 진료가 확인되어 자동으로 주차비가 면제됐기 때문이다.

앞으로 서울성모병원을 방문한 환자는 이처럼 병원예약 확인부터 진료비, 처방전까지 일사천리로 처리가 가능하다. 서울성모병원 모바일 앱은 진료 예약부터 결제까지 환자가 필요한 병원 내 외래 · 입원 진료 서비스를 스마트폰 하나로 제공한다. 또 근거리 무선통신기기인 비콘(Beacon)을 이용해 진료 순서에 따른 맞춤형 메시지가 발송돼 간편하게 병원 내 진료실이나 검사실 위치를 안내 받을 수 있다. 특히 환자는 접수창구에서 대기할 필요 없이 진료 접수를 하고, 외래진료실에 대기하는 사람이 얼마나 되는지도 확인할 수 있다. 모바일 간편결제 서비스로 진료비를 결제하고, 전자처방전을 약국에 전송하는 등 진료 외 대기 및 부가활동으로 소요되는 시간을 최대한 줄일 수 있는 환자중심 앱이다.

입원환자 역시 사용이 가능하다. 간호 요청, 복용약, 식단 조회 등을 건강검진 이용자는 결과조회, 건강관리 등의 서비스를 이용할 수 있다. 서울성모병원 모바일 앱은 구글 플레이스토어와 애플 앱스토어에서 '서울성모병원'을 검색하여 다운로드를 받고, 회원가입에 가입하면 바로 사용할 수 있다. 서울성모병원 홈페이지 가입자는 기존 사용하던 ID와 비밀번호로 로그인이 가능하다.

또한 원격진료로 해외 자선의료도 스마트하게 구현한다. 몽골 선천성 심장병 어린이 초청 수술 사업은 정례적으로 가장 활발하게 원격진료가 적용되고 있는 분야다. 원격진료 도입 후 의학영상, 동영상, 환자기록 등 각종 데이터도 동시에 주고받고, 환아의 현재 상태도 카메라를 통해 직접 확인할 수 있다. 원격진료는 빈곤으로 의료 혜택을 받지 못하는 해외 환자의 초청 수술 후 사후 관리를 신속하게 제공하는 스마트 가톨릭 병원의 새로운 자선의료 모델이다. 병원은 모바일 EMR과 ENR도 오픈해 진료 효율성과 안정성을 높였다. 모바일 EMR은 환자 리스트, 검사결과, 임상관찰기록 등을 스마트폰으로 확인할 수 있어 입원 환자 회진 시 유용하고 장소에 구애 없이 수시로 환자의 의료정보를 확인할 수 있다. 스마트폰으로 환자의 간호기록을 실시간 입력하고 간호에 필요한 모든 정보를 검색하고 공유한다. 투약기록/수혈기록/바이탈 사인을 실시간 기록하고, 환자정보와 처방이 일치하는지를 확인하여 투약/채혈/수혈 과정의 안정성을 높인다.

이 외에도 당뇨환자 건강관리앱, 만성 및 중증질환자의 빠른 회복과 재활을 돕는 재활훈련앱 등 다양한 디지털 헬스케어 솔루션으로 의사가 스마트 시스템을 통해 소통하고 진료하는 치료 구조를 구축한다.

의료마케팅 환경

2장

학습목표

제 2 장

- 의료기관의 대외적 · 대내적 경영환경에 대해 이해할 수 있다.
- 의료마케팅의 거시적 · 미시적 · 제도적 · 기술적 · 의료소비자 등의 환경요인에 대해 분류할 수 있다.
- 의료마케팅 환경변화 배경에 대해 제시할 수 있다.

1. 의료기관 경영환경

조직을 둘러쌓고 있는 시장 환경은 항상 동태적으로 변화하고 있다. 즉, 시장 환경의 변화에 대응하여 조직을 움직여야 한다. 어느 한 시점에서는 환경에 적응하고 있어도, 그 환경이 변함에 따라서 그 조직의 전략은 효과성이 무의미하게 될 수 있기 때문이다. 그래서 어떤 조직이든 성장 · 유지 · 발전하기 위해서는 환경의 변화에 적응하여야 한다. 의료기관도 경영환경에 대한 시장 환경의 상황과 변화를 파악하여 대응했을 때, 생존과 발전이 가능하다.

의료기관이 마케팅을 추진하는데 중요한 근거가 될 수 있는 의료기관의 경영환경에 대해 크게 대외적 환경과 대내적 환경으로 구분하여 다음과 같이 살펴보기로 한다.

1) 대외적 환경

의료기관 대외적 경영환경 요인은 병원산업의 양적 증가, 병원간 경쟁 심화, 신규진입자의 경쟁확대, 의료공급의 확대, 인력시장의 변화, 중소병원의 확대, 네트워크병원의 확대 등으로 나누어 살펴본다. 〈그림 2-1〉 참조

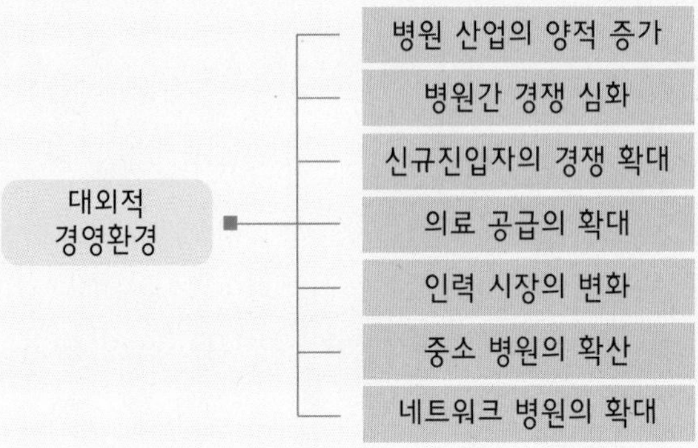

〈그림 2-1〉 의료기관의 대외적 경영환경

(1) 병원산업의 양적 증가

우리나라의 병원 이상급 의료기관의 수는 매년 지속적으로 증가하고 있는데 이러한 병원산업의 양적인 확대에 있어서 의료기관 수의 증가는 중소병원이 이끌고 있다고 할 수 있다.

〈표 2-1〉은 요양기관의 변화추이를 보여주고 있는데, 중소병원이 거의 대부분을 차지하고 있음을 알 수 있다.

요양기관수는 2020년 기준 96,742개소로 전년보다 2.0% 증가하였으며, 종합병원 1.6%, 병원 1.7%, 요양병원 0.3%, 의원 1.9%, 치과병원은 -1.7%, 치과의원은 1.7%, 한방병원 16.5%, 한방의원 0.4% 증가한 것으로 나타났다.

〈표 2-1〉 요양기관의 변화추이

(단위 : 개소)

구분	계	의료기관											약국
		상급종합	종합병원	병원	요양병원	의원	치과병원	치과의원	한방병원	한방의원	조산원	보건기관	
2018년	93,184	42	311	1,465	1,560	31,718	237	17,668	307	14,295	21	3,499	22,082
2019년	94,865	42	314	1,489	1,577	32,491	239	17,963	352	14,408	19	3,497	22,493
2020년	96,742	42	319	1,515	1,582	33,115	235	18,261	410	14,464	18	3,494	23,305
증감률 전년대비	2.0	0.0	1.6	1.7	0.3	1.9	-1.7	1.7	16.5	0.4	-5.3	-9.5	1.9

자료원 _ 국민건강보험공단, 2020 건강보험통계연보

상급종합병원, 종합병원, 병원에서 모두 진료비는 증가하였으며, 특히 상급종합병원에서의 진료비 증가가 두드러진다. 상급종합병원의 진료비 증가는 기관당, 병상당 모두에서 큰 증가를 나타내고 있으며, 상급종합병원과 일반병원의 진료비 수익격차는 점차 증가하고 있는 상황이다.

건강보험 총 진료비는 2조 9,419억 원('90년)에서 86조 9,545억 원('20년)으로 증가하였고, 2000년 의약분업으로 의료기관과 약국의 점유율에 큰 변화가 있었다. 최근 약 20년간 종합병원의 진료비 점유율은 2005년 28.3%에서 2017년 32%, 2020년에는 34.8%로 증가추세를 보이고 있다. 〈표 2-2〉 참조

〈표 2-2〉 요양기관종별 진료비 점유율 추이

(단위 : 억 원, %)

구 분	전체	종합병원	병원	의원	약국	기 타
2005년	248,615	70,466 (28.3)	18,837 (7.6)	66,526 (26.8)	70,229 (28.2)	22,557 (9.1)
2011년	462,379	141,845 (30.7)	65,112 (14.1)	99,828 (21.6)	120,969 (26.2)	34,615 (7.5)
2016년	645,768	211,124 (32.7)	105,479 (16.3)	125,923 (19.5)	142,720 (22.1)	60,521 (9.4)
2017년	693,352	222,097 (32)	114,493 (16.5)	137,000 (19.8)	152,899 (22.1)	66,862 (9.6)
2018년	776,583	266,149 (34.3)	127,510 (16.4)	150,828 (19.4)	164,295 (21.2)	67,799 (8.7)
2019년	864,775	299,467 (34.6)	139,792 (16.2)	169,856 (19.6)	177,613 (20.5)	78,041 (9.0)
2020년	869,545	302,180 (34.8)	142,416 (16.4)	170,443 (19.6)	178,010 (20.5)	76,496 (9.0)

주) 1. 1990–1995년은 심사실적기준이며, 2000–2011년은 지급기준(2011년은 잠정치임)
2. 기타는 한방, 치과, 보건기관, 조산원 포함이며, 상급종합병원은 종합병원에 포함.
자료원_국민건강보험공단, 2020 건강보험통계연보

최근 병원산업은 대형병원을 중심으로 하는 병상의 증가와 일반 병원의 설립증가를 통해 확대되고 있지만, 상급종합병원과 일반 병원의 진료수익 격차는 더욱 벌어지고 있는 상황이다. 또한 산업의 외형적 확대에도 불구하고 병원의 전체적인 수익성은 점차 저하되고 있어서 양적인 증대와는 다르게 질적인 측면에서의 성장은 이루지 못하고 있는 상황이다.

한편, 병원의 고급화 추세와 의료이용자의 서울지역 집중화로 수도권 BIG 5병원[1]으로 환자가 집중함에 따라 이들 병원에서는 시설확장을 위한 대규모 집중투자로 병상수가 급격하게 증가하고, 외래 환자도 집중되고 있는 현상이 나타나고 있다.

대형병원의 선호현상은 이미 오래전부터 지속되어 왔으며 이러한 추세는 계속될 것으로 보여 수도권 일부 대형병원을 제외하고는 큰 경제적 어려움에 처해질 것으로 예상된다.

(2) 병원간 경쟁 심화

1980년 중반 이후 의료계는 종합병원을 중심으로 매우 빠른 속도로 성장하여 중·소규모병원은 상대적으로 크게 위축되었다. 개원의원의 증가로 의료시장이 포화상태에 이르고 중소병원은 지속적으로 어려움을 겪고 있다.

또, 병원이 비진료영역으로 사업범위를 확장하면서 병원 간 사업기회 선점과 환자 유치를 둘러싼 경쟁이 본격화될 전망이다. 예를 들어 선진병원은 진료사업을 추진하기 위해 사업조직을 강화하고 병원 내 진료 시스템을 바탕으로 외부 전문 서비스 기관과의 연계를 확대할 것이다. 한편, 경쟁이 심화되는 의료서비스 산업계에서 병원은 차별화된 서비스의 근간이 되는 R&D 역량을 확보하기 위해 치열하게 경쟁할 것이다. 특히 많은 진료 기술이 표준화되고 범용화되면서 병원들은 경쟁에서 생존하기 위해 R&D 투자를 확대하여 고객 니즈를 만족시킬 수 있는 차별화된 치료 기술과 서비스를 개발하고 있다.

경쟁구도는 특정지역 내의 병원 간 경쟁뿐만 아니라 국가 간 병원산업에도 영향을 끼칠 것이다. 정부도 의료서비스를 중심으로 한 보건의료산업이 IT(Information Technology), BT(Bio Technology), NT(Nano Technology) 등과의 융복합을 통해서 세계 헬스케어 시장에서 성장하고 있는 점과 경제성장을 자극하고 고부가가치 일자리를 대량 창출하는 것이 가능하다는 점에 주목하고 있다.2)

또한 전 국민의료보험 실시에 따른 의료수요의 급격한 증가로 공공부문을 비롯하

1) 서울대병원, 세브란스병원, 서울아산병원, 삼성서울병원, 서울성모병원

2) 대한병원협회, Hospital Line, 2012 March April, 통권 336, pp.44-45.

여 대기업과 관련된 민간에 이르기까지 대형병원의 병상 신설 및 증설 붐이 일어났다.

그리고 2007년 이후 요양병원이 대폭 설립되어 병원급 이상 요양기관이 단기간에 급격히 증가하였다. 특히, 고속철도의 개통에 따른 교통편의성의 증가로 지방의 의료기관 이용자들이 수도권으로 집중함에 따라 서울지역 대형병원의 병상증가가 두드러지고 있다. 이로 인해 지방에 있는 의료이용고객이 점차 수도권으로 유입되는 빨대효과를 증가시키고 있어 지역 의료기관의 공동화 현상이 발생하고 있다. 또한 지방병원의 병상이용률의 저하추세는 피할 수 없게 되어 극심한 환자유치경쟁이 벌어지고 있어 병원의 경영악화는 지속될 것으로 예상된다.

(3) 신규 진입자의 경쟁확대

대기업의 의료계 진출은 기존 병원들의 의료 서비스 측면을 강화하거나 전통적인 대학병원들을 분발시킨 것은 긍정적인 측면이 있다.

그러나 병원의 장비나 시설투자 규모가 급격히 상승하는 상황에서 대규모 자본을 가진 조직의 의료시장 진입은 기존병원들에게 큰 위협이 아닐 수 없다. 기업형 병원이나 대규모 자본의 등장은 병상과 같은 외형의 확대로만 이어지지 않는다. 별도 부지에 건강검진센터를 건립하는 것과 같이 외래센터, 수술센터, 혹은 특정 질환전문병원을 건립할 수도 있다.

특히 비급여진료와 의료지원 분야는 더욱 위협적인 요인이 되고 있다. 보안, 경비, IT분야에 별도 회사가 설립된 것처럼 앞으로는 제약, 의료장비와 소모품, 시설 등의 분야로 확대될 것이다.

2011년도부터 본격적으로 도입된 전문병원은 기존의 백화점식 경영을 탈피하여 특정 진료과목이나 질병에 대한 전문적인 질병을 담당하는 전문 의료기관으로 대학병원급과 경쟁할 수 있는 의료기술을 갖추고 있어 대형병원과 경쟁관계에 돌입하게 되었다.

해마다 높은 부도율을 보이고 있는 중소병원이 경영난 탈출구로 인식하고 있는 전문병원으로의 전환을 위해 많은 병원이 시범사업에 참여하였으며, 산부인과, 소아청소년과, 신경외과, 안과, 외과, 이비인후과, 재활의학과 및 정형외과 등 8개 진료과목에서 관절, 뇌혈관, 대장항문, 수지접합, 심장, 알코올, 유방, 척추, 화상, 중풍질환에 대하여 일정 요건만 갖추면 전문병원으로 지정받을 수 있도록 하였다.

분야별 전문병원 도입에 따라 대형병원도 서비스경쟁에서 우위를 계속 유지할 수 없으며, 의료서비스 질의 경쟁이 치열하게 전개되고 있다. 앞으로 전문병원화 추세가 가속화될 것이며 특히 자본 제약이 많은 중 · 소병원의 경우에는 경쟁이 더욱 심화될 것이다. 따라서 대형병원이라도 경쟁력 있는 진료영역을 선택하고 집중하여 투자하는 전문화 및 특성화를 통하여 비교우위 영역의 경쟁력을 확보하기 위하여 노력하고 있다.

(4) 의료공급의 확대

우리나라는 인구대비 병상공급이 매우 많은 나라로서 인구 천 명당 병상 수는 꾸준히 증가해 1980년 2.7개에서 2019년에는 13.6병상까지 늘어났고 그 결과 OECD 국가 중 두 번째로 천 명당 병상수가 많다.

대형병원들이 본원 규모를 키우고, 분원을 늘리는 상황이 전개되어 브랜드가 없는 중소병원에게 더욱 악영향을 미치게 된다.

또한, 1990년대에 집중된 의대 신설은 2000년대 들어 의사 수의 급격한 증가를 예고하고 있다. 2010년 기준으로 치과의사를 제외하고 8만여 명이었던 의사가 2016년에는 9만 7천여 명으로 늘었으며, 2030년에는 12만 명이 될 전망이다. 하지만, 2020년에는 의사 부족 인력이 1천 800명, 13년 뒤인 2030년에는 7천 600명에 달할 것으로 예상된다.

인구증감 등 의료수요 변화와 무관하게 의대 정원과 같은 공급요인에 의해 결정되는 의사수는 자동적으로 늘어날 수밖에 없는 구조를 가지고 있다. 이는 대형병원에는 의사를 쉽게 공급받을 수 있는 여건이 되지만 개원가에게는 갈수록 부담으로 작용할 것이다.

(5) 인력시장의 변화

병원경영의 양극화에 따라 브랜드 파워를 가진 대형병원들의 규모 확장은 의사, 간호사를 비롯한 다양한 인력을 필요로 한다. 대형병원의 확대는 환자유치에 우위를 점유할 뿐 아니라 기존병원 우수인력이 이탈할 가능성도 높아졌다.

한편, 중상위권 대학병원들이 대박브랜드의 열세를 커버하기 위해 이른바 '명의(名醫)' 스카우트가 더욱 활발히 진행될 것으로 예견된다. 이와 함께 일한 의료진과 전문 간호사 등 팀 단위로 이동하는 경우도 발생할 것이다.

의료진뿐만 아니라 능력 있는 행정인력까지 이동 가능성이 높아지고 있다. 특히, 과거 병원에 대한 선호가 낮았던 기업 인재들이 최근 들어 의료산업의 성장에 대한 기대감이 높아지고, 의료기관에 종사하는 다양한 이점이 고령화시대에 부각되면서 상황이 바뀌는 등 인력시장의 변화가 나타나고 있다.

(6) 중소병원의 확산

현재 우리나라의 병원산업은 중소병원의 급격한 증가와 대형병원의 병상수 증대로 인하여 급성병상은 이미 초과공급 상태이다. 병원과 의원 간의 역할 구분이 제대로 되지 않고 서로 경쟁 상태에 있어 산업의 효율적 측면에서 문제가 발생하고 있다.

특히, 300병상 이하의 중소병원들은 의료전달체계상 중간 단계의 기능을 수행하는 의료기관으로서 국가 의료체계의 근간이 되는 역할을 담당하고 있다. 그러나 대형병원들로의 환자 쏠림 현상, 지역 내 의원 및 다른 중소병원들 간의 경쟁 심화 등 다양한 이유로 운영상 많은 어려움을 겪고 있다.

특히 수도권 대형병원으로의 환자 쏠림 현상 등 병원산업의 규모 확대와 더불어 산업의 효율성을 제고시키기 위해서는 정부의 정책적 개입과 함께 중소병원의 역할 조정이 필요할 것으로 보인다.

이를 위해 보건 정부당국의 병상자원 관리를 통한 병상 확대 억제정책이 요구된다. 현재 병상의 과잉공급 상태에 있는데 병상자원의 적절한 관리를 통해 경쟁력 없는 무분별한 병원의 진입을 적절히 규제함으로써, 장기적으로 적정 의료공급체계를 구축해야 할 필요가 있다.

병상자원관리를 통해서 무분별한 중소병원들의 시장진입을 적절히 규제할 경우, 장기적으로는 자원의 효율적 분배에도 도움이 될 것으로 판단된다. 현재는 중소병원들이 수도권 및 대도시 지역에 집중되어 설립되고 있지만, 적절한 규제가 이루어질 경우 지방의 의료공급이 필요한 곳으로 배분됨으로써 의료자원의 적절한 배분에도 도움이 될 것이다.

현재의 중소병원은 독립적으로 자체적인 수익모델 혹은 운영모델에 의해서 운영이 되고 있다. 그러나 이러한 형태의 중소병원 운영은 태생적으로 규모의 경제 측면과 동일시장 내에서 대형병원과의 경쟁에서 구조적인 취약점을 내포하고 있다. 결국 현재와 같은 중소병원의 운영을 그대로 유지해서는 이러한 형태의 구조적 문제점을 극복하기가 어려운 상황이다.

(7) 네트워크병원의 확대

개별 중소병원이 단독으로 지역맞춤형 서비스를 제공하기에는 한계가 있다. 그러므로 가까운 지역의 여러 병원이 네트워크형태 혹은 병원 간 협력체계가 필요시 되고 있다.

여러 병원이 네트워크 형태로 모여 병원 간 환자의 의뢰-재의뢰, 고가의료장비의 공동 활용, 진료정보의 공유, 공동구매 등이 활성화된다면 규모의 경제 달성이 유리해질 것이다.

중요한 것은 병원 간의 협력 혹은 네트워크화가 얼마나 견고하게 유지될 수 있는가 하는 점이다. 기능이 서로 다른 병원 간의 결합을 통해 지역 내에 포괄적 맞춤형 서비스가 제공되기 위해서는 병원 간의 협력이 견고하게 이루어져야만 가능하기 때문이다. 개별적으로 이루어지는 네트워크 형태에서는 개별 병원의 진입과 탈퇴가 자유롭게 일어난다. 그러므로 이러한 상황에서는 지역 내에서 병원 간 협력을 통해 지역맞춤형 포괄적 서비스가 제공되기 어렵다.

따라서 병원 간의 네트워크화 혹은 협력이 잘 유지될 수 있는 제도적 기반의 마련이 필요한 실정이다. 정부에서는 중소병원의 경쟁력 강화를 위해서 필요할 경우 의료법 개정 등을 통해 제도적 기반을 마련해 줄 필요가 있다.[3)]

---

3) 대한병원협회, Hospital Line, 2012 March April, 통권 336, pp.58-59.

2) 대내적 환경

의료기관 대내적 경영환경 요인은 환자중심의 경영, 수익성 지향과 전문화, 유헬스 환경의 확대, 의료분쟁의 증가 등으로 나누어 살펴본다. 〈그림 2-2〉 참조

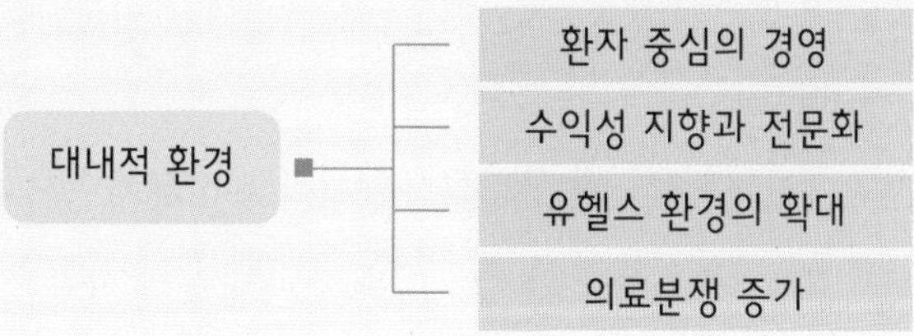

〈그림 2-2〉 의료기관의 대내적 경영환경

(1) 환자 중심의 경영

환자 중심의 경영은 진단에서 사후관리까지 헬스케어의 전 과정에서 환자의 효용을 극대화함을 의미한다. 특히, 환자 중심화는 인터넷과 소셜 네트워크의 발달로 소비자의 의료 지식이 향상되면서 향후 의료 환경의 주요 가치로 자리매김하고 있다. 따라서 새로운 의료환경은 일상관리를 통해 질병을 예방하고, 난치성 질병은 맞춤 치료제로 극복 가능하다. 그리하여 극초기에 암을 진단하고 치료하게 되어 병원이 환자 중심으로 변화하게 될 것이다.

의료는 건강문제에 대해 잃어버린 사회생활을 되찾는데 필요한 원조행위로서의 사회기능이다. 의료가 잃어버린 사회생활을 되찾아주는 수단이라면, 의료서비스는 단순한 진단과 치료행위가 아니라 지역에 거주하는 모든 사람들이 언제, 어디서나, 손쉽게 이용할 수 있는 시스템이 되어야 한다.

따라서 환자, 나아가서는 생활자가 필요로 하는 의료욕구는 단순한 치료에서 건강증진, 병의 예방 및 조기 발견, 그리고 사회복귀 등 포괄적인 의료시스템이 요망되고 있다. 이처럼 의사중심의 의료에서 환자중심의 의료가 요구되고 있는 것이다.

이러한 요구에 따라 병원들이 환자를 중심으로 전문화되고 있다. 특히, 대학병원은 최신의 의료장비와 기술을 이용하여 진단하고 처치를 담당하게 한다. 보다 일상적인

종류의 의료처치는 새로운 신종의 병원으로 담당하게 하고, 중환자에 대한 집중적인 간호업무와 기타 고비용의 업무는 보다 우수한 의료설비를 갖춘 병원으로 하여금 전문적으로 전담하게 하는 움직임이 일고 있다. 이렇게 함으로써 소비자는 보다 편리하고 저렴한 비용으로 양질의 의료서비스를 제공받을 수 있게 된다.

(2) 수익성 지향과 전문화

정보통신 혁신으로 의료서비스 분야의 일상관리가 용이해지면서 환자, 반건강인 · 건강인의 체질 개선, 요양, 정신건강 컨설팅 등 사전예방부터 사후관리까지 가능해지고 있다. 일상관리의 현실화로 헬스케어의 중심이 치료에서 예방 · 관리로 이동하게 되어 선진 병원을 중심으로 진료영역을 선제적으로 개척하고, 사업화하는 경향이 증가하고 있다.

범위와 규모의 경제를 추구하던 병원경영에 있어서 선택과 집중으로 질을 높이려는 일련의 움직임도 일고 있다. 또한 향후 병원경영의 주요 과제가 수익성을 지향함으로써 이를 위한 전문화가 시도되고 있다.

환자의 대기시간이 많은 우리나라 병원 현실을 감안해 볼 때, 아직은 병원공급 보다 병원입원 수요가 많은 편이라 하겠다. 하지만 의료설비의 비용증대, 신규의사들의 병원신설 확대, 병원의 고급화와 국제화 추세 등을 고려하면 미래의 병원경영은 다양한 의료서비스의 경쟁을 벌이지 않을 수 없다.

최근 병원들이 고급호텔을 무색케 할 정도로 아늑하고 화려한 병원로비, 병실, 화상회의 장치들까지 갖추고 있다. 또한 언제든 샤워를 할 수 있도록 고급욕조가 달린 화장실은 물론 식사도 메뉴선택의 폭이 넓고 호텔처럼 다양한 룸서비스도 받는 모습이 점차 보편화되고 있다.

이러한 움직임은 고객에 대한 서비스를 보다 전문화하고 만족을 제공하도록 하여 궁극적으로 수익을 향상시키려는 의도라 할 수 있다.

(3) 유헬스 환경의 확대

정보통신의 발달과 혁신에 따라 의료분야의 서비스도 시 · 공간 제약을 극복할 수 있게 되고 서비스의 효율성도 제고되고 있다. 이는 네트워크 기술과 디지털 의료기기가 발달하면서 진료장소를 벗어나 환자의 상태를 진단하고 의료서비스를 제공하는 것이 가능하게 되면서 유헬스 환경이 조성되는 것을 의미한다.

수술로봇을 이용한 원격수술이나 환자와 언제든지 생체신호를 측정하여 질환을 관리하는 의료 서비스가 확산되고 있다. 아울러 의료 정보와 기기의 디지털화로 의료행위 전 과정이 토탈 서비스화되고 있고, 동일 공간에서 진단, 치료, 수술, 처치 등이 모두 이루어져, 시간과 비용을 단축할 수 있는 하이브리드 진료가 도입되고 있다.

이는 환자의 효용과 만족도를 고려하여 병원 환경과 진료 프로세스를 개선하려는 노력이 확산되면서 진료환경과 같은 하드웨어적인 요소뿐만 아니라, 환자가 경험하는 진료과정의 소프트웨어적인 요소의 개선도 포함된다.

정부의 유헬스케어의 글로벌화 정책으로 병원을 중심으로 한 의료서비스 산업과 제약 · 기기 산업 또한 적극 대응에 나서고 있다. 많은 민간 의료기관에서 국제적인 공신력 확보와 해외 환자 유치를 위해 JCI[4] 인증을 받으려고 많은 노력을 기울이고 있고 의료관광객의 편익을 제공하는 의료에이전시업체 등이 등장하고 있다.[5]

(4) 의료분쟁의 증가

소비자보호법이 1980년에 제정되고 한국소비자 보호원(현, 한국소비자원)이 설립되면서 소비자의 권익에 대한 인식이 증대되고 있다. 정당한 의료서비스를 추구하려는 의식과 의료서비스를 선택하고 자신의 권익을 찾기 위한 행동이 한층 강화 되었다.

의료를 전문으로 하는 법무법인이나 의료분쟁에 관심을 가지는 개인변호사들도 늘어나고 있다. 이들 중에서 이미 성공보수 조건으로 소송을 권유하는 경우가 적지 않

4) JCI(Joint Commission International)는 미국의 8천여 개 의료기관을 평가하고 있는 비영리법인 JCAHO (Joint Commission Accreditation of Health Organization)가 설립한 인증기구이다. JCI 인증은 주로 해외 의료기관의 질과 안전성 보장을 위해 실시하고 있다. 해외 의료관광객의 경우 목적병원의 선택에 주요 조건 중 하나가 목적의료기관의 JCI 인증 여부이다.

5) 대한병원협회, Hospital Line, 2012 March April, 통권 336, pp.44-45.

아 환자들의 의료소송이 확대되고 있다.

또, 과거와 달리 고객의 권리를 찾기 위해 경제상황과 무관하게 의료사고를 바라보는 환자들의 시각이 달라지고 있다. 경미한 의사의 실수에 대해서도 보상을 받으려고 하는 환자가 늘어나고, 이를 지원하는 전문가들이 늘어나고 있는 것도 의료분쟁이 증가하는 요인이다.

2. 의료마케팅 환경요인

21세기를 맞이하여 진행 중인 기술혁신과 경제발전, 정치개혁, 국제질서의 재편성과 문화진흥, 금융위기 등으로 국경 없는 경쟁이 심화되어 의료기관의 마케팅활동에도 직접적으로 많은 영향을 미치고 있다.

의료마케팅과 관련된 환경요인은 거시적 요인, 미시적 요인, 제도적 요인, 기술적 요인 그리고 의료소비자 요인으로 구분하여 살펴보면 다음과 같다.

1) 거시적 요인

거시적 요인은 병원시장을 둘러싸고 발생하는 다양한 요인들에 초점을 두고 있다. 특히 전략개발에 직 · 간접적으로 영향을 미칠 수 있는 환경요인의 변화추세를 파악하는 것이다. 거시적 환경요인은 지속적으로 변화하며 이로 인하여 새로운 의료제품의 기회제공이나 의료서비스제품의 선호도에 변화가 초래할 수 있다. 거시적 환경 요인에 대해 살펴보면 아래와 같다. 〈그림 2-3〉 참조

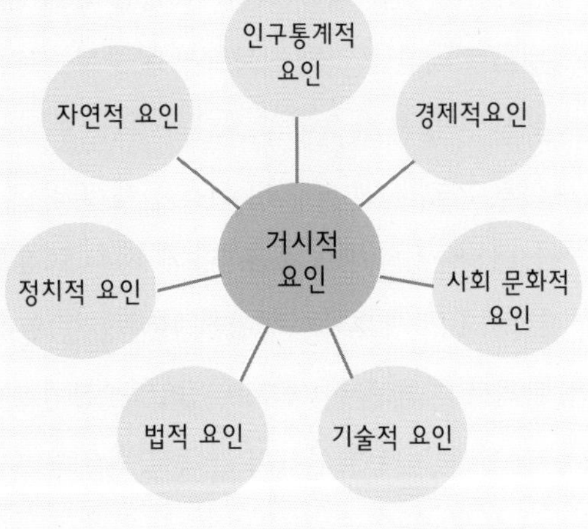

〈그림 2-3〉 의료마케팅 거시적 환경요인

(1) 인구 통계적 요인

인구의 규모 및 성장률, 밀도, 지리적 위치, 나이 및 성별, 직업, 결혼여부 등의 특성을 말한다. 인구통계의 변화는 병원의 성공요인에 매우 큰 영향을 미친다. 예를 들어 노인인구의 증가는 노인성 질환으로 의료이용이 급격하게 증가하게 되고, 연령에 따른 질환별 유병률 등 기본적인 자료로 활용된다. 통계자료는 통계청에서 실시하는 기본 통계자료를 활용할 수 있으며, 필요에 따라 다양한 형태의 통계로 가공해서 사용할 수 있다.

(2) 경제적 요인

경제적 환경으로 의료기관 간의 경쟁관계를 들 수 있다. 모든 기업은 경쟁에 직면하고 있다. 경쟁의 정도와 강도는 각 기업 또는 상황에 따라 상이하다. 또한 경쟁의 범위는 직접 경쟁과 간접경쟁으로 나눌 수 있다.

직접경쟁은 둘 이상의 의료기관이 서로 유사한 서비스를 제공하여 상대 의료기관의 고객을 빼앗아 갈 때 발생한다. 간접경쟁은 서로 상이한 서비스를 제공하는 의료기관의 고객을 빼앗아 갈 때 발생한다.

간접경쟁은 서로 상이한 서비스를 제공하는 의료기관 간에 동일한 고객에 대하여 벌어지는 경쟁이다. 경쟁사에 대한 부단한 정보수집과 분석, 그리고 경쟁사로부터 고객을 보호하기 위한 전략의 수립은 매우 중요하다.

병원의 이용은 가계소득, 의료수가, 저축 및 신용 등에 따라 의료기관 이용 형태에 영향을 미친다. 경제적 요인은 소비자의 병원이용에 많은 영향을 미치는 것으로 조사되고 있으며, 특히 종합검진의 경우에는 밀접한 관련성을 가지고 있다.

경제적 환경요인을 이해하기 위해서는 GNP, 실업률, 산업생산량, 인플레이션 등 다양한 지표와 통계청, 노동부 경제인 연합회 등에서 발행하는 경제 통계자료를 활용할 수 있다.

(3) 사회 · 문화적 요인

의료기관은 국민보건과 사회건강을 유지하는데 중요한 역할을 한다. 그리고 정부 또는 의료기관을 공공정책의 대상으로 중요하게 여기고 있기 때문에 사회에 미치는 영향은 매우 크다. 알코올중독, 약물남용, 질병의 원인, 사고를 불러일으킬 수 있는 부주의하거나 위험한 행동을 간과할 경우에는 국민보건에 심각한 영향을 미친다. 이러한 문제는 단순히 국민 개개인의 문제가 아니라 사회전체의 문제이기 때문이다.

사회 · 문화적 변화 추세는 많은 기업에게 기회와 위협을 제공한다. 이러한 조류는 기회와 라이프스타일의 변화를 가져오며, 변화에 따라 병원은 전략을 다양하게 수정하게 된다. 라이프스타일이란 개인이 살아가는 유형을 말하며, 주로 개인의 행동이나 관심, 의견과 관련된 상황을 분석하여 적용하는 것이다. 오늘날 여성의 사회진출과 이에 따른 맞벌이 부부의 증가, 핵가족화와 도시화의 생활패턴으로 간소화되고 있다. 이러한 라이프스타일의 변화는 질환의 발생에 따른 진료의 개념에 벗어나 예방의 개념으로 점차 변화하고 있다. 뿐만 아니라 직장생활로 인하여 근무시간에 진료를 받을 수 없는 경우 주말 이용 등 탄력적으로 진료나 건강검진의 시행 등으로 변화하고 있다.

(4) 기술적 요인

현대사회는 이동통신, 컴퓨터를 이용한 정보통신기술, 의료기술 등에 따라 병원경영에 획기적인 변화를 가져오고 있다. 이러한 기술적 환경요인은 현대인에게 가장 많은 영향을 미치는 요인으로 정보통신기술을 이용한 EMR, PACS, OCS, GROUP WARE를 비롯하여 자동채혈시스템, 조영촬영 등 다양한 방면에 있어서 비침습적 수술이 가능해졌으며, 로봇수술, 내시경 시술 등으로 지속적으로 발전하고 있다.

과학기술의 발달로 의료분야에도 놀라운 기술발전이 이루어지고 있는 현대는 의료정보화 시대로 일컬어질 정도다. 그만큼 새로운 기술을 이용한 시스템의 발전이 이루어지고 있다. 예를 들면, 원격의료시스템의 도입은 대도시의 큰 병원과 보건진료소와 농어촌의 작은 병원을 원격화상회의를 통해 원격으로 영상시스템을 연결하여 환자와 의사가 원거리에서 대화를 통하여 진찰을 할 수 있다. X-Ray와 CT 촬영, MRI 촬영영상을 디지털로 저장하여 전송하는 원격의료영상시스템을 이용해 전문의가 원거리에서도 환자의 상태를 판독할 수 있게 되었다.

이처럼 의료서비스의 기술적 환경은 두 가지 의미를 내포하고 있는데 하나는 병원이 고객에게 제공하는 서비스에 관련된 기술이고, 또 하나는 병원자체의 효율적 운영 및 관리를 위해 도입해야 할 새로운 기술이다. 광카드 시스템은 이 두 가지 기술의 의미를 모두 내포하고 있는 고객과 병원 모두에게 도움을 주는 제도이다.

(5) 법적 요인

법적 환경요인으로는 법률, 조례, 전문가 규칙, 직무상 과실행위에 대한 법률 및 전문가 윤리규정 등이 있다. 이 외에도 의료보험수가에 대한 규제로서 보건복지부는 의료감사를 강화한다. 즉, 의료기관이 신고 수가보다 높게 받을 경우, 일차 시정명령을 내리고 재차 어길 경우에는 영업정지 등의 강경조치를 내리게 된다. 의료법에 의해 각 병원의 업무기술서와 간호방법지침서 등도 법적 규제를 받는다. 아울러 의료법에서는 의료광고에 대하여 범위와 방법 등을 제한하고 있다.

(6) 정치적 요인

정치적 환경요인이 영향을 미치는 데는 두 가지 이유가 있다. 하나는 정치적 환경이 의료기관의 활동에 영향을 주는 법적 규제에 관여하는 것이고, 다른 하나는 정치기관이나 정치집단 역시 잠재력을 가진 의료기관의 고객이 될 수 있기 때문이다.

정치적 요인은 정부기관, 이익단체 등으로 구성하고 있는 사회 내의 다양한 조직과 개인의 활동에 영향을 미치고 있다. 의료법, 국민건강보험법, 의료수가의 결정, 건강서비스법, 자동차보험법, 독점거래 및 공정거래에 관한 법률, 노동법, 소비자 보호법 등의 수많은 규제는 병원의 경영전략에 많은 영향을 미치므로 관련 법규와 관련된 정치적요인의 중요성을 인식하고 면밀히 검토 분석함으로써 적절한 대응책을 수립하여야 한다.

(7) 자연적 요인

자연적 환경요인인 병원의 원가상승, 원자재 부족, 의료대체 등과 같은 문제가 발생할 때 병원수익에도 큰 영향을 미치고 있다. 고객들의 의료환경에 대한 관심증대로 자연적 환경은 병원과 국민이 직면한 중요한 문제가 되고 있다. 병원에서 친환경적인 음식 재료의 사용, 수질오염, 대기오염의 예방과 원내감염을 예방하기 위한 자연친화적 재료를 사용할 것을 권장하고 있으나 서로 상충되는 경우가 많다.

2) 미시적 요인

이는 의료기관 운영에 있어 마케팅과 직접적으로 관련되어 영향을 미칠 수 있는 환경적 요인으로, 의료기관의 내부환경과 밀접한 관계가 있다. 이에 관한 내용은 다음과 같다. 〈그림 2-4〉 참조

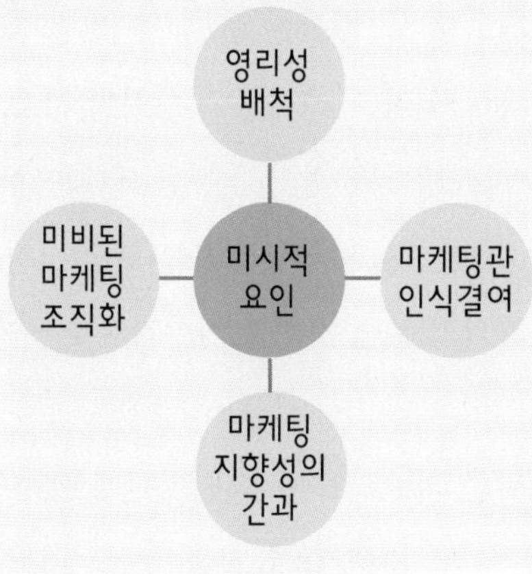

〈그림 2-4〉 의료마케팅 미시적 환경요인

(1) 영리성 배척

전문서비스 특히, 의료서비스는 윤리적인 요소가 강하게 작용한다. 질병을 치료하고 환자를 간호하는 행위는 신성한 것이어서, 이를 위한 영리적 동기를 배척하고 있다. 의료인들에게는 의사의 윤리적 측면이 지나치게 강조되어, 이윤추구의 의료행위를 배척해야 된다는 인식이 깔려있다고 할 수 있다. 의료행위의 상업적 행위는 의료인의 단체인 의사협회에서 제정한 규칙에 의하여 마케팅활동이 제한되고 있다.

(2) 마케팅관의 인식결여

의료분야에서는 마케팅을 부정적으로 인식하고 있다. 이는 마케팅을 판매와 동일한 개념으로 보고 있기 때문이다. 마케팅은 단순히 상품을 판매하는 것에 그치는 것이 아니라, 고객만족을 통하여 고객과의 관계를 잘 형성하는데 목적이 있다. 마케팅은 판매보다 훨씬 광범한 개념임에도 불구하고, 마케팅과 판매를 동일시하는 사고가 여전히 지배적이다. 의료인들은 마케팅을 부정적이고 회의적인 것으로 보고 있다. 의료인들의 마케팅에 대한 잘못된 인식으로 인해 마케팅을 판매와 광고활동, 특이하고 비용이 많이 소요되는 활동으로 의료분야에서는 부도덕한 것으로 인식하고 있는데 이러한 부분을 불식시키는 자세가 필요하다.

(3) 마케팅 지향성의 간과

서비스업 분야에서 간과하기 쉬운 마케팅 지향적인 사고가 의료기관에서도 적용되어 왔다. 의료기관들이 마케팅 지향적이지 못한 데에는 두 가지 이유가 있다.

첫째, 마케팅 관리자는 판매자 시장을 고집하는 현상이 강한데 그동안 의료서비스의 수요가 공급을 초과하였기 때문에 소비자 지향적으로 되기 위한 경쟁적 압력이 없었다.

둘째, 의료서비스의 전달은 의료인을 통한 인적판매로서 고객의 요구에 따라 생산과 소비가 동시에 이루어진다. 하지만 의료기관에서의 서비스 제공자인 의료인들의 마케팅에 대한 부정적 인식과 고객지향적 서비스 제공에 대한 동기부여가 결여되어 있었다. 의료기관에서 결여된 마케팅 지향성의 내용으로 의료마케팅 믹스 활동의 결여, 전반적인 의료마케팅 수립계획의 결여, 마케팅요원 훈련프로그램 개발의 결여 등이 있다.

(4) 미비한 마케팅 조직화

의료서비스는 의료 장비와 의료인들에 의하여 고객과의 상호작용 속에서 생산되어 고객에게 전달된다. 의료서비스의 효율적인 생산과 판매가 이루어지기 위해서는, 의료서비스를 생산하는 부문과 마케팅을 지원하는 부문으로 전문화되어야 한다. 그동안 의료인들이 의료서비스의 생산과 마케팅을 동시에 실시하여 고객만족을 기할 수 있는 의료 서비스의 생산의욕이 저하되었다.

의료인들이 담당하던 홍보업무를 전문적인 부서로 조직화하여 의료기관의 마케팅 활동을 전담시킬 필요가 있다. 지금까지 의료인들에게 결여된 마케팅 조직화의 내용은 마케팅 부서가 없고, 조직구조가 고객 지향적이지 못했으며, 고객을 조직의 상층부로 인식하는 자세가 결여된 점이다.[6)]

---

6) 박주희(2008),의료마케팅, 대학서림, pp.55-56.

3) 제도적 요인

의료관련 분야의 제도는 시대의 상황과 문화 그리고 이해관계자의 요구에 따라 제반요인이 변할 수 있어 의료마케팅을 수행하는데 이들에 대한 고려가 필요하다. 〈그림 2-5〉 참조

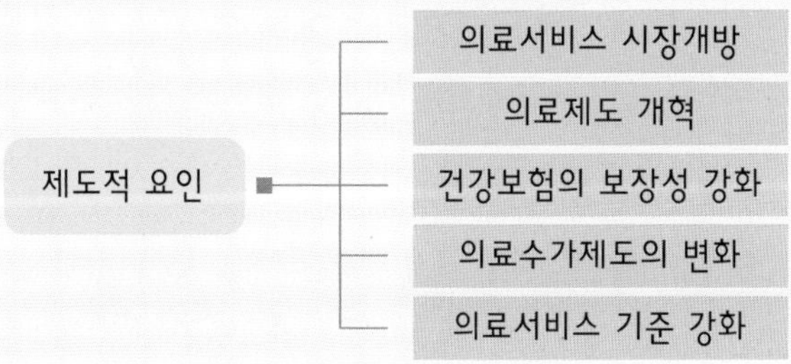

〈그림 2-5〉 의료마케팅 제도적 환경요인

(1) 의료서비스 시장개방

세계가 국경 없는 하나의 개방된 시장으로 변화하고 있으며, 우리나라 의료시장도 실질적 개방 압력에 직면해 있다. 수많은 외국자본의 유입과 영리병원의 출범 등이 임박하고, 실질적인 의료서비스 개방 논의가 진행 중에 있다. 의료시장의 개방은 외국 의료기관의 국내진출에 대해 높이 쌓여 있던 진입장벽이 무너지고 외국의 막대한 자본과 선진화된 의료기술과 경영기법을 가진 의료기관들이 우리나라 의료시장에 자유롭게 진입할 수 있게 된다. 상대적으로 국내법에 의해 보호되고 있는 병원경영방식이 외국 거대자본의 진입에 따른 의료시장의 재편이 불가피하게 될 것이다.

지금까지 통제된 의료정책, 의료법 미비, 의료수가의 통제와 불확실한 시장성으로 인하여 영리병원의 출범에 많은 제한이 존재하고 있으며, 외국인 투자자들이 관망하고 있는 상태이다.

(2) 의료제도 개혁

국민복지의 핵심인 의료제도 개선을 위해 정부가 많은 관심을 집중하여 다양한 의료개혁정책이 구상되고 또 실천되고 있다. 의료보장제도가 전면 시행된 지 20여년 동안 기본적인 의료수요에 대한 목표는 충족되었지만, 맞춤형 복지를 위해서는 앞으로도 더 많은 정책변화가 예상된다.

건강보험의 확대과정을 살펴보면 다음과 같다.

건강보험 확대과정

- '77. 7. 1 … 500인이상 사업장 근로자 시행
- '79. 1. 1 … 공무원 및 사립학교 교직원 시행
- '79. 7. 1 … 300인이상 사업장 근로자 적용확대
- '88. 1. 1 … 농어촌지역 실시
- '88. 7. 1 … 5인이상 사업장 당연가입
- '89. 7. 1 … 도시지역 실시 → 전국민 건강보험 달성
- '94. 1. 7 … 분만급여 대상 모든 피부양자로 확대
- '98.10. 1 … 국민의료보험법 제정, 국민의료보험관리공단 업무개시
- '99.12.31 … 국민건강보험법 제정, 공무원 및 사립학교 교직원 의료보험 및 지역 · 직장의료보험 통합
- '00. 7. 1 … 국민건강보험법 시행 및 의약분업 실시
- '03. 7. 1 … 지역과 직장의 재정통합
- '08. 7. 1 … 노인장기요양보험 실시
- '11.11. 1 … 사회보험료 징수 통합
- '12. 7. 1 … 포괄수가제 병 · 의원급 의료기관 당연적용(7개 질병군 입원환자)
- '15. 1 … 간호 · 간병통합서비스 보험급여 적용
- '19. 7 … 외국인 지역가입자 당연적용 실시

자료원_국민건강보험공단

향후 병원경영에 직접적인 영향을 미치는 의료보장 개혁을 살펴보면,

첫째, 병원서비스의 개선과 다양성을 위해 의료제도를 지속적으로 개편하고 통제가 더욱 강화될 것이다. 의료기관 평가인증제, 종합전문요양기관 지정기준의 강화와 주기적 평가, 응급의료센터 및 지정병원의 기능향상, 의료의 질 평가에 따른 진료비 가감지급, 선택진료제 변경, 의약품 시장형 실거래가 상환제 등 다양한 제도가 시행되고 있거나 시행할 예정이다.

둘째, 병 · 의원 이용 활성화를 위한 본인부담율 완화, 주치의제도, 건강관리서비스

법의 도입을 비롯하여 지역거점병원 육성과 보건기관 진료기능의 보강 등 상급종합병원의 1차 진료기능을 대폭 제한하고 연구중심으로 재편할 것으로 예상된다.

셋째, 건강보험 수가의 구조와 수준, 진료비지불제도의 개편을 시도하여, 자원소모를 기준으로 한 행위별 난이도에 따라 수가를 계속 조정하고 있다.

넷째, 노인 장기요양보험제도가 시행되고 노인요양병원과 치매병원 등 공공병원의 신설과 요양시설, 요양원 등 기존 병원에서 진료하던 많은 부분이 이동하고 있다. 또, 전문병원제도의 도입으로 병원경영은 더욱 경쟁적 상황이 될 것으로 예상된다.

다섯째, 만성질환을 위한 건강관리서비스법이나 의료수가의 일원화를 통한 진료비지출은 지속적으로 통제할 것이다.

(3) 건강보험의 보장성 강화

건강보험의 보장성 강화를 위하여 보험급여를 확대하고 있는 과정에 대해 살펴본다.[7)]

- 1987년 … 한방의료보험 도입
- 1989년 … 약국의료보험 도입
- 1992년 … 골수이식 보험급여 실시
- 1993년 … 인공수정체 보험급여 실시
- 1996년 … CT(전산화 단층 촬영) 보험급여 실시
- 1997년 … 골수이식 급여대상 확대(급여대상 연령 40세 → 50세, 급성 골수성 백혈병 재발시에는 성인까지 확대 등)
- 1999년 … 장애인 보장구 보험급여 품목 확대(의지, 보조기, 의안 등)
- 2000년 … 65세 이상 본인부담금 경감(3,000원→1,500원), 의약분업 실시, 산전진찰 급여 확대
- 2001년 … 가정간호사업 실시
- 2004년 … 암환자, 62개 희귀질환자 외래 진료비 본인부담률 30%~50% → 20%로 경감, 진료비 본인부담 상한제(300만 원) 실시

---

7) 국민건강보험공단, 통계로 본 건강보험 시행 35년, 2011, pp.9-10.

- 2005년 … MRI(자기공명영상촬영) 보험급여 실시, 자연분만 본인부담 경감, 장애인 보장구 보험급여품목 확대(전동휠체어 등), 암등 고액중증질환 법정 본인부담률 20% → 10%로 경감
- 2006년 … 만 6세 미만 입원아동 본인부담금 면제, 위암, 유방암, 대장암, 간암 암건강검진본인부담률 50% → 20%로 경감(자궁경부암은 면제) 암 · 심장 · 뇌질환 등 중증 질환 PET(양전자단층촬영)보험급여 실시 - 요양급여일수 확대 〈표 2-3〉참조

〈표 2-3〉 요양급여 일수 변화

'77.7월	'91.1월	'97.5월	'98.10월	'99.1월	'02.1월	'06.1월
180일	240일	270일	300일	330일	365일	365일 폐지

- 2007년 … 중증환자 부담경감, 6세 미만 아동의 외래 진료부담 경감 등 본인부담액 제도변경, 본인부담액 상한선 인하(6개월 300만 원 → 200만 원)
- 2008년 … 6세 미만 아동의 입원 법정본인부담율 10%(이전 0%)로 조정(단, 신생아 본인부담 면제), 입원환자 식대 본인부담율 50%(이전 20%)로 조정(일반, 중증환자, 6세 미만, 자연분만 등 포함), 장제비 폐지, 산전진찰 바우처 제도 도입 실시(20만 원 지원)
- 2009년 … 아동 충치예방을 위한 치아 홈메이기(6세~14세 아동 대상), 한방물리치료 보험급여 적용, 암환자의 입원 및 외래 본인부담 경감(10%→ 5%) 희귀 난치성 질환자(138개질환) 입원과 외래 본인부담 경감(20%→ 10%), 상급종합병원 외래 본인부담률 인상(50% → 60%)
- 2010년 … 심장, 뇌혈관질환의 본인부담 경감(10% → 5%), 치료재료 급여전환, 결핵환자의 본인부담 경감(10%), 임신 · 출산진료비 지원금 확대(20만 원→ 30만 원), 중증화상 본인부담률 경감(입원 외래 5%), MRI 보험급여확대(척추, 관절), 항암제 보험급여, 희귀난치성 치료제 보

험적용, 장애인보장구(전동스쿠터) 및 소모품 보험적용

- 2011년 … 임신 · 출산진료비 지원금 확대(30만 원→ 40만 원), 소아암환자양성자 방사선치료 보장성 확대, 폐암 및 척추 종양 방사선수, 신장암고주파열 치료술 등 분만입원비용에 임신 · 출산진료비 지원금 잔액 범위 내에서 1일 사용한도를 초과하여 사용가능토록 개선
- 2012년 … 임신 · 출산진료비 지원금 확대(40만 원→ 50만 원)
- 2012년 7. 1 … 노인 틀니(레진상 완전, 부분틀니), 7년 기준 급여적용 실시(본인부담률은 요양 급여비용 총액 30%)

  단, 구강 상태가 심각하게 변화되어 의학적 소견이 있을 경우 추가 1회 재제작 가능

  대상자 만 65세 이상, 상악 또는 하악의 완전 무치악 노인, 다태아 임신, 출산 진료비(50만원→ 70만원)
- 2015년 7. 1 … 노인 틀니(금속상 완전 틀니) 급여 확대

(4) 의료수가제도 변화

건강보험제도는 행위별수가제(Fee for Service)로 진료행위량에 따라 진료비가 산정되고 있다. 그러나 의료급여의 정신건강의학과, 혈액투석 당일진료 및 요양병원 등은 일당 정액제인 포괄수가제가 시행되고 있다. 지금까지 일부 시행중인 포괄수가제가 연차적으로 확대하여 2013년 상급종합병원까지 확대 시행되었다. 그러나 건강보험, 자동차보험, 의료급여, 산업재해보험 등의 수가는 동일한 진료라도 의료보장에 따라 가산율이 서로 다르게 적용되어 이를 동일하게 산정하자는 주장이 지속적으로 제기되고 있다.

아울러 미용 · 성형, 건강검진 등을 제외한 치료와 관계된 필수적인 비급여 항목들은 모두 건강보험 적용을 확대해나갈 예정이다. 또한 국민의 부담이 큰 선택진료의사, 선택진료비를 폐지하여, 선택진료비(특진비)와 상급병실비(1~3인실 병실비) 문제에 대한 추가 비용 부담을 대폭 줄여나가고 있다. 특히 현재 4인실까지만 건강보험이 적용되던 병실비를 2~3인실까지 확대하고, 중증호흡기 질환자 등 꼭 필요한 경우는

1인실까지도 건강보험을 확대해나갈 예정이다. 현재 운영되고 있는 보호자나 간병인 없이 전문 간호인력이 입원환자를 직접 돌보는 '간호간병 통합서비스(구.포괄간호서비스)'를 제공하는 병상을 '22년까지 10만 병상으로 점차 확대해나갈 예정에 있다.

그리고 보건의료기본법 제44조 제1항에 따라 행위별수가제와 포괄수가제가 합쳐진 한국형 포괄수가제를 의미하는 신포괄수가제를 2012년 7월부터 실시하고 있다. 신포괄수가제는 행위별수가제와 기존 7개 질병군 포괄수가제 방식(DRG)을 개선하기 위해 개발된 모델이다.

(5) 의료서비스 기준 강화

의료기관은 국민들의 건강권보호와 안전성을 강조하고 있어 다른 기업보다 엄격한 시설기준이 적용되고 있다. 인간의 생명을 담보로 하는 서비스제공에 따라 국내 의료기관 인증평가나 국제의료기관 평가기준인 JCI에 있어서도 환자의 안전과 의료의 질 평가가 중심이 된다.

또한, 건강보험 심사평가원에서 시행하는 수술이나 시술시의 각종 평가제도를 도입하여 진료비를 가감하여 지급하는 등 의료기관에 대한 평가기준이 점차 강화되고 있다.

아울러 새로운 의료지식의 습득이나 화재, 사고 등 안전에 대한 기준강화를 비롯하여 임상진료 및 환자의 요구증가에 따라 시설관련 기준에 대한 기대도 크게 변화하고 있다. 실제 응급의료센터로 바뀌게 되면서 응급실의 인력과 시설, 무전기 설치 의무화, 응급실내 환자 분류실 설치, 병상수의 확대 정신병동 기준 등 병원의 시설기준이 크게 강화되었다. 그리고 장애인 편의시설 설치의무화를 비롯하여 의료기관 설치 기준의 강화에 따른 비용이 점차 증가하고 있다.

4) 기술적 요인

의료 기술은 끊임없이 발전적으로 변화하고 있다. 이러한 변화는 의료기관이 성장하는데 필수적인 고려요인으로서 이에 대한 환경변화를 잘 인식해야 한다. 최첨단화 되고 있는 기술적인 요인에 대한 내용은 다음과 같다. 〈그림 2-6〉참조

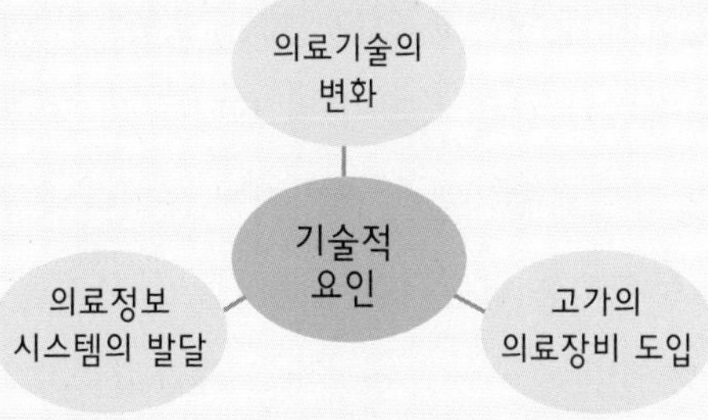

〈그림 2-6 〉 의료마케팅 기술적 환경요인

(1) 의료기술의 변화

과학이 발전함에 따라 의료시술도 고도로 발전하고 있다. 한 예로, CT, MRI 등의 개발은 의료서비스를 고도화하는데 많은 도움을 주고 있다. 이러한 첨단의료기기의 생산기술도 중요하지만, 의료서비스의 관리기술 및 판매기술 또한 중요하다.

의료기술의 급속한 변화로 새로운 진단기구와 의약품의 개발, 치료기법의 변화는 하루가 다르게 발전하고 있다. 종전과 같이 의사가 질병의 진단과 치료에 장비를 사용하지 않고 경험으로 치료하는 일은 근대적인 방식이 되었다. 그리하여 보유 장비의 종류와 기능에 따라 의료수준을 결정하는 중요한 요인이 되고 있다.

의학과 관련학문 및 기술의 발전으로 첨단의료장비가 지속적으로 개발되고 곧바로 진료에 사용됨으로써 의료의 질 향상을 가져오고 있다. 지금까지 불가능하던 사소한 질병이나 병소의 발견뿐 아니라, 인체에 상해를 입히지 않는 비침술적인 치료가 가능해지는 등 많은 변화가 이루어지고 있다. 비수술적 요법에 따른 치료기간과 통증의 최소화를 통하여 고통을 경감시켜준다. 예를 들어, 체외충격파 쇄석술(ESWL)이나 혈관조영술하의 색전술(TAE), 고주파열치료(RFA), 심혈관의 금속삽입술(Stent Insert), 내시경하 담낭결석 제거술(EST), 로봇을 이용한 각종수술(Da Vinch Robot Surgery) 등에서 유전자, 생체이식에 이르기까지 그 이용과 치료기술은 계속 개발되고 있다. 이러한 발전추세는 앞으로 계속 가속화되어 21세기에는 우리가 상상하기 어려울 정도로 발전할 것으로 예상된다.

또, 집중치료 방식의 도입으로 환자가 병원에 가서 접수를 하여 치료를 받기까지 one-stop 시스템으로 의사, 간호사, 각종 전문가들이 한 팀이 되어 수행하는 소위

'집중치료센터'를 도입하여 운영하고 있다. 예를 들면, 미국의 리메모리얼 병원은 1991년부터 심장병, 암센터와 같은 특정의 병 센터들을 만들어 같은 증세의 환자들만 맡아서 한 곳에서 일하므로 환자들이 여기저기 옮겨다닐 필요가 없다. 이렇게 함으로써 환자의 치료에 동원되는 병원직원은 줄어들어, 환자들은 보다 가족적인 분위기를 느낄 수 있게 하고 있다.

(2) 고가 의료장비 도입

우리나라 의료기관에서는 고가의료장비의 도입이 경쟁적으로 이루어져 OECD 국가 중에서도 많은 고가의료장비를 보유하고 있다. 의료시설 또한 경쟁적으로 확장하고 있어 의료서비스의 질적 수준은 평준화 되어가고 있는 추세에 있다. 소규모 병원뿐 아니라 의원에도 CT나 MRI, PET-CT 등 고가의료장비가 도입되어 치열한 의료의 질 경쟁이 벌어지고 있다. 그리고 환자유치를 위한 서비스 증대를 위해 많은 노력을 하고 있다. 특히 의료서비스 평가제도가 정착되는 경우 의료서비스 질의 평준화는 더욱 가속화될 것으로 예상된다.

(3) 의료정보시스템의 발달

우리나라 의료기관에는 1980년대 말에 이르러 컴퓨터가 도입되기 시작하였으나 주로 진료비 청구를 위한 수단으로 이용되었다. 요즈음 컴퓨터가 없는 일상생활은 상상조차 할 수 없으며, 의사의 처방 지시에서 진료비 계산과 청구에 이르기까지 모든 과정이 one-stop으로 이루어지고 있어 대기시간 단축과 진료비 산정에 정확성을 높이고 있다.

처방정보전달시스템(OCS)을 중심으로 자동검사시스템(LIS), 전자의무기록(EMR), 영상정보전달시스템(PACS) 등의 도입으로 4 Less 즉, 진료기록지, 영상 필름, 처방기록지, 종이서류 등이 없는 최고의 병원을 표방하는 의료기관이 대형병원을 중심으로 증가하고 있다. 또 언제 어디서든 처방과 지시가 가능한 U-hospital 개념이 도입되고 있다. 또한 의료기관 간 진료나 영상기록을 공유하는 등 의료정보시스템의 발전은 하루가 다르게 발전하고 있다.

이러한 발전은 언제 어디서나 환자에게 필요한 정보를 즉시 이용할 수 있고 처방이 가능하며 효율적 관리가 가능하다. 그래서 고객의 대기시간 단축과 편의성 향상에 유용하게 활용하고 있다. 특히 병원에도 입체화된 정보시스템이 필요하다는 인식이 높아지면서 통합병원정보시스템 도입과 IT기술을 접목시켜 미래를 앞서가는 유비쿼터스 병원, 스마트병원이 현실화되고 있다.

5) 의료소비자 요인

의료기관이 실질적으로 유지되고 발전하는데 중요한 변수는 의료소비자이다. 의료소비자의 변화 상태를 파악하여 대응하는 것은 의료기관 운영에 결정적이기 때문에 이에 관한 상황을 고려하여 마케팅에 적용하는 것은 당연하다. 이에 대한 내용은 다음과 같다. 〈그림 2-7〉 참조

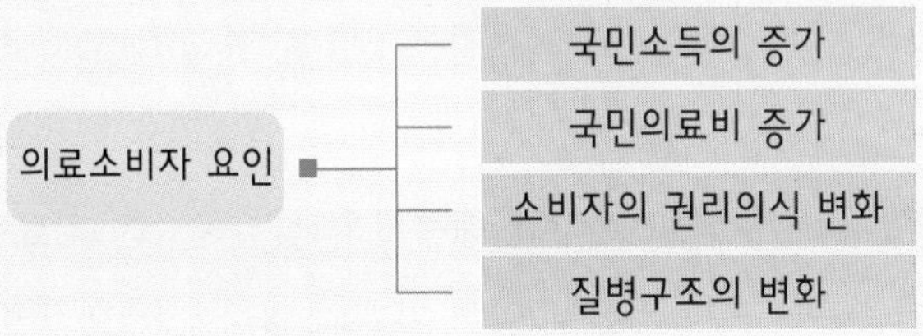

〈그림 2-7〉 의료소비자 요인

(1) 국민소득의 증가

우리나라 국민 1인당 소득은 전 국민 의료보험 시대인 1990년 6천만 달러에 진입한 후 연 7%내외의 고속 경제성장을 계속하여, 2019년에는 3만 2,047달러를 상회하게 되었다. 건강에 대한 관심 증가로 국민의 소득수준 향상에 따라 의료이용이 더욱 증가하고 있다. 이에 따라 의료산업은 성장잠재력이 매우 큰 산업으로 부상하고 있다.

이처럼 생활수준 향상으로 의료서비스의 질이나 편의시설에 대한 사회의 관심 또한 증가하고 있다.

(2) 국민의료비 증가

경상의료비는 한 국가의 국민이 보건의료 재화와 서비스를 구매하는데 지출한 총 비용을 말하는 것으로 GDP 대비 경상의료비는 의료복지 지출 규모를 보여주는 대표적인 지표이다.

현재 우리나라 국민의료비는 꾸준한 증가추세를 보이고 있다. 의료비 지출이 크게 증가한 것은 인구의 고령화, 생활수준의 향상, 의료기술의 발전 등이 복합적으로 영향을 미쳤기 때문이다.

2020년 OECD 헬스통계(OECD Health Statistics 2020)에 따르면, 2019년 우리나라 국민이 보건의료서비스와 재화의 소비를 위하여 국민 전체가 1년간 지출한 총액인 경상의료비는 154조 억 원(8.0%)으로 전년 대비 0.5%p 증가한 것으로 OECD 평균(8.8%)에 비해 낮지만 지난 10년간 지속적인 증가율을 보이고 있다.

각 나라마다 의료비 지출 규모는 차이가 있다. 2019년 미국의 GDP 대비 경상의료비는 17.0%, 프랑스 11.2%, 독일 11.7%, 일본 11.1%, 영국 10.3%, 호주 9.3% 스페인 9.0% 등으로 나타났다. 미국처럼 GDP의 17.0%를 의료비로 지출하여 경제에 부담을 주는 경우도 있지만, 미국을 제외한 대부분의 선진국들은 의료비로 GDP의 약 9~11% 정도를 지출하여 질병 치료로 인한 가계의 파탄을 막고 국민의 건강을 보호하고 있다. 〈표 2-4〉 참조

〈표 2-4〉 국가별 GDP 대비 경상의료비 비교(2019년 기준)

(단위 : %)

	2010	2015	2016	2017	2018	2019
한국	5.9	6.7	6.9	7.1	7.6	8.0
스페인	9.1	9.1	9.0	8.9	9.0	9.0
OECD 평균	8.7	8.7	8.8	8.7	8.8	8.8
호주	8.4	9.3	9.2	9.2	9.3	9.3
영국	10.0	9.9	9.9	9.8	10.0	10.3
일본	9.2	10.9	10.8	10.8	11.0	11.1
스웨덴	8.3	10.8	10.8	10.8	10.9	10.9
독일	11.1	11.2	11.2	11.4	11.5	11.7
프랑스	11.2	11.5	11.5	11.4	11.3	11.2
미국	16.3	16.7	17.0	17.0	16.9	17.0

출처_OECD,「OECD Health Statistics」

자료_OECD,「www.oecd.org, OECD Health Statistics 2020」2020. 7

(3) 소비자의 권리의식 변화

1989년 7월 1일 전 국민 의료보험의 실시와 건강권에 대한 개념의 확대로 의료보장을 권리로 생각하는 경향이 강하게 발전하였다. 이는 고객의 인식과 의료이용 형태에 커다란 변화를 가져왔다. 의료이용자는 더 이상 수혜자가 아니라, 고객으로서 양질의 의료서비스를 더욱 안락하게 이용할 수 있도록 의료기관을 선택하려는 경향이 높아지고 있다.

소득의 증가와 권리의식의 향상은 양질의 의료와 안전한 서비스를 제공하는 대형 의료기관으로 집중하여 의료기관 선택의 양극화 현상이 나타나고 있다. 가벼운 상병을 앓는 환자들은 가깝고 편리한 의원급 의료기관을 선호하는 반면, 상대적 중증 질환은 수도권의 상급종합병원을 이용함에 따라 중 · 소규모 병원의 입지가 갈수록 취약해지는 현상을 보이고 있다.

아울러 진료에 따른 결과와 과잉진료 등 의료진에 대한 불만이 계속 증가하여 의료분쟁이나 진료내역에 대한 확인이 더욱 늘어나고 있다. 이전에는 체념하거나 어쩔 수 없는 숙명으로 받아들이던 의료사고도 권리의식의 신장과 더불어 분쟁으로 이어지는 경향이 뚜렷이 나타나고 있다. 이에 따라 의료기관의 중심은 고객위주로 전환되어야 하며, 환자안전과 의료의 질 향상 관리가 경영전략의 중심이 되고 있다.

(4) 질병구조의 변화

노인인구의 증가, 생활수준의 향상, 도시화의 진척과 라이프사이클의 변화 등에 따라 질병의 구조가 급변하고 있다.

질병의 발생에 따른 사후치료의 개념에서 사전 예방진료의 개념으로 변화됨에 따라 급성, 전염성 질환은 감소하는 반면, 고혈압성 질환, 뇌혈관질환, 당뇨병, 만성간질환 등의 노인성 · 만성퇴행성 질환의 비중이 증가하고 있다.

또한, 급격한 산업화와 사회구조의 복잡성으로 정신질환자 등의 비중이 높아지고, 지금까지 노출되지 않았던 환자들까지 수면 위로 부상함에 따라 정신질환의 치료 및 의료시설 수요가 계속 늘어나고 있다.

이러한 상병 구조의 변화는 이전 급성질환 치료중심의 의료공급체계로부터 보다 다양화된 의료서비스 제공체계로의 전환을 요구하고 있다. 즉, 의료산업은 기존에 제공해 왔던 급성질환치료 위주에서 탈피하여 급성질환진료 서비스에 추가하여 만성질환이나 예방 또는 건강 증진 프로그램, 가정간호서비스 등과 함께 통합적인 의료시스템 체계를 구축하거나 특정질환이나 영역에 대한 전문분야로 나아가고 있다.

질병구조의 변화를 보면, 순환기계, 심장질환, 암(신생물), 폐렴으로 만성질환(12개) 사망이 총 사망자의 45.0%를 차지하였으며, 고혈압이 가장 많았고, 그 뒤를 이어 관절염, 정신 및 행동장애, 신경계질환 순서였다. 전년도에 비해 증가율이 높은 질병은 만성신장병(10.7%증가), 간질환(8.8%증가)이 있다. 만성질환은 그 원인이 다양하고 식이, 운동 등 개인이나 집단의 건강행태에 의한 질병발생이 거의 50% 이상에 기인한다. 〈표 2-5〉, 〈그림2-8〉 참조

〈표 2-5〉 질병구조의 변화

구 분	진료실 인원(천 명)				진료비(억 원)			
	2017년	2018년	증감율		2017년	2018년	증감율	
			전년 대비	연평균			전년 대비	연평균
계	17,297	18,013	4.1	3.1	282,813	311,259	10.1	8.1
고혈압	6,054	6,310	4.2	2.5	31,124	33,329	7.1	3.8
당뇨병	2,863	3,043	6.3	5.0	22,239	24,474	10.1	8.0
심장질환	1,458	1,528	4.8	4.5	23,396	26,085	11.5	9.6
대뇌혈관질환	921	966	4.9	3.0	25,915	27,867	7.5	7.1
악성신생물	1,513	1,602	5.9	6.3	66,224	74,917	13.1	8.9
간의질환	1,627	1,771	8.8	1.9	9,797	10,202	4.1	6.4
정신 및 행동장애	2,924	3,144	7.5	4.7	37,091	41,092	10.8	10.0
호흡기결핵	60	52	−12.5	−6.6	1,353	1,452	7.3	6.2
신경계질환	2,974	3,094	4.0	3.4	22,796	25,500	11.9	12.3
갑상선의 장애	1,299	1,375	5.9	2.8	3,127	3,385	8.2	6.2
만성신장병	206	228	10.7	9.9	18,126	19,472	7.4	7.5
관절염	4,709	4,857	3.1	2.5	21,625	23,483	8.6	6.8

출처_국민건강보험공단-건강보험심사평가원(2019), 2018년 건강보험통계연보

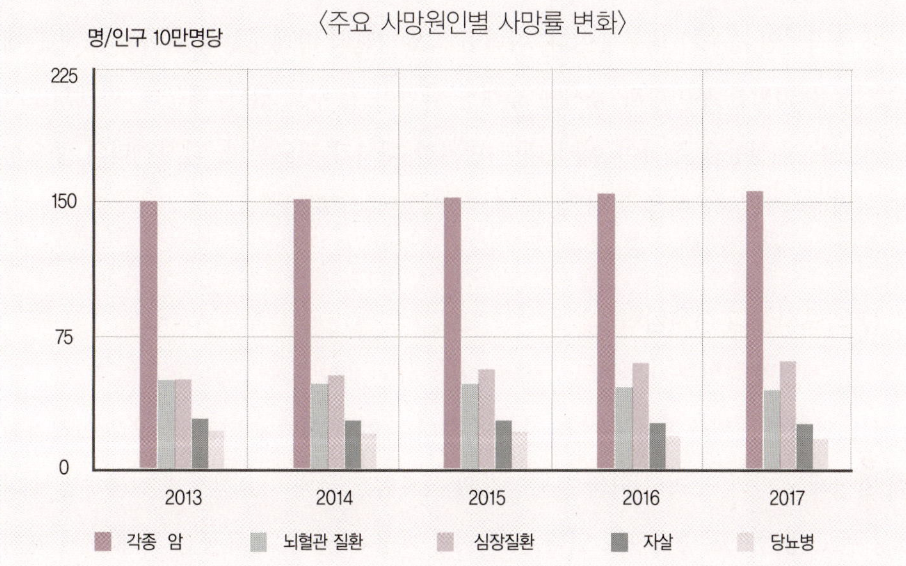

〈그림 2-8〉 질병구조의 변화

자료원_통계청「사망원인통계」

3. 의료마케팅 환경변화 배경

의료마케팅의 성공 여부는 마케팅 환경의 변화추세에 대응한 신제품개발과 적절한 마케팅믹스의 개발 여부에 달려 있다고 볼 수 있다.

마케팅 환경이란 표적고객과의 거래를 성공적으로 성사시키고 유지하기 위한 마케팅관리에 영향을 주는 모든 행위자 및 영향요인이라고 정의할 수 있다. 조직은 항상 자신의 상 · 하위시스템과 수직적 · 수평적으로 교환활동 및 교호작용을 하고 있다. 그러므로 마케팅관리의 효율성은 이들 환경변수에 얼마나 잘 적응하느냐, 혹은 이들을 어떻게 기업에 유리하도록 유도하느냐에 달려 있다고 볼 수 있다.

마케팅환경은 조직 활동을 제약하기도 하고, 가변적이며 또한 불확실한 성격을 가지고 있다. 이로 인해 조직에 중요한 영향을 미친다. 다시 말해서 마케팅환경은 계속적으로 변화하며, 이러한 변화는 점진적이거나 예측 가능한 변화가 아니라 기습적이거나 충격적인 경우가 대부분이다. 이러한 의료기관의 마케팅환경 변화는 조직에 대해 새로운 기회를 부여함과 동시에 중대한 위협이 될 수도 있다. 때문에, 마케팅조사나 정보수집 활동을 통하여 이에 대한 면밀한 대처가 필요하며, 환경관리의 중요성도 인식해야 하는데 이를 위해 그 배경을 살펴보아야 한다.[8)]

1) 의료시장의 경쟁심화

(1) 의료인의 양적 증가

의료인력이 의과대학의 증설과 정원의 확대로 인해 과거에 비해 더 많은 인적자원이 양산되고 있다. 그리고 외국 유학출신의 의료인도 국내 의료시장에 진출하면서 의료기관도 양적으로 증가하고 있다. 구체적인 내용은 앞의 '의료공급 확대'에서 제시하였다.

(2) 의료사업에 대기업의 진출 확대

대기업이 막대한 자본과 선진 경영기술을 도입하여 기존의 의료기관과 경쟁을 하고 있다. 삼성과 현대를 대표적인 예를 들 수 있는데, 이들은 최첨단 의료장비와 설비, 의료정보관리시스템 도입, 우수한 의료인력을 확보하기 위해 거대한 자본을 투자하고 있다. 일반 기업에서 적용하고 있는 최신관리기법이 고객중심 사고를 병원경영에 도입함으로써 경쟁에서 우위를 점유하고 있고 이러한 병원의 대형화와 최신화, 고급화 등은 병원환경에 큰 변화를 가져오고 있다.

(3) 의료시장의 개방 가속화

WTO의 출범, OECD가입, FTA의 가동 등으로 인해 의료시장도 크게 변화하고 있다. 글로벌 경쟁시대의 도래 등은 의료공급 과잉현상을 심화시키고 있으며, 이는 의료기관 간의 경쟁을 심화시키는 큰 요인이 되고 있다.

---

8) 김수배(2012), 병원마케팅관리, 현문사, pp.24-37.

(4) 경쟁의식의 변화

병원시장의 개방, 대기업의 병원시장 참여, 환자들의 서비스 질의 욕구증대, 그리고 의료수가의 조정 등이 환경변화의 주요 요인들이다. 이 외에 병원내부의 요인도 환경변화의 요인이 된다. 이러한 환경변화는 양적인 경쟁체제에서 질적인 경쟁체제로의 전환을 의미하며, 이에 따라 의료서비스는 의사중심의 의료에서 환자중심의 의료로 변화하고 있다.

아직은 병원시장이 공급보다는 수요가 많은 편이지만, 매년 새로이 양산되는 의료인력의 증가와 상기 환경요인 등을 고려하면 미래의 의료기관들은 환자중심의 다양한 질적 경쟁을 벌이지 않을 수 없다. 환경변화에 적응을 잘하는 병원만이 경쟁에서 살아남을 수 있다. 병원들이 의사중심에서 환자 중심의 서비스를 제공하지 못하는 병원은 결국 도산하고 만다.

따라서 경쟁에서 살아남기 위해서는 경쟁체제를 도입하여야 한다. 비록 병원이 일반기업과는 달리 영리성 추구에 대한 비난으로 한계가 있겠지만, 병원시장의 환경변화에 신속하고도 적절한 대응을 해야 한다.

경쟁에서 살아남는 병원만이 소비자에게 적정한 가격으로 우수한 서비스 질을 제공할 수 있다. 병원들이 경쟁체제를 도입할 때, 경비부담의 증대에서 벗어남은 물론, 병원경영의 효율화와 의료인의 지위향상을 기할 수 있다.

2) 의료서비스의 수요 변화

(1) 소득수준의 향상과 가계부담금 감소

전 국민의 생활수준이 향상되면서 의료서비스의 질에 대한 욕구가 증대되었다. 인터넷 등의 발달과 글로벌시대의 도래로 선진적인 의료기술에 대한 정보를 다양하게 수집할 수 있다. 글로벌시대의 도래로 외국의 선진적인 의료서비스에 대한 정보를 경험함으로써 삶의 질을 높이는 진료에 관심이 높아지고 있을 뿐만 아니라, 고급 의료서비스를 받기 위해 투자하는 고객이 증대되고 있다.

〈표 2-6〉 경상의료비 중 가계직접부담 비중 변화

(단위 : %)

연도	2013	2014	2015	2016	2017
본인부담금 비율	36.9	36.8	36.8	33.3	33.7

출처 _보건복지부, 국민보건계정, OECD Health Statistics 2016 ~ 2019

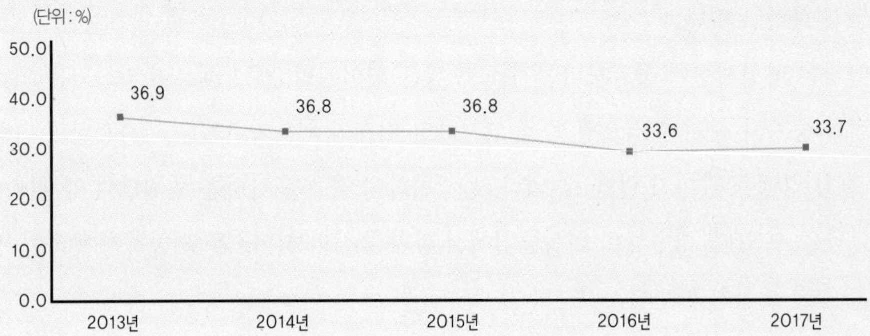

〈그림 2-9〉 가계부담금 변화추이

또, 의료비지출로 인한 가계부담금은 지난 30 년간 지속적으로 경감한 것으로 나타났다. 전체 국민의료비 지출 중 본인부담금의 비중은 74.0%('80년)에서 32.1%('10년)으로, 33.7%('17년)가 경감되었다. 〈표 2-6〉, 〈그림 2-9〉 참조

OECD 주요국의 가계부담 비율의 평균은 20.5%('17년)로 한국(33.7%)에 비해 낮은 것으로 나타났다. 그러나 주요국들의 가계부담 비율은 19.6%('14년)에서 20.3%('16년)로 0.7%p 증가했으며, 동일 기간 한국은 36.8%('14년)에서 33.3%('15년)로 3.5% 감소추세를 보였다. 〈표 2-7〉 참조

〈표 2-7〉 OECD 주요국과 비교

(단위 : %)

구분		2014년	2015년	2016년	2017년
본인부담금 비율	한국	36.8	36.8	33.3	33.7
본인부담금 비율	OECD	19.6	20.3	20.3	20.5

출처 _보건복지부, 국민보건계정, OECD Health Statistics 2016 ~ 2019

(2) 전국민 건강보험제도 도입

1989년부터 실시된 전 국민 의료보험으로 보다 적은 비용으로 의료혜택을 받을 수 있는 기회가 확대되면서 건강과 웰빙에 대한 의식이 확대되고 있다. 그리고 병원의 이용률도 높아졌다. 또 포괄수가제의 도입으로 국민들이 낮은 의료비로 병원의 문턱을 낮추고 있다. 이처럼 의료보험제도 도입에 따른 낮은 의료수가는 의료서비스에 대한 수요를 증대하게 된 것이다.

연도별 건강보험 적용인구 현황 〈표 2-8〉을 보면, 2020년 말 의료보장 적용인구 5,287만 명, 건강보험 적용인구 5,134만 명으로 직장은 3,715 지역은 1,419만 명 이며, 건강보험 적용인구 중 직장 비율은 72.4%로 2019년 말 수준을 유지하며 1인당 평균 부양자(세대원) 수 는 직장 · 지역 모두 감소 추세로 나타났다.

〈표 2-8〉 연도별 의료보장 적용인구 현황

(단위 : 천 명, 천 세대)

구 분		2015년	2016년	2017년	2018년	2019년	2020년
의료보장		52,034	52,273	52,427	52,557	52,880	52,871
건강보험		50,490	50,763	50,941	51,072	51,391	51,345
직장	소계	36,225	36,675	36,899	36,990	37,227	37,150
	– 가입자	15,760	16,338	16,830	17,479	18,123	18,543
	– 피부양자	20,465	20,337	20,069	19,510	19,104	18,607
	부양율(명)	1.30	1.24	1.19	1.12	1.05	1.00
지역	가입자	14,265	14,089	14,042	14,082	14,164	14,195
	세대주	7,653	7,665	7,786	8,053	8,377	8,590
	세대원	7,758	7,607	7,501	7,404	7,207	7,062
	부양율(명)	1.01	0.99	0.96	0.92	0.86	0.82
의료급여		1,544	1,509	1,486	1,485	1,489	1,526

주) 연도 말 기준 직장가입자는 이중가입자 포함, 지역세대수는 비가입세대주 세대포함

출처_2020 국민건강보험통계연보

(3) 고령사회의 가속화

또한, 우리나라 인구의 노령화 속도는 이미 선진국을 추월하여 세계에서 가장 빠른 속도로 증가하고 있다.

통계청의 생명표에 따르면, 2019년 태어난 아이는 평균 83.3세를 살 수 있는 것으로 추정, 우리나라 남자의 기대수명(80.3년)은 OECD 평균(78.1년)보다 2.2년, 여자의 기대수명(86.3년)은 OECD 평균(83.4년)보다 2.9년 높다.

또한, 장래인구추계(통계청, 2019년)에 따르면 2010년에는 생산가능인구 6.7명이 노인 1명을 부양하였으나, 2018년에는 5.1명, 2030년에는 2.6명, 2050년에는 1.3명, 2065년에는 0.9명이 노인 1명을 부양할 것으로 예상되며, 노인 부양부담이 계속 증가하는 추세를 보이고 있다. 이러한 노령화의 급속한 진전은 건강에 대한 관심과 생활수준의 향상을 포함하여 여성의 사회진출 등에 따른 출산율 저하에 원인이 있는 것으로 예상된다.

고령화 속도를 살펴보면, 초고령사회에 도달하는 소요연수가 우리나라는 7년이 소요될 것으로 전망되고 있다. 이는 고령사회, 초고령사회에 대비할 준비기간이 그만큼 짧아 어려움을 겪을 수밖에 없다는 의미이다.

노인인구의 비율은 2050년경에 우리나라가 세계최고 수준에 이를 것으로 전망되고 있는데, 이러한 고령화 사회의 대두는 가정과 사회에서의 커뮤니케이션의 부족현상을 초래하고 있다. 커뮤니케이션의 부족현상은 주부의 유직화와 결합되어, 와상이나 독거노인의 간호와 건강에 대응하는 의료서비스가 요구되고 있다.

노인전문 병원은 일반병원과는 달리 공익성이 강하고 수익성이 낮아 민간부문의 참여가 힘들다. 하지만 노인시장은 연금수혜 혜택자의 증가로 시장의 규모는 물론, 성장가능성이 충분하므로, 운영만 잘하면 결코 수익성이 낮지는 않다고 할 수 있다.

〈표 2-9〉 65세 이상 노인인구 진료비 현황을 보면, 2020년 65세 이상 노인인구는 790만 명으로 전체대상자의 15.4% 노인인구 증가는 노인진료비 증가로 이어져 2020년 노인진료비는 37조 4,737억 원으로 2019년과 비교하면 4.6% 증가하였다.

〈표 2-9〉 65세 이상 노인인구 진료비 현황

(단위 : 억 원, %)

구 분	2015년	2016년	2017년	2018년	2019년	2020년
전체인구(천 명)	50,490	50,763	50,941	51,072	51,391	51,345
65세 이상 인구 (천 명)(비율, %)	6,223 (12.3)	6,445 (12.7)	6,806 (13.4)	7,092 (13.9)	7,463 (14.5)	7,904 (15.4)
65세 이상 진료비 (억 원)(증가율, %)	218,023 (37.6)	250,187 (38.7)	276,533 (39.9)	316,527 (40.8)	358,247 (41.4)	374,737 (43.1)
전체 1인당 연평균 진료비 (원)	95,759	106,286	113,612	126,891	140,663	141,086
65세이상 1인당 연평균 진료비 (원)	295,759	328,599	346,161	378,657	409,536	404,331

주 1) 지급기준, 적용인구는 연도말 기준
2) 1인당 월평균 진료비 = 진료비÷평균 적용인구÷해당 개월 수
3) 2019년 평균 적용인구: 51,232,149명, 65세 이상 7,289,696명
4) 2020년 평균 적용인구: 51,360,138명, 65세 이상 7,723,393명

자료원_2020 건강보험통계연보

(4) 평균수명의 증가

우리나라 2019년 출생아 수는 30만 2천 7백 명으로 전년대비 2만 4천 1백 명(-7.4%) 감소한 것으로 나타났다. 여자 1명이 평생 낳을 것으로 예상되는 평균 출생아 수인 합계출산율은 2019년 0.92명으로 이러한 추세는 주출산 연령층(20-34세) 여성인구 감소에 따라 계속될 전망이다.

또한, 생활수준의 향상에 따른 영양 · 건강상태 개선, 의료기술 향상, 건강에 대한 국민들의 관심 증가 등으로 평균 수명이 크게 증가하였다.

2019년 한국인의 평균수명은 83.3세(남자 80.3세, 여자 86.3세)로서 OECD 국가의 평균수준을 넘어서고 있다. 1970년 62.3세에서 2019년 83.3세로 약 50 년간 21.0세로 수명이 연장되었다. 〈표 2-10〉 참조

〈표 2-10〉 우리나라의 평균수명 변화

구 분	1970년	1980년	1990년	2000년	2010년	2015년	2019년
전체	62.3세	66.1세	71.7세	76세	80.2세	82.1세	83.3세
남자	58.7세	61.9세	67.5세	72.3세	76.8세	79세	80.3세
여자	65.8세	70.4세	75.9세	79.7세	83.6세	85.2세	86.3세

※ 주요국 평균수명('17년) : 미국 78.6세, 호주 82.6세, 프랑스 82.6세 독일 81.1세, OECD 평균 80.7세

출처_통계청 「생명표」 2020

평균수명의 연장은 노인들이 병원이용률을 높이는 결과로 이어지기 때문에 의료산업의 새로운 전기를 마련해야 하게 되었다.[9] 평균수명의 연장으로 인해 노령인구가 증가함으로써 의료서비스에 대한 수요가 늘어나고 있다.

또, 노후에도 웰빙(well-being)에 대한 관심이 높아지면서 건강관리에 대한 욕구가 커지고 있다. 과거 질병 발생 시에만 병원을 찾던 의식에서 건강검진과 같은 질병 예방측면에서 병원진료를 받는 노인들이 늘어가고 있는 추세이다.

3) 고객의 영향력 확대

(1) 고객의 의료지식 증가

과거에는 의료지식이 의료인의 독점적인 영역이었다. 따라서 의료지식을 갖고 있지 않은 고객은 무지한 입장에서 의료서비스를 수동적으로 받을 수 밖에 없었다. 그러나 고객의 의료지식관련 정보가 교육수준이 높아지고, 소통하는 기회가 많아지면서 의료정보가 널리 회자되어 대중화되고 있다. 특히, 각 의료기관마다 홈페이지를 구축하고 있고 인터넷을 통한 수많은 정보공유는 의료지식이 더 이상 의료인만의 전유물이 아니라는 것을 의미한다. 따라서 고객들은 사전 지식을 가지고 적극적으로 의료서비스를 받으려는 욕구가 커지고 있다.

(2) 고객의료 수준 향상

모든 분야에 소비자운동이 강화되면서 병원의 고객 역시 소비자로서 능동적이고 적극적인 대처 움직임이 활발해지고 있다.

최근 들어, 마케팅 전략에 영향을 주는 소비자행동이 변화를 하고 있다. 그 중의 하나가 인구 통계적 특성과 라이프스타일의 추세를 들 수 있다. 근로여성 비율의 증가, 가족구성의 변화(예 : 이혼율의 증가, 독신가구의 증가 등), 연령구성의 변화 등이 이유이다. 이러한 변화는 시간절약과 편의성에 초점을 두는 구매행동을 보여주고 있다. 그 결과 대기시간이 길다는 현행의 의료서비스는 소비자에게 만족을 줄 수가 없다. 병원에도 고객만족(CS)의 개념을 도입하여, 고객이 원하는 의료상품을 만들어 내야 한다.

---

9) 대한병원협회, Hospital Line, 2011 November December, 통권 334, p.9.

또, 의료소비자들의 의료서비스에 대한 기대수준이 높아지고 있다. 이는 부당한 치료와 과잉진료에 따른 완전한 치료에 대하여 의구심이 높아지는 의료비에 기인하는 것이라 할 수 있다. 이에 따라, 의료소비자들은 의료기관의 선택과 이용에서 세련되어 가고 있으며 이용하는 다른 의료기관을 고체하기도 하고, 기술위주의 서비스 보다는 고객위주의 서비스를 요구하게 되었다.

#3 새해 병원계 화두는 4차 산업혁명과 환자안전

2018년 무술년을 맞아 병원계의 화두는 4차 산업혁명과 환자안전에 초점이 맞춰진 모양새다. 아울러 문재인케어 등 급변하는 경영환경에도 적극적으로 대응해 나가겠다는 방침을 세웠다. 1월 2일 주요 병원들의 시무식과 신년사를 통해 본 결과 새해 화두는 4차 산업혁명 대응과 환자안전으로 압축된다.

특히 이미 시작된 4차 산업혁명으로 인한 의료와 IT의 융합, 인공지능, 빅데이터 활용 등을 중요한 가치로 인식하고 이를 위한 준비가 필요하다는 것이다. 또 지난해 연말 발생된 신생아 중환자실 사망사건을 계기로 감염병 예방과 환자안전에도 심혈을 기울여 나가겠다는 것이 병원들의 새해 목표다.

주요 병원들 4차 산업혁명 선도

먼저 서울○○병원과 □□서울병원은 4차 산업혁명에 따른 의료환경 변화에 주목하고 이에 대한 만반의 준비를 당부했다. "우리는 그 어느 때 보다도 광범위한 분야에서 기술의 발전을 접하고 있다"며 "인공지능과 로봇, 바이오 기술 등 거의 모든 지식 정보가 의료분야와 연결되어 있다"고 말했다. 이어 "우리병원도 이런 변화를 적극적으로 수용하기 위해 지난 2014년 정보고도화 사업을 시작했다"면서 "이 사업이 완성되면 모든 의료정보를 통합 운영하면서 표준화를 구현해 진정한 환자중심의 의료서비스를 실현할 수 있을 것"이라고 내다봤다. 그러면서 앞으로 우리가 만들어갈 미래의 30년은 창의의 실현을 통한 발전적 변화의 시기가 되어야 한다고 덧붙였다.

권○○ □□서울병원장은 시무식에서 지금까지 신뢰를 회복하고 내실을 다지는 환경에 주력해 왔다면 이제부터는 4차 산업혁명이 진행되는 사회 환경에 적응하며 미래를 지향하는 지능형 병원으로 발전하는 노력을 시작해야 한다고 전했다. "2018년 새해에는 미래의 의료환경을 정확하게 예측해 더욱 새로운 의료문화를 구축하기 시작하는 원년으로 기억될 수 있도록 우리 모두 함께 노력하자"고 당부했다.

△△대학교 의료원은 4차 산업혁명을 선도하는 것은 물론 상급의료기관으로서의 사회적 책임을 다해 질병 없는 사회를 만드는데 앞장서겠다고 했다.

이○○ △△의무부총 겸 의료원장은 "4차 산업을 선도하기 위한 연구, 교육, 진료도 바로 '사람'을 통해 가능하다"며 "이를 위해 새 인재 양성을 위한 교육 시스템 개편, 환자가 공감할 수 있는 진료 시스템을 위해 노력할 것"이라고 말했다.

아무리 강조해도 지나치지 않은 '환자안전'

지난해 연말 신생아 중환자실 사망사건을 계기로 병원들은 한 목소리로 환자안전 프로세스를 점검하고 개선해 나가겠다는 입장이다.

권○○ □□서울병원장은 신년사를 통해 "최근 국가적인 이슈가 됐던 타병원의 사례를 반면교사 삼아 환자안전에 한치의 빈틈도 발생하지 않도록 철저히 점검하고 개선해 나가겠다" 고 밝혔다.

서○○ □□대병원장도 신년사에서 "병원의 환자안전관리와 관계된 프로세스 개선에 박차를 가하겠다" 며 "당장은 병원 경영에 도움이 되지 않고 눈에 잘 띄지 않아 투자가 소홀해지기 쉬운 응급, 중환자 및 감염관리 분야에 최대한의 역량을 집중할 것" 이라고 강조했다.

이어서 상대적으로 인프라가 부족한 중소병원에 의료안전에 관한 노하우와 매뉴얼을 전수해 주는 등 대한민국 의료의 보편적 질 향상에도 기여하겠다고 언급했다.

서울○○병원은 환자안전과 의료질 향상이라는 기본에 더욱 충실하겠다고 다짐했다.

이○○ 서울○○병원장은 "의료의 질을 향상시키고 환자안전을 강화하는 일은 우리의 사명 가운데 첫 번째 이자 기본"이라며 "앞으로도 지금보다 더 높은 AGS(Asan Global Standard)를 강화해 나가야할 것"이라고 밝혔다.

또 그는 "사람이기 때문에 생길 수 있는 실수의 가능성을 찾아 시스템을 보완하고 반대로 우수한 성과에 대한 보상도 시스템화 할 것"이라고 덧붙였다.

이○○ XX대병원장 역시 "해가 거듭될수록 신종 감염병과 질병이 늘어나고 있지만 철저한 감염관리와 안전한 의료시스템으로 고객들이 안심하고 믿음이 가는 병원을 만들기 위해 최선을 다하겠다"고 말했다.

'문재인케어' 등 불확실한 환경 기회로 삼아

병원들은 건보 보장성 강화 등 불확실한 의료환경에도 적극적으로 대처해 위기를 기회로 만들겠다는 포부다.

김○○ 서울□□병원장은 신년사를 통해 "양적, 질적 성장에도 불구하고 앞으로 건보 보장성 강화, 평가에 따른 차등적 보상과 같은 불확실한 의료환경에 직면하게 돼 경영 상황을 어렵게 만들 것"이라고 전망하면서도 "그렇지만 미래의 불확실성 속에서도 위기를 기회로 전환하고 더욱 경쟁력을 갖춰 국내를 넘어 세계와 경쟁하는 글로벌 리더로 나아갈 것"이라고 방향을 제시했다.

이○○ △△의료원 의무부총장 겸 의료원장도 '비급여의 급여화', '3대 비급여 폐지', '건강보험 보장성 확대'와 같은 정책적 환경 변화뿐만 아니라 더욱 더 치열해지는 의료기관 간의 경쟁 등 여러 어려움으로 인해 우리의 앞길이 순탄치 만은 않을 것이라고 예상하면서 "위기는 언제나 기회였듯이 올 한해의 어려움 또한 이겨낼 수 있다"고 전했다.

권○○ □□서울병원장은 "정부의 보장성 강화 대책이 본격 시행돼 병원의 수익에 영향을 미치고 최저임금 상승 등 각종 비용은 증가해 병원 재정의 부담이 커질 것"이라고 전망했다. 그는 "이런 상황에서도 병원의 안정적 운영과 지속적 성장을 뒷받침해 줄 건전한 재정확보를 위해 진료 효율 증대에 지속적인 관심이 필요하다" 고 말했다. 그러면서 불필요한 낭비나 비효율적인 업무나 관행을 타파해 어려움을 극복하겠다고 밝혔다.

이○○ ◇◇대병원장 역시 시무식을 통해 전시위주 행정과 낭비적 예산은 대폭 줄이고, 활발한 연구가 진행될 수 있는 기반 조성에 적극 지원해 어려움을 극복하겠다는 입장을 전달했다.

이 밖에도 병원들은 진료환경 및 환자편의시설 확충을 위해 리모델링과 신축, 스마트 병원을 구축을 주요 계획으로 세우는 등 2018년을 재도약을 위한 원년으로 삼았다.

의료마케팅 전략

3장

학습목표

제 3 장

- 의료마케팅전략의 개념에 대해 알 수 있다.
- 의료마케팅전략 수립에 대해 이해할 수 있다.
- 의료마케팅전략 구축에 대해 제시할 수 있다.
- 의료마케팅과 STP 전략에 대해 제시할 수 있다.
- 의료마케팅 통제에 대해 설명할 수 있다.

1. 의료마케팅 전략의 개념

1) 전략의 의미

전략은 1960년대 이후 가장 많이 사용되는 용어이다. 기업의 목표를 달성하기 위하여 한정된 경영자원을 효율적으로 활용하여 경쟁우위와 차별화된 고객가치를 추구하는 의사결정으로 정의할 수 있다. 조직의 성공은 훌륭한 전략의 개발과 실행에서 시작된다고 할 수 있다.

전략(Strategy)이란 원래 군사 용어로서 마이클 포터가 경쟁전략의 개념을 경영에 도입하면서 사용되기 시작하였다. 경쟁우위를 확보하기 위하여 경영자원의 효율적 배분에 대한 계획이다.

유사한 개념인 전술은 특정한 행동을 위한 각 단계의 행동 방식에 대한 계획이다. 또한 소규모 전투에서 승리하기 위한 작전이며 단기적이고 국지적이다. 반면 전략은 전투가 아닌 전쟁에서 승리하기 위하여 전반적인 자원의 배분과 향후 전개방향에 대한 의사결정으로 장기적이고 대국적인 관점으로 사용되고 있다.

그래서 전략은 미래지향적이어야 하며, 통합적인 관점에서 이루어져야 한다. 경쟁우위의 중요성과 고객가치의 우월성을 부여하기 위해 조직이 가진 한정된 자원이 효율적인 배분 등을 핵심으로 한다. 전략을 수행하기 위해서는 조직이 성취해야 할 비전과 목표, 사업의 선정된 범위에서 경쟁우위를 확보하고 경영자원의 배분에 대한 방법을 구체적으로 결정해야 한다.

어떤 조직이든 성공하기 위해서는 명확한 목표의 수립이 선행되어야 할 뿐 아니라 조직을 둘러싸고 있는 시장의 경쟁상황에 대하여 충분하게 파악해야 한다. 그리고 경쟁자와 자신의 경영자원에 대하여 객관적인 평가에 따라 효과적인 전략을 실행하여야 한다.

일반적으로 전략은 전사적 수준에서 이루어지는 사업계획을 말하며, 병원의 목표와 자원을 변화하는 시장기회와 위협에 적응시켜 병원을 계속 유지 · 발전시키는 관리과정이다. 그러므로 병원은 지속적인 성장을 위해 현재의 진료분야나 서비스 중에서 수익성이 높거나 성장잠재력이 있는 의료서비스에 자원을 집중적으로 투자하고, 쇠퇴하는 분야로부터 철수하거나 새로운 의료서비스제품을 개발해야 한다. 병원에서 제공하는 의료서비스는 각각 독립적으로 운영되고 있지만 병원 전체의 성장목표와 수익성 목표를 달성할 수 있도록 통합적으로 관리되어야 한다.[1)]

2) 전략의 수립

병원전략의 주목적은 병원의 유지 · 발전에 필요한 수익의 창출을 실현하기 위하여 병원의 각 의료서비스를 효과적으로 조합하는 것이다. 병원경영전략의 수립은 병원이 가진 특성이나 규모에 따라 달라질 수 있다. 하지만 대체로 병원의 전체적인 수준에서 사명을 결정하고, 사명을 바탕으로 병원 전체의 경영노력을 이끌어 나갈 목표로 전환된다. 그 다음 병원목표의 달성이 가능할 수 있도록 의료서비스영역을 유지하는 결정을 하며, 각 부문에 얼마나 많은 자원을 지원할지를 결정한다.

전략은 기본적으로 사업의 범위와 목표, 자원의 배분을 비롯하여 지속적인 시장의 상황을 분석하여 경쟁자들에 대한 차별적 우위를 획득하고 유지하기 위한 경쟁우위

---

1) 유필화 외 1인(2012), 현대 마케팅론, 박영사, pp.28~43.

확보에 있다. 이때, 병원내부의 모든 부서가 긴밀한 협조관계를 유지하여 바람직한 경영성과를 발생시킬 수 있도록 하는 것이 기본적인 요소이다.

병원의 계층은 전체조직과 진료부서, 그리고 세부 질환별 수준의 마케팅전략으로 구분할 수 있다. 성공여부는 관련을 가진 부서가 전략을 얼마나 상호 일관성 있게 조정할 수 있는가에 달려 있다. 최고경영자가 지향하는 장기적 목표를 달성할 수 있도록 기존 서비스의 성장을 지속적으로 추구하거나 새로운 유망 사업분야의 진출을 통해 성장을 확대하는 성장전략을 개발해야 한다.

이처럼 전사적 관점에서 전략계획이 수립되면, 관리자는 이를 근거로 진료과별 부서별로 구체적인 전략계획을 수립한다. 구체적인 사항은 다음과 같다.

(1) 병원전략

병원이 끊임없이 변화하는 환경변화에서 미션과 목표를 달성하고 지속적으로 성장하기 위해서는 기존사업 및 신규 사업을 결정하고 효율적인 자원배분을 통한 활동을 관리하는 것이 중요하다. 따라서 병원의 전반적인 사업범위와 진료부서단위 자원배분에 대한 결정을 다루는 것이 전략의 핵심이다. 병원수준에서 다루어야 할 전략으로는 병원의 진료영역, 신사업의 진출, 다각화, 인수 및 철수정책, 성장 전략 등이 포함된다.

최고 경영층은 전체 조직수준에서 핵심역량을 개발하고 유지하기 위해 우수한 인적 자원과 효율적 조직 및 업무 프로세스의 설계, 진료부서간의 시너지효과에 핵심역량을 투입해야 한다.

(2) 사업부문 전략

병원에서의 사업단위는 진료, 간호, 행정, 진료지원 등으로 경쟁시장 내에서 경쟁우위를 확보하고 유지하는 방법을 찾는 것이 핵심이다. 병원 내에서 자원(自院) 사업단위의 경쟁방법을 강구하는 진료부서단위 수준의 전략이 해당된다. 즉, 병원에서 어떠한 진료를 제공하고 표적세분 시장의 고객욕구에 가장 적합할 것인가를 주로 다루게 된다.

사업부 수준의 전략은 기본적으로 병원의 전략과 일관성을 가지고 있어야 한다. 일관성 범위에서 독립적인 위치와 권한을 이용하여 경쟁우위를 강화할 수 있도록 경쟁력을 제공한다. 그리고 의료시장에서 필요한 역량을 발휘할 수 있는 프로그램을 설계하고 시행해야 한다. 아울러 시너지 효과를 확대하기 위하여 사업단위 진료부서간에 상호 협력할 수 있도록 해야 한다.

2. 의료마케팅 전략의 수립

전략계획으로 기업이 나아가야 할 기본방향을 설정하면, 다음은 기업이 마케팅 자원을 시장에 적합시키기 위한 구체적인 방안을 강구해야 한다. 이것이 마케팅전략이며, 이 전략수립은 마케팅기회의 분석, 상황분석을 통해 이루어진다.

1) 마케팅기회의 분석

마케팅전략 수립의 첫 단계인 마케팅환경 분석은 기업의 사업기회와 위협이 되는 환경의 변화를 분석하고 예측하는 과정이다. 엄밀한 의미에서 병원을 둘러싸고 있는 모든 환경은 직접 혹은 간접으로 마케팅활동에 영향을 미친다. 따라서 마케팅관리자는 이러한 환경을 분석하여 사업의 기회와 위협을 식별하여 경쟁상의 우위를 확보할 수 있는 마케팅기회를 찾아야 한다.

마케팅기회를 분석하는 시발점은 마케팅조사이다. 마케팅조사는 제도화된 방법으로 시장에 대한 정보를 획득하는 것으로 1920년대 미국에서부터 과학적으로 발달하기 시작했다. 미국 마케팅학회(AMA : American Marketing Association)에서는 마케팅조사를 "제품과 서비스를 마케팅하는데 관련된 문제에 대해서 정확하고 객관적이며 체계적인 방법으로 자료를 수집 · 기록 · 분석하는 일련의 활동"이라고 정의하고 있다.

마케팅조사를 통해 수집되는 정보는 객관적이어야 하고 최근 상황을 잘 반영해야 한다. 그리고 현재의 문제를 해결하는데 필요한 내용으로, 예언적 가치를 가지고 있어야 한다. 따라서 마케팅조사는 마케팅 의사결정을 하기 위하여 각종 정보와 자료를 수집하고 체계적으로 분석하여 사업 여부를 객관적으로 판단하기 위한 과정이라고 할 수 있다.

마케팅조사를 통하여 사업기회, 즉 마케팅 기회를 찾아야 하는데, 마케팅조사과정은 다음과 같이 6단계의 과정을 통하여 수행된다. 〈그림 3-1〉참조

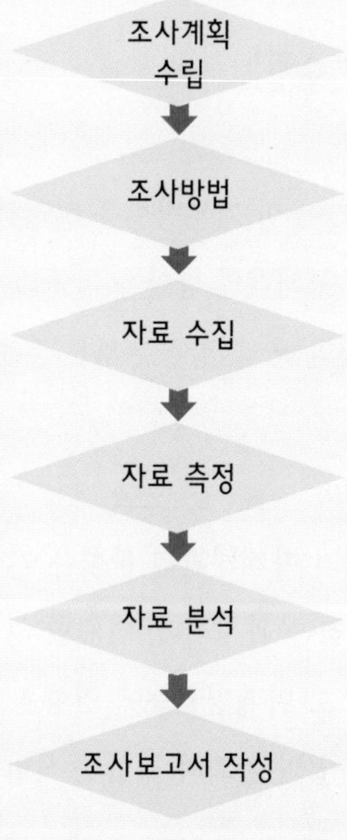

〈그림 3-1〉 마케팅조사의 6단계

(1) 조사계획 수립

마케팅 조사의 첫 단계는 의사결정 또는 조사의 목적을 명확하게 규정하는 것부터 출발한다. 즉, 확정된 조사문제는 그것이 조사의 목적이며 조사를 통해 얻어야 하는 핵심적 결과이기 때문에 명확한 문제인식과 정의의 중요성이 나타나야 한다.

조사에 대한 문제제기가 적절하게 이루어진 다음에는 조사의 효율성을 극대화하기 위해 규정된 문제에 대한 종합적인 검토가 필요하다. 이때 고려되는 것이 조사계

획이다. 즉, 조사계획은 조사 과제를 수행하는 틀 또는 청사진(blue print)이라고 할 수 있다.

조사계획은 일반적으로 조사목표, 내용, 방법, 조사기간과 예산 등에 관한 계획을 포함하고 있다. 따라서 조사계획은 조사의 목적을 토대로 필요한 정보를 획득하는데 필요한 절차를 기술해보는 것이다. 이때 요구되는 조사영역 및 연구내용, 조사방법, 표본설계, 자료수집절차, 분석기법, 예산의 편성과 조사일정 등을 통합적으로 고려해야 한다.

(2) 조사방법

조사방법은 문헌조사, 설문조사(우편, 전화 등), 사례연구, 면담, 실험 등 다양한데, 시장에서 데이터를 수집할 때 틀에 박힌 형태로 수집하면 큰 효과를 기대하기 어렵다. 왜냐하면 이미 경쟁사도 이 데이터를 알고 있을 것이기 때문이다. 그래서 데이터 수집에서 중요한 것은 어떤 목적으로, 어떤 정보를, 어느 정도의 시간과 비용을 들여서 수집할 것인가를 명확히 해야 한다. 자료 수집은 1차 자료와 2차 자료로 구분되는데, 1차 자료는 조사자가 직접 현장 활동을 통해 확인하고 창출한 자료이며, 2차 자료는 다른 사람에 의해 이미 발표되었거나 알려진 기사, 뉴스, 논문과 같은 자료를 활용하는 것을 의미한다.

(3) 자료 수집

수집될 정보의 내용과 양을 고려하여 대인면접, 전화조사, 우편 조사 중 어떤 방법으로 자료를 수집할 것인지 결정한다.

가장 일반적인 형태인 설문지를 통한 자료수집에 대해 살펴보면, 질문항목을 작성할 때 전문용어의 사용이나 중복되는 질문은 피하는 게 좋다. 또 되도록 쉽게 질문항목을 만들고 꼭 필요한 질문만 하도록 한다. 선택형 질문에서는 모든 가능한 응답을 제시해 주는 게 좋으며 조사자 임의로 조사내용에 대한 가정을 하지 않아야 한다. 질문이 많을 경우에는 질문 항목 간의 관계를 고려하여 서로 연관성이 있도록 설문항목을 배치하는 것도 필요하다.

(4) 자료 측정

자료의 측정이란, 사람이나 사물 등과 같은 어떤 대상의 속성 또는 특성에 숫자를 부여하는 체계적인 과정으로 정의된다. 정확하고 신뢰성 높은 평가방법으로 측정하는 것은 수집된 자료의 활용에 매우 중요하다.

마케팅조사를 통해 각 병원은 자원(自院)의 의료상품, 경쟁상품이나 병원에 대한 고객의 태도를 객관적으로 평가하여 측정하는 것이 필수적이다. 일반적인 측정방법은 다음과 같다.

① 순위법 : 응답자들이 조사대상에 대한 속성들의 순위를 기록하는 방법으로 측정한다.

② 등급법 : 측정대상이 갖고 있는 속성의 정도를 글이나 숫자 등을 이용하여 평가하는 것으로, 등급은 5단계로 구분하는 것이 가장 일반적이다.

③ 총합비율법 : 응답자에게 총합점수를 주고 속성에 따라 측정대상에 배분하는 방법이다.

(5) 자료 분석

자료의 분석은 수집된 자료의 분석과 요약을 통해 시사점을 도출하는 과정으로서, 수집된 자료와 편집, 코딩 및 통계분석, 해석의 과정으로 이루어진다.

편집은 조사계획에 따른 분석을 행할 수 있도록 완전하고 일관성 있는 자료를 확보하기 위한 작업이다. 주로 자료의 정정 · 보완 · 삭제 등이 이루어진다.

코딩은 자료의 분석을 용이하게 하기 위해 관찰된 내용에 일정한 숫자를 부여하는 과정이다. 코딩 후에는 표본추출방법과 자료수집방법 및 측정방법을 고려하여 컴퓨터에 입력된 자료의 통계적인 분석을 선택한다.

통계분석방법은 분석기법별로 요구하는 자료의 형태가 다르므로 조사를 계획할 때부터 수집할 자료의 성격과 분석방법을 일관성 있게 적용해야 한다.

(6) 조사보고서 작성

조사보고서는 결론과 함께 도출된 문제점에 대한 대안을 함께 제시하는 것으로서,

마케팅 의사결정자의 의사결정에 도움이 되도록 조사결과와 결론을 문장과 도표로 정리하는 것이다. 따라서 보고서에는 조사결과가 어떤 의미를 가지고 있고, 이러한 결과가 실제 의사결정에 어떠한 시사점을 제공하는지에 대해 명확하게 제시되어야 한다.

일반적으로 의사결정자는 그 조사과정보다는 결과에 관심을 기울이기 때문에 이들의 입장에서 이해하기 쉽게 작성하는 것이 매우 중요하다.

2) 상황분석

마케팅 관리는 고객에게 높은 가치를 제공하기 위하여 마케팅믹스를 계획하고 실행하며 통제하고 평가하는 일련의 과정이다. 마케팅전략의 수립과정에서 마케팅 관리를 위한 의료시장 상황분석은 경쟁자(Competitor), 자원(Company), 고객(Custo-mer)에 대한 분석으로 이루어지며 통상 3C분석이라고 한다.

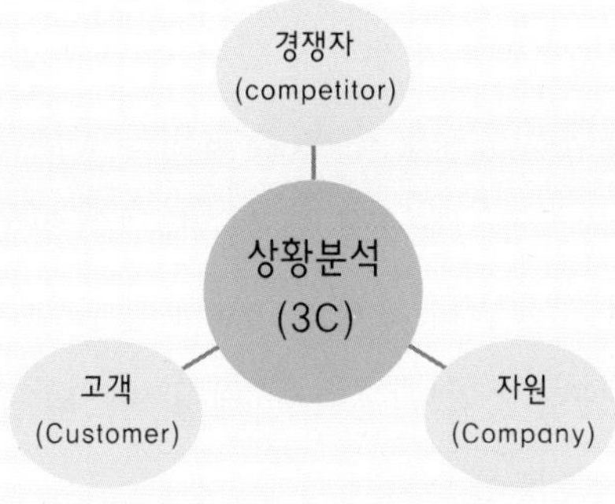

〈그림 3-2〉 의료시장 상황분석

(1) 경쟁자 분석

경쟁이란 양질의 서비스를 저가격에 제공하는 시장의 원리인 동시에 혁신의 원동력이다. 경쟁이 없으면 의료기관은 특정 부분을 독점하게 되지만, 경쟁병원이 등장함에 따라 그 독점력을 상실하게 된다. 경쟁자는 그 유형에 따라 기존 경쟁자가 있는가 하면 향후 진입장벽을 넘어 새로이 시장에 진입할 수 있는 잠재적 경쟁시장도 있다. 그리고 새로운 대체 서비스를 제공할 수 있는 대체 경쟁시장도 있다. 따라서 경쟁전략의 수립에 있어 기존 경쟁자에 대해서만 마케팅 전략을 구사하는 것이 바람직하지 않다. 수익성이 높다면 잠재적 경쟁자는 항상 존재한다는 것을 인식해야 한다.

경쟁자가 있을 경우, 개별 경쟁 의료기관에 대한 다각적이며 구체적인 분석이 이루어져야 한다. 자기 병원과 경쟁 의료기관에 대한 강점과 약점의 파악에 따라 현재의 포지셔닝 전략과 미래 마케팅 전략을 수립할 수 있다.

경쟁자에 대한 구체적인 분석으로는 경쟁병원의 성격, 경쟁의 본질, 즉 우호적 혹은 협조적, 공격적, 수동적인 형태파악, 새로 진입할 경쟁병원의 환자추이, 경쟁병원의 강점과 약점, 경쟁병원의 고객기대 충족도, 경쟁병원이 새로이 도입하는 서비스에 대한 분석이 이루어져야 한다.

(2) 내부 자원(自院) 분석

경쟁자 병원에 대한 분석이 완료되면 자기 병원이 가진 내부 환경요인에 대한 강점과 약점을 분석하여 경쟁자 병원과 비교하여 상대적인 강점을 활용해야 한다. 또한 약점은 보완하여 마케팅전략을 수립해야 한다. 내부 환경요인은 병원과 마케팅 담당자에 의해 주도되고 병원이 통제할 수 있는 요인을 말한다.

주로 최고경영층에 의해 주도되는 요인으로는 병원의 전반적인 목표, 조직문화, 사업영역, 마케팅부서의 역할 및 기타 부서의 역할에 관한 것이며, 마케팅 부서에 의해 통제되는 요인으로는 마케팅 조직의 구축, 마케팅 믹스의 구성과 계획의 통제, 표적시장과 마케팅 목표의 선택 등이 있다.

이를 위해서는 연구개발, 의료서비스, 경영능력, 마케팅활동, 고객기반에 대한 강점과 약점에 대해 분석해야 한다.

(3) 고객 분석

병원은 전략수립을 위해 고객이 언제, 어떻게 그리고 왜 의료서비스를 이용하는지를 포괄적으로 파악할 수 있는 분석이 필요하다. 이를 위해서는 고객의 복잡한 행동양식을 이해해야 한다. 병원이 표적시장을 선정할 수는 있지만 고객은 병원이 통제할 수 없는 병원 외부적인 요인이기 때문에 선정된 표적고객들의 특성을 통제할 수 없다.

마케팅전략에 있어서 고객에 대한 이해가 충분해야 목표시장의 선택이 가능하며, 고객 분석의 출발은 고객의 이해에서 출발한다. 고객은 의료서비스를 이용할 때 문화, 가족, 종교 등에 의해 영향을 받으며, 병원은 고객의 입장에서 의료서비스를 제공해야 한다. 따라서 병원은 고객의 행동과 욕구를 분석하여 이에 적절한 마케팅 활동을 수행하여야 한다.

#4 중소병원의 중국시장 진출전략

최근 정부는 국내 중소병원의 해외진출을 지원하는 사례가 늘어나고 있다. 일전에 모 기관에서 수행하는 국내 의료기관의 해외진출에 대한 지원심사를 수행하면서 국내 치과병원과 한방의원이 중국시장에 진출계획서를 제출한 경우가 많은 것을 보면서 해당분야의 국내 시장의 과밀화가 심화되었다는 생각이 들었다.

최근의 중국에 진출하는 의료기관의 경우 기존의 단독형 투자형태에서 합작형 투자형태로 변화되고 있다. 이 같은 투자형태의 변화는 중국시장의 진출리스크를 줄이고 안정적인 현지화를 위한 진출형태를 선호하는 추세를 반영한 것으로 평가된다.

현재 중국정부는 3차 산업(서비스 산업)비중이 44.6%로 2차 산업의 비중(45.3%) 수준으로, 이 비율을 선진국 수준으로 높이고자 한다. 따라서 기존의 요식업, 도 소매업 중심의 저부가 서비스 산업을 의료서비스, 제약 등 고부가 가치형으로 전환을 정책목표로 삼고 있다. 이에 따라서 중국정부의 주요 의료서비스 진흥정책은 다음과 같다.

▶의료기관의 설립 규제 완화 ▶ 세수 우대 정책 실시 ▶ 의료서비스 가격 자체 책정 허용(민간영리의료기관) ▶ 병/의원 설립에 대한 투자규제 완화 ▶ 공공과 민간의 차별 없는 관리시스템 도입 등이다.

국내 중소병원의 중국진출형태도 특화되고 전문화된 국내 의료기관이 브랜드를 살리고 리스크를 줄이기 위해서 합작형태로 진출하는 사례가 눈에 띄고 있다. 먼저 H의료재단은 국내에서 구축한 검진센터의 know-how를 기반으로 중국과 합작파트너를 맺고 40억을 투자해 건강검진센터를 추진하고 있다. 즉, 메디컬플렛폼 사업 모델 진출에 따른 건강검진진출 성공사례를 목표로 중국 내 브랜드 이미지 구축에 나선다는 전략이다.

Y이비인후과는 음성센터를 중국병원과 합작파트너를 맺고 이비인후과 음성치료 의료서비스를 실시할 계획이다. 중국진출을 통해 병원운영 및 의료서비스 노하우를 전수하고 국내에서 치료 받은 중국 환자들의 사후관리를 위한 중국에 한국형 의료서비스 센터 모델을 개발한다는 계획이다.

이 밖에 S의료재단은 중국 북경시에 합자형태로 북경 불임센터를 추진하고 있다. 인력은 의사 2명 간호사 3명이 상주하며 현지에서 의사와 간호사를 채용할 예정인데, 의료재단 측은 선 자본투자는 위험이 크다는 판단으로 불임센터 라이선스 취득 후 자본을 투자하겠다는 입장으로 사업을 진행하고 있다.

이처럼 최근 중국에 진출하는 의료기관은 해외 진출하는 의료기관의 절반을 차지하고 있다. 그리고 국내 의료관련 기관들도 전문 법무법인을 통해 합자법인 설립관련 계약, 협상 등 나름의 노하우를 구축하고 있다. 따라서 중국 시장에 진출할 경우 국내 관련기관(진흥원, 코트라)의 협조를 통해서 합작법인 설립 시 불이익이 없게끔 충분한 사전조사가 필요하다고 하겠다.

3. 의료마케팅전략 구축

1) 의료마케팅전략의 목적

마케팅 전략의 주요 목적은 특정시장에서 병원의 마케팅 목표를 달성하기 위해 마케팅 자원과 활동을 효과적으로 할당하고 조정하는 것이다. 그래서 마케팅전략의 개발은 제품시장 세분화와 표적 세분시장화의 결정, 제품 포지셔닝과 차별적 제품포지션의 실행을 위한 구체적인 마케팅믹스 구성 결정이 포함된다. 마케팅 관리자는 표적 세분시장의 고객 욕구에 맞춘 차별적인 마케팅믹스 프로그램의 개발을 통해 경쟁우위를 추구하는 것이다.

의료기관인 병원은 무형의 서비스를 제공함에 있어 효율적이고 효과적인 목표 중 하나인 수익을 창출한다. 그리고 장기적인 병원운영을 담보하기 위해 병원마케팅이 필요하다. 병원에서의 의료상품은 병원에서 이루어지는 서비스이다. 즉 치료, 예방, 교육 등의 서비스와 약품 등의 진료용품과 환자나 방문객에게 제공되는 식사와 편의시설도 포함된다. 마케팅 목표는 조직 전체의 목표를 통해 이뤄지고 조직의 목적을 효율적으로 달성할 수 있는 하부관리 시스템으로 구축돼야 한다.

병원의 가장 큰 목표는 환자의 질병 치료와 예방이라고 할 수 있다. 양질의 의료를 제공하면서 이들을 효과적으로 달성하기 위한 생산성 증가와 적정 이윤의 확보를 들 수 있다. 적정 이윤의 확보는 비용감소라는 활동과 진료 건수 증가라는 두 가지 측면에서 달성할 수 있는데 진료수익은 환자 수 증가와 환자 단위당 수익의 곱으로 계산된다.

이에 따라 의료마케팅 목표는 진료와 관련된 진료영역을 넓히는 것이 마케팅의 목표가 된다. 이를 달성하기 위한 전략은 진료의 질을 향상시키는 것과 주민이나 환자의 병원에 대한 이미지를 개선하는 것이다. 결국 진료의 질 향상을 위해서는 우선 양질의 의료를 제공하는 것이며 진료수준과 진료서비스의 향상이 함께 병행돼야 한다. 진료수준 향상은 다시 새로운 진료서비스 향상과 기존 서비스 향상으로 나눌 수 있다. 새로운 서비스 개발은 암센터, 심장센터, 건강증진센터 등의 개발을 의미한다. 기존 서비스 향상은 유능한 의사의 유치나 장비 도입, 진료진에 대한 교육이나 연수기회 제공 등으로 달성할 수 있다.

진료 외 서비스 향상을 위해서는 대기시간의 단축 및 원무행정의 간소화, 진료 시 충분한 설명 등을 들 수 있다. 병원 이미지 관리를 위해서는 병원 홍보업무에 대한 관심과 병원 디자인이나 편의시설 등에 보다 현대적이며, 체계적인 개념을 도입할 수 있도록 해야 할 것이다.

병원에서는 상품이나 약을 파는 것도 아니고 인술을 다루는데 마케팅이 과연 필요한가에 대한 병원경영자나 의료진들의 의구심이 있다. 그러나 병원에서도 공급과잉, 의료기술과 서비스 경쟁의 치열함과 인터넷 기술의 급속한 보급으로 효율적인 경영전략을 추구하려면 병원마케팅 전략이 중요함은 의심의 여지가 없다.

병원 이용자들은 병원에서 무엇을 서비스로 받을 것인가를 우선적으로 고려해야 한다. 병원은 단순히 이용자들에게 치료서비스를 제공한다는 관점보다는 건강을 제공한다는 거시적인 관점으로 접근할 필요가 있다. 예를 들면, 금연이나 알코올 중독증 관리, 당뇨스쿨, 다이어트관리 등이 해당된다.

2) 의료마케팅 관리과정

일반적으로 마케팅 관리과정을 살펴보면, 마케팅 조사(research), 시장 세분화(segmentation), 표적 시장(targeting), 포지셔닝(positioning), 마케팅 믹스(marke-ting mix 4P's), 실행(implementation), 마케팅 통제(control), 평가(evaluation)의 순으로 이루어진다.

마케팅조사는 마케팅의 출발점이며, 시장세분화는 하나의 시장을 의료서비스에 대한 욕구나 의료 이용행위가 비슷한 동질적인 부분시장으로 나누는 것을 의미한다. 표적시장은 세분화된 시장 중에서 의료기관의 주요대상 시장을 선정하는 과정이다. 그리고 포지셔닝은 표적시장 내에서 의료기관이나 특정한 의료서비스에 대한 경쟁적 위치를 설정하는 것이다. 마케팅믹스는 제품, 가격, 접근경로 및 촉진의 조화를 의미하며, 실행 후의 통제는 마케팅관리 과정으로부터 성취하려고 했던 목표의 성취정도, 결과의 생성이유, 행동방향 등의 과정이며 최종적으로 평가가 이루어진다. 평가 후, 이에 대한 내용은 변화하고 있는 시장요인에 대응하기 위해 새로운 마케팅조사의 준거로 활용된다. 〈그림 3-3〉 참조

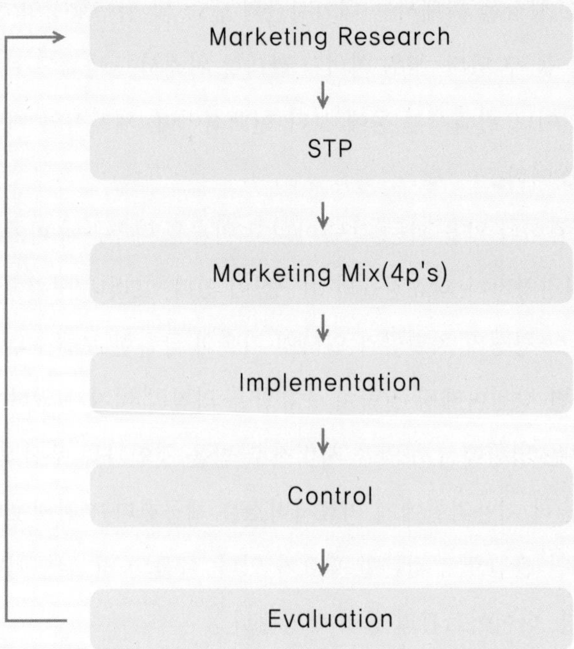

〈그림 3-3〉 의료마케팅 관리과정

성공적인 마케팅을 달성하기 위해서는 마케팅 방법에만 치중하면 목적달성이 어렵다. 마케팅은 장기적인 시각을 가지고 이루어져야 하는 과정이므로 전략적인 마인드를 가지고 철저한 마케팅조사를 통해 목표를 달성할 수 있는 계획을 수립하여야 한다. 그래서 마케팅 전략을 성공적으로 구사하기 위해서는 병원의 사명을 구축하고 목표를 분명하게 설정하여야 한다.

① 병원의 사명 구축

병원의 사명이란, 앞으로 추구할 방향으로 그 조직의 존재 가치이며 경영지침이 되는 마케팅 전략의 최우선 과정이라고 할 수 있다.

효과적으로 병원의 사명을 세우기 위해서는 다음과 같은 사항을 고려해야 한다. 〈그림 3-4〉 참조

첫째, 내용을 명확하게 이미지화해야 한다. 서술형식으로 나열된 사명을 읽기에 쉬울 수는 있지만 기업의 여러 분야를 통합하여 하나의 이미지로 표현하는 데는

어려움이 있다. 예를 들면, 어떤 병원의 사명은 "호텔과 같은 편안함과 쾌적함이 있는 분위기"로 정했을 때 자체만으로도 그 병원이 추구하는 이상을 예상할 수가 있다.

둘째, 사명은 병원의 구성원들에게 행동의 지침이 될 수 있어야 한다. 구성원들은 병원의 사명을 통해 의료계의 서비스 리더로서의 자부심을 가지고 다양한 실천을 생활화하게 된다.

셋째, 사명은 조직의 비전(vision)이 될 수 있어야 한다. 사명은 광범위한 조직의 방향을 올바르게 제시할 수 있어야 하며, 변화하는 미래를 예측하고 변화할 수 있어야 한다.

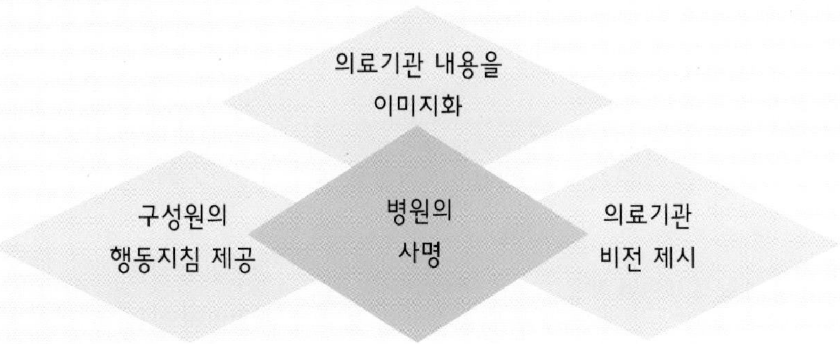

〈그림 3-4〉 병원의 사명

② 병원 목표를 설정

마케팅 전략을 계획하기 전에 반드시 명확한 목표가 정해져야 한다. 마케팅 활동의 목표에 따라 대상이 결정되어야 하고 정해진 대상에게 마케팅 믹스를 효과적으로 실시하여 최상의 마케팅 계획이 수립되도록 노력해야 한다.

병원의 목표를 수립할 때 고려되어야 하는 사항은 아래와 같다. 〈그림 3-5〉 참조

첫째, 장기적인 안목을 가지고 수립하여야 한다. 짧은 시간에 달성할 수 있는 단기적인 수익의 증대보다는 장기적으로 반드시 필요한 병원의 브랜드 가치와 보이지 않게 긍정적 효과를 더해주는 '브랜딩' 활동이 더욱 효과적이라고 할 수 있다. 이러한 브랜딩 활동의 전재 하에 중 · 단기계획이 세워질 수 있는 것이다.

둘째, 가능한 한 목표는 수치로 측정하여 계량화할 수 있어야 한다. '수익을 증가시킨다.'라고 하는 것보다는 '연년 말까지 10%의 수익을 증가시킨다.'라고 하는 계량적인 제시가 바람직하다고 할 수 있다.

셋째, 병원의 여러 목표들과 방향이 같아야 한다. 조직을 구성하는 하부조직들은 각자 자신들의 내부적인 목표들은 가지고 있다. 그런데 대부분 그 목표들은 서로 방향이 다르거나 병원의 목표와 부합되지 못하는 일관성의 부재를 보인다. 이러한 상이한 목표들은 결국 병원의 사업 방향에 혼란을 초래할 수 있으므로 내부적인 조정을 거쳐 수정하고 보완할 필요가 있다.

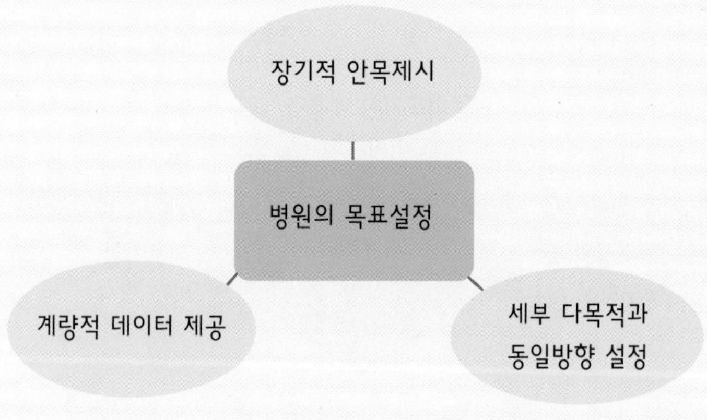

〈그림 3-5〉 병원의 목표설정

3) 전략적 마케팅

시장에서 경쟁 우위를 확보하기 위한 수단이 전략이며, 이것을 이루기 위한 관리과정이 전략경영이다. 시장경쟁의 원천은 고객으로서 조직의 경영자와 구성원이 고객을 만족시키고 고객을 계속 창조하면 경쟁에서 이기는 것이다. 결국 고객이 원하는 것을 충족시키는 것이 경쟁우위를 위한 최선의 방법이며, 고객을 만족시키기 위해 조직 내 자원을 배분하는 기능이 마케팅관리이다. 그러므로 마케팅관리는 전략경영의 핵심을 이루는 기능이라 할 수 있다.

성공적인 조직은 빠르게 변화하는 시장에 적응하기 위한 대응방법을 지속적으로 연구하고 터득하는 조직이다. 이러한 조직은 시장 지향적 전략경영을 실행하고 있는 조직이라 할 수 있다.

시장 지향적 전략경영은 변화하는 시장 기회에 적합하도록 조직의 목표와 기술 및 자원 등의 핵심역량을 유지하고 발전시키기 위한 관리 과정이다.

마케팅의 주요 요소인 시장과 서비스의 형태에 따라 전략이 달라지는 예로서 다음과 같이 제품/시장 확장 조합을 이용한 전략을 들 수 있다. 〈표 3-1〉 참조

〈표 3-1〉 의료마케팅 전략방법

	기존 의료제품(의료서비스)	새로운 의료제품(의료서비스)
기존 의료시장	시장 침투 전략	제품(서비스)개발 전략
새로운 의료시장	시장 개발 전략	다각화 전략

자료원_조우현 외(1999), 의료서비스마케팅, 퇴설당, p. 387을 재인용 수정

제품/시장 확장조합은 경영자가 현재와 미래의 사업을 보고 이 사업들을 충족시킬 제품이나 서비스를 어떻게 개발하는 것이 성장기회를 가질 수 있는 지에 대해 분석하는 틀이다.

의료기관의 경우, 기존의 의료서비스들이 현재 진료권 내에서 더 좋은 시장 점유율을 가질 수 있다고 판단되면 시장침투 전략이 효과적일 수 있다. 또한, 기존 서비스들을 새로운 시장에 적용하는 것이 가능하고 이런 기회가 있다면 시장개척 또는 개발전략의 가능성을 추진해야 할 것이다.

예를 들면, 종합건강진단 서비스를 확대하기 위해 대상조직이나 기관을 개척하거나 지역을 확장하여 진료권을 확대하는 경우이다. 반면에, 기존 시장에 새로운 서비스를 제공하는 것이 의료기관의 경쟁우위를 높이는 것에 필요하다고 판단되면 서비스 개발전략에 집중해야 한다.

또한, 기존의 서비스나 시장과는 다르게 새로운 서비스를 시장에 공급함으로써 의료기관을 성공적으로 이끌기 위해서는 다각화 전략이 고려되어야 할 것이다.

의료기관 다각화는 전사적 전략의 핵심 전략이다. 의료기관이 다른 의료기관과 비교하여 경쟁적 우위를 차지하기 위해서는 경쟁력 있는 의료서비스에 집중하여 지속적으로 양질의 서비스를 제공함으로써 환자를 만족시켜야 한다. 그러므로 의료기관에 어떤 의료서비스에 집중할 것인가를 결정하는 것은 의료기관의 성패를 결정하는데 가장 중요한 영향을 미친다.

의료기관에서는 표적시장을 특정 제품 또는 집중화된 서비스 종류로 위치 선정을 하는 것이 아니고 서비스의 질이나 가격으로 위치 선정을 해야 한다. 그러나 우리나라와 같이 국가가 설정하는 의료보험 수가를 적용하는 사회보험체계 하에서 차별화 접근이 현실적으로 어렵다는 문제점이 있다.

모든 종류의 의료서비스를 제공하면서 질과 가격으로 다른 의료기관과 비교하여 고유한 위치를 차지함으로써 차별화하고자 하는 것은 용이한 전략이 아니다.

결국 우리나라 의료기관의 사업수준 전략은 새로운 서비스 개발에 치중하고 있으나 새로운 치료 기술의 개발보다는 장비 구입 등 이용한 진단기술 도입에 더 많은 관심을 가져왔으며, 특히 비급여 부문의 서비스 개발에 집중해 왔던 것이 사실이다. 이것은 고객중심적인 고객만족을 통한 경쟁력 증진 전략이라기보다 공급자 중심의 수익을 올리기 위한 전략이라고 볼 수 있다.

또, 고객은 의료기관으로 찾아와야만 진료를 받을 수 있으므로 신속하게 제품을 고객에게 배달한다. 이로써 경쟁우위를 달성할 수 있는 수단으로 병원이 사용하는 효율적인 유통 구조와 같은 경쟁 우위전략을 적용하는 것에도 제약이 있다. 따라서 병원의 사업 수준 전략은 우리나라 의료기관에서는 적용이 쉽지 않으나, 일반 사업과 다른 의료기관의 특성에 맞는 전략을 개발하고자 한다면 기업조직과는 다른 차원의 사업전략을 개발해야 한다.

특히, 의료기관의 핵심역량을 이용한 차별화 전략은 의료마케팅 활동에 중요하게 활용될 수 있다. 의료기관의 핵심역량으로는 성실하고 최선을 다하는 의료기관의 문화, 명성, 탁월한 의학기술 능력, 의료기관의 이미지 등을 들 수 있다.

기업과는 달리 의료기관의 경우, 고객에게 믿음을 얼마나 주느냐 하는 주관적인 가치에 의해 차별화되기 때문에 고객중심으로 생각하는 마음과 태도, 나아가 고객 지향적인 문화가 의료기관의 사업수준 전략 수립에서 가장 중요한 것이다. 이것은 일반적인 마케팅 관리 철학과도 동일하다. 그러므로 가업과 마찬가지로 사업수준 전략이 다른 수준의 전략에 비해 비교적 제한적인 의료기관에서도 마케팅 관리는 가장 중요한 요소이다.

4. 의료마케팅과 STP 전략

의료기관의 마케팅 전략수립에 있어 서비스 시장과 동일하게 의료서비스 시장의 세분화(Segmentation), 목표시장 선정(Targeting), 포지셔닝(Positioning)을 통한 과정이 필요하다. 의료시장의 세분화를 통한 목표시장의 선정과 포지셔닝은 의료기관이 제공하는 의료서비스에 가장 높은 관심을 가진 동질적인 이용자들을 집단화하여 이들 표적시장의 요구에 맞는 마케팅 노력을 집중하여 효과를 최대화하는데 목적이 있다.

고객이 요구하는 의료서비스를 제공하기 위해서는 근본적으로 자기의 의료기관을 이용하는 대상을 파악하는 것에서 시작한다. 그리하여 동일한 욕구를 가진 집단을 선택하여 목표를 설정하고 그들 고객을 분석하고 평가하는 과정을 거쳐 이들에게 경쟁 의료기관과 어떤 차별화된 전략을 제공하여 핵심가치를 전달하는 방법을 찾는지에 대한 과정이 STP 전략이다.

따라서 STP 분석은 철저하게 고객중심으로 이루어져야 하며, 의료기관의 정책이나 절차, 습관이나 담당자의 사고, 과거의 경험 등에 따라 의료서비스제공 과정이 이용자의 기대와 다르게 이루어질 수 있다. 따라서 의료기관은 항상 의료기관의 입장이 아닌 이용자의 입장에서 고객의 욕구를 이해해야 한다.

1) 시장 세분화(Segmentation)

시장세분화는 일정한 기준에 따라 의료서비스 시장을 동질적인 몇 개의 집단으로 나누는 것을 말한다. 과거와 같이 일반의사가 모든 진료를 시행하던 시기에서 한 개의 전문적인 진료를 제공하는 것으로 변화되고 있다. 즉, 일반의사가 여러 개의 진료과와 고객의 인구통계적 특징 등을 고려하지 않고 모든 진료를 담당하던 시기에서 세분화하여, 부위별, 질환별, 성, 연령에 따라 다양한 변수를 기준으로 세분화하는 것이다.

세분화의 장점으로는 동질적인 집단을 중심으로 마케팅전략을 개발함으로써 더 많은 욕구를 정확히 충족시킬 수 있으며, 욕구충족에 따른 브랜드에 대한 애호도를 증대시킬 수 있다. 또 자사의 강점을 최대한 활용하여 세분시장 마케팅에 투입함으로서 경쟁 의료기관과의 경쟁에서 우위를 확보할 수 있다.

따라서 시장의 세분화는 다양해진 고객의 욕구를 충족시켜야 한다는 고객지향적인 마케팅 철학과 수많은 경쟁병원의 이질적인 시장에 효과적으로 대응하기 위해 필요한 것이다. 〈그림 3-6〉 참조

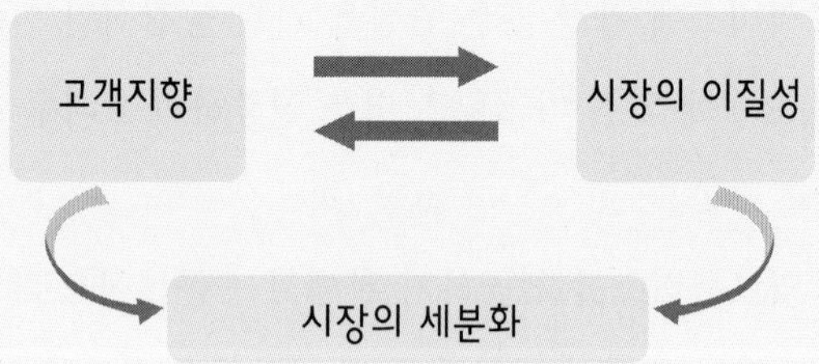

〈그림 3-6〉 시장세분화의 필요성

세분화의 전략은 현재 이용과정, 이용자의 행동, 이용자의 미충족 욕구 등과 관련이 된다. 미충족 욕구는 미래 의료기관의 고객으로 나타날 것이며, 이들 미충족 욕구가 새로운 세분화 도구로 활용된다. 효과적인 시장세분화를 위해서는 각 세분 시장이 적정규모 이상 되어야 한다.

(1) 시장세분화의 이점

일반적으로 조직은 시장을 세분화함으로써 크게 세 가지 이점을 얻을 수 있다. 〈그림 3-7〉 참조

㈎ 고객의 욕구에 맞게 제품을 비롯한 마케팅믹스를 개발함으로써 그들의 욕구를

더 정확히 충족시킬 수 있다.

(나) 고객의 욕구를 정확히 충족시키므로 소비자들의 자기 병원에 대한 충성도 (brand loyalty)를 높일 수 있다.

(다) 병원이 가지고 있는 강점을 최대로 활용할 수 있는 세분시장에만 병원 마케팅 노력을 투입하므로 경쟁우위를 확보할 수 있다.

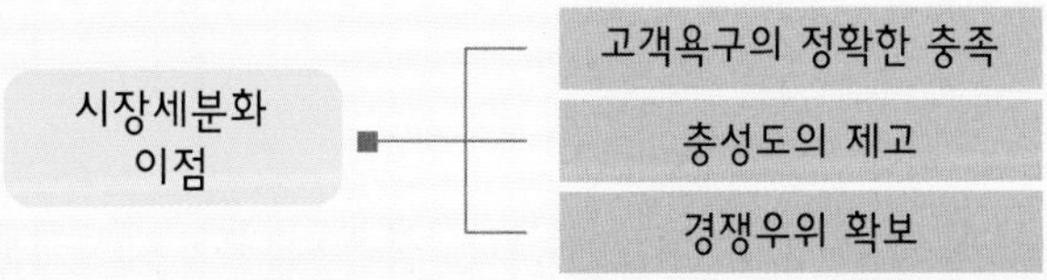

〈그림 3-7〉 시장세분화의 이점

(2) 시장세분화의 요건

시장세분화를 하는 방법은 여러 가지가 있으나 모든 세분화가 다 효과가 있는 것은 아니다. 세분화를 하는 궁극적인 목적은 선택된 세분시장 내에 있는 동질적인 소비자들에게 맞는 차별적 마케팅믹스전략을 개발하는데 있다. 따라서 세분시장이 제 기능을 발휘하려면 다음과 같은 요건을 갖추어야 한다.

① 측정 가능성

세분시장의 크기와 구매력을 측정할 수 있어야 한다. 어떤 세분화 변수들은 측정하기가 매우 어렵다. 예를 들어, 우리가 소비자들의 개성을 기준으로 시장을 세분한다고 하면, 세분 시장 간의 중요한 차이점이 드러날지도 모르나 개성이라는 변수는 매우 측정하기가 어려운 속성을 지니고 있다.

② 규모 적정성

회사가 몇 개의 세분시장을 선택하여 각 시장에 맞게 마케팅전략을 달리하려면, 하나의 통일된 전략을 쓰는 경우보다 비용이 훨씬 더 많이 든다. 그러므로 각 세분시장에서 얻을 수 있는 잠재적인 이윤이 그러한 차별적인 전략을 정당화할 만큼 규모가 커야 한다.

③ 접근 가능성

세분시장에 있는 소비자들에게 효과적으로 접근할 수 있어야 한다. 고객이 유통 수단으로 접근할 수 없는 소외지역의 경우 광고를 거의 접하지 못한다면 이런 세분시장은 마케팅의 입장에서는 의미가 없는 것이다.

그러나 앞으로 더욱 유통업이 발달하고 인터넷, SNS, 전자메일, 페이스북 등의 매체활용도가 많아져 고객에 대한 접근의 문제는 점차 해소될 수 있다.

(3) 시장세분화의 기준

시장을 세분하는데 어떤 정해진 규칙이 있는 것은 아니다. 시장세분화는 경우에 따라 상당한 창의성이 요구되기도 한다. 시장을 여러 각도로 세분화해 보는 과정에서 자기 병원, 경쟁병원, 고객들에 대한 새로운 안목이 길러지기도 한다.

어떤 세분화변수가 적합하느냐 하는 것은 병원이 처한 상황에 달려있지만, 일반적으로 흔히 사용되는 변수들만을 간단히 기술하기로 한다. 세분화변수는 보통 지리적 변수, 인구통계적 변수, 심리분석적 변수, 행태적 변수 등으로 나누어진다. 〈표 3-2〉 참조

〈표 3-2〉 시장세분화의 기준

세분화 기준	변 수
(1) 지리적 변수	지역, 인구밀도, 도시의 크기, 기후
(2) 인구통계적 변수	나이, 성별, 가족규모, 가족수명주기, 소득, 직업, 교육수준, 종교
(3) 심리분석적 변수	사회계층, 생활양식, 개성
(4) 행태적 변수	추구하는 편익, 사용량, 제품에 대한 태도, 상표충성도 상품구매단계, 가격에 대한 민감도

① 지리적 변수

지역, 인구밀도, 도시의 크기, 기후 등이 흔히 사용된다. 산업에 따라서는 지리적 변수에 따라 고객의 필요나 선호가 다른 경우가 많다. 지리적 세분화는 세분화 작업이 비교적 쉽고, 또 지리적으로 세분된 시장은 효율적으로 접근할 수 있다. 이 방법은 시장을 세분화하는데 많이 이용되기도 한다. 하지만, 고객의 욕

구에 따라 세분하는 것이 아니라 단순히 비용을 절감하기 위해서 활용하는 경우가 많다.

② 인구 통계적 변수

나이, 성별, 가족규모, 가족 수명주기, 소득, 직업, 교육수준, 종교 등에 따라 시장을 세분하는 수가 있다. 이 방법은 고객의 욕구, 선호, 사용량 등이 흔히 이러한 변수들과 상관관계가 높고, 또 변수들이 측정하기 쉽기 때문에 가장 널리 이용되고 있다.

③ 심리 분석적 변수

이 변수는 사회계층, 생활양식, 개성 등이 사용된다. 이러한 변수들은 인구 통계적 변수들보다 고객에 대해 더 구체적인 정보를 제공해 주는 장점이 있다. 인구 통계적으로는 같은 세분시장에 속한 고객들이라도 매우 다른 심리 분석적 특성을 보이는 경우가 많다. 이런 경우에는 심리 분석적 변수들을 통해 세분화하는 것이 효과적이다.

심리 분석적 변수는 지리적 변수나 인구 통계적 변수보다 상대적으로 모호한 개념들을 다루기 때문에 측정하기가 어렵다는 단점이 있다. 또, 심리 분석적 변수로 세분시장을 묘사했을 때 그 세분시장이 구체적으로 어떤 욕구를 가지고 있는지가 확실치 않은 경우가 있다.

④ 행태적 변수

이 변수는 고객이 구매와 관련해 어떻게 행동하는가를 분석함으로써 고객을 파악할 수 있기 때문에 시장을 세분하기에 가장 적합한 기준이다. 고객욕구의 충족을 중요시하는 마케팅철학에 가장 충실한 세분화기준은 고객이 어떤 편익을 추구하느냐에 따라 달리 행동한다. 즉, 고객이 무엇을 원하느냐에 따라 시장을 나눌 수 있다.

(4) 시장세분화의 효과

시장을 세분화하여 어느 한 시장이 매력적인 표적시장으로 선정되면 시장세분화가 결정되는데 이때, 다음과 같은 효과를 기대할 수 있다.

첫째, 의료 시장수요의 변화에 신속히 대처할 수 있다.

둘째, 자원(自院)의 경쟁적 강점과 약점을 평가하여 유리한 시장을 선정할 수 있다.

셋째, 마케팅 기회와 약점을 용이하게 파악하여 대응할 수 있다.

넷째, 병원의 한정된 마케팅 자원을 효율적으로 배분 · 활용할 수 있다.

다섯째, 시장세분화를 통해 표적시장을 보다 쉽게 확인할 수 있다.

2) 표적 시장(target marketing)

시장을 일정한 기준에 의해 세분한 다음, 병원조직은 어떤 세분시장에 진출할 것인가와 그 세분시장에 어떻게 집중 공략할 것인지를 결정해야 한다.

어떤 세분시장에 진출할 것이냐 하는 문제에 대해 조직이 택할 수 있는 대안에는 세 가지가 있다. 이와 관련된 3가지 방법은 비차별화 마케팅, 차별화 마케팅, 집중 마케팅이다. 〈그림 3-8〉 참조

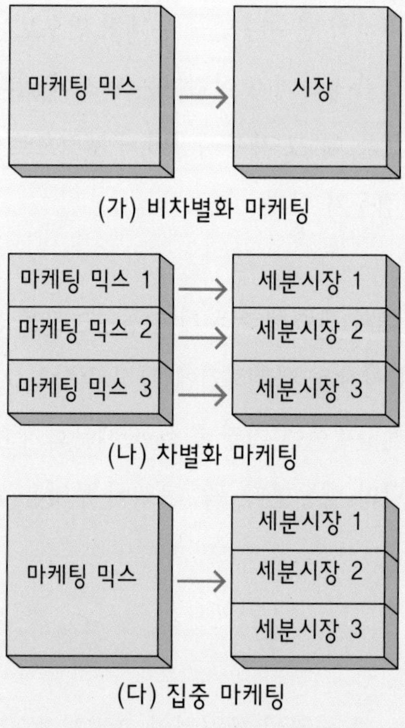

〈그림 3-8〉 시장공략 방법

① 비차별화 마케팅(undifferentiated marketing)

이 마케팅 전략은 각 세분시장 사이의 차이를 무시하고 전체 소비자를 대상으로 하나의 마케팅전략을 구사하는 것이다. 즉, 소비자들 사이의 차이점보다는 공통점에 초점을 맞추는 것이다. 따라서 제품이나 광고, 유통경로도 소수의 선택된 소비자 계층보다는 일반대중의 마음에 들도록 하는 데 주안점을 둔다. 이 전략의 장점은 물론 경제성이다.

하나의 일관된 마케팅믹스를 추구하니까 제품생산비, 재고비용, 수송비 등이 절감되고 세분화하는 데 필요한 마케팅조사 비용이 적게 든다. 광고프로그램도 여러 가지로 개발할 필요가 없으므로 광고비도 절약이 된다. 그럼에도 불구하고 소비자들의 욕구가 점점 다양해지고 또 그들이 자기들의 욕구를 적극적으로 충족시키려고 하므로 이 전략을 쓰는 회사는 마케팅철학을 실천하는 병원에게 고객을 뺏길 가능성이 많다. 그러므로 이 전략은 고객들 사이의 욕구의 차이가 그다지 크지 않고 단일 마케팅믹스의 사용으로 인한 비용절감효과가 아주 클 때 적당하다.

의료기관의 경우 일반적으로 대형병원이 다양한 진료과를 운영하고 있어 모든 고객을 대상으로 진료가 가능하기 때문에 적용할 수 있는 마케팅전략이라 할 수 있다.

② 차별화 마케팅(differentiated marketing)

조직이 복수의 세분시장에서 사업을 할 것을 결정하고 각 세분시장에 맞는 마케팅믹스를 개발하여 활용하는 전략이다. 이 전략을 쓰면 전체적인 고객의 만족도가 올라가므로 매출액도 비차별화마케팅 전략을 쓸 때보다 많다. 그러나 복수의 마케팅믹스를 운용하므로 제품 생산비, 관리비, 재고비, 광고비 등이 더 많이 들 것이다. 그러므로 이 전략은 비용의 상승보다 매출액의 상승이 훨씬 더 커서 전체적인 수익률이 향상될 것으로 예상될 때 적합하다. 의료기관은 자기 병원이 상대적으로 강점이 있다고 판단되는 몇 개 진료분야에 대해 진료과별로 상이한 전략을 구사하는 전략이라 할 수 있다.

③ 집중 마케팅(concentrated marketing)

차별화전략이나 비차별화전략 모두 전시장을 상대로 마케팅활동을 전개한다. 그러나 조직의 자원이 한정되어 있는 경우에 큰 시장에서 고전하는 것보다는 정선된 소수의 작은 시장에서 모든 역량을 투입하는 것이 경제적일 수 있다.

이 전략은 자기 조직이 상대적으로 동일시장에 대한 전문적인 지식과 그 시장에서의 명성으로 높은 시장점유율을 갖고 있을 때 적용하는 것이 좋다.

또한 소수의 세분시장에 집중하므로 유통 · 생산 · 광고 등에서 비용을 크게 절감할 수 있다. 따라서 집중적인 마케팅활동으로 높은 수익률을 낼 수 있지만 위험 또한 크다고 할 수 있다. 왜냐하면 극소수의 시장에 한정되어 있으므로 그 시장의 기호가 변하거나 강력한 경쟁사가 들어오면 조직의 기초가 흔들리기 때문이다. 의료기관은 어느 한 분야, 즉 금연, 알코올, 다이어트 등 특화된 분야의 진료를 전문적으로 하는 경우 시도할 수 있는 전략이라 할 수 있다.

(1) 표적시장의 선정

병원의 표적시장 선정은 시장세분화에 따라 나누어진 세분시장을 선택하여 집중적인 마케팅활동을 시행하는 단계이다. 표적시장을 선정하기 위해서는 각 세분시장의 매력도를 분석하여, 병원의 한정된 자원을 가장 효과적으로 활용할 수 있는 세분시장을 선택하여 경쟁시장에서 성공할 수 있어야 한다.

이러한 표적시장을 선정하는 기준은 다음과 같다.

첫째, 매력적인 시장으로서 객관성과 매출액, 수익성, 경쟁의 강도, 성장속도 등 고려한 성장가능성을 담보하고 지속적으로 이익을 창출할 수 있을 정도의 충분한 시장규모를 갖고 있어야 한다.

둘째, 장기적으로 미래의 수요를 고려한 시장의 경쟁수준에 대한 예측과 그에 따른 대응이 가능한 시장이어야 한다.

셋째, 병원이 추구하는 비전과 미션, 달성하고자 하는 목표 등이 표적시장에서 효과적으로 달성할 수 있는가에 대한 것을 고려하여 선정해야 한다.

넷째, 병원이 보유하고 있는 물적 자원과 인적자원의 능력 등을 고려하여 한정된 자원을 효과적으로 활용할 수 있는 시장이어야 한다.

이처럼 표적시장의 선정은 시장의 매력도를 평가하여 병원이 갖고 있는 역량과 경쟁정도와 병원의 장기적인 목표를 감안하여 한정된 자원을 효과적으로 활용할 수 있으면서 경쟁력을 가질 수 있는 매력적인 표적시장을 선정하여야 한다.

이와 같이 병원이 객관적으로 매력있고, 경쟁시장에서의 성공요건을 갖춘 세분시장을 표적시장으로 선택해야 하는 것이다.

3) 포지셔닝(positioning)

(1) 포지셔닝의 개념

시장을 세분화하고 표적시장을 선정한 다음에는 편익시장에서 자사의 의료상품을 고객의 마음속에 자리 잡을 수 있도록 하는 일이다. 이 과정이 포지셔닝 또는 위치화이다. 고객의 마음속에 다른 의료품과 차별화될 수 있도록 명확하게 자리를 잡지 않으면 안 된다.

이는 조직이 수행하는 STP의 최종단계로서, 이를 기초로 총 마케팅 비용과 그 비용에 대한 배분을 설정하고 실행 프로그램인 마케팅믹스 전략을 수립한다.

포지셔닝은 표적시장 내 고객의 마음속에 어떻게 위치화할 것인가를 의미하므로 그 포지셔닝의 수단이 되는 마케팅믹스 전략의 방향을 제시하는 역할을 한다.

포지셔닝은 의료시장 내 고객들의 마음에 독특한 위치를 점유할 수 있도록 자리매김하는 것이다. 그렇기 때문에 의료기관이 원하는 의료서비스를 의료이용자들에게 인식시켜 해당 의료서비스와 의료기관이 이용자의 기억에 지속적으로 각인될 수 있도록 해야 한다. 그래서 표적고객의 대상을 선정하여, 이들에게 서비스 이미지를, 어떤 마케팅믹스로 구사할 것인가 하는 커뮤니케이션 전략이 수립되어야 한다.

따라서 병원은 의도한 바로 고객의 마음속에 명확하게 자리를 잡게 하기 위해서는 의료시장분석, 병원내부 분석, 경쟁병원분석 등을 토대로 명확하게 차별적인 지각이 되도록 하여야 한다.

포지셔닝의 결과로 제시되는 서비스 컨셉은 의료기관이 고객에게 제공하는 서비스에 대한 약속으로 정의할 수 있다. 즉, 의료기관이 고객에게 어떻게 제시하겠다는 의사표시이다.

의료서비스를 제공하는 의료기관이나 의료기관의 특정서비스는 경쟁관계에 있는 의료기관이나 서비스와 관련하여 고객의 마음속에 독특하고 고유한 위치를 확보하거나 유지하게 되면 성공적으로 포지셔닝 되었다고 할 수 있다. 이렇게 함으로써 고객의 마음속에 경쟁의료기관이나 서비스와는 다른 이미지를 확실하게 위치화시킬 수 있다.

일반적으로 경쟁하는 병원조직에 적용되는 포지셔닝은 다음과 같은 원칙을 적용해야 한다.

첫째, 의료기관은 목표고객의 마음속에 하나의 위치를 가져야 한다.

둘째, 그 위치는 단순하면서도 일관된 메시지를 제공하는 독특한 것이어야 한다.

셋째, 다른 경쟁병원들과 자기 병원을 구별시켜줄 수 있어야 한다.

넷째, 자기병원을 특화할 수 있는 노력을 집중시켜야 한다. 어떤 병원이라도 고객에게 모든 것을 제공할 수는 없기 때문이다.

이러한 원칙 이외에도 의료기관은 실체적인 단서를 제공하는 명시적 포지셔닝이 요구된다. 특히 서비스품질에 대한 정확한 평가를 하기 어려운 의료서비스 조직은 그들을 상징할 수 있는 다른 가시적인 것들을 연계하는 대조적이고 특징적인 포지셔닝을 할 필요도 있다.

특히, 의료서비스는 무형성과 경험적 성격을 가지므로 고객이 무엇을 기대해도 좋을지를 인식시키는 포지셔닝이 매우 중요하다. 시장에서 의도한 대로 포지셔닝을 하지 못할 경우에는 강력한 경쟁병원과 직접적으로 경쟁해야 하거나, 이용자가 거의 없거나, 포지션이 불명확하여 차별화가 무엇인지 어느 것도 모르게 될 수 있다.

또, 의료기관의 포지셔닝 전략은 의료기관이 속한 외부환경의 변화에 민감해야 한다. 의료기관이 직면하고 있는 외부환경은 거시적인 환경인 정치, 경제, 사회, 문화적 측면뿐 아니라 기술의 변화도 함께 포함한다. 아울러 의료기관 내부의 마케팅 자원과 능력, 시장에서의 위치, 타 의료기관의 의료서비스와 포지셔닝, 의료이용자들의 욕구와 브랜드 지각, 이미지 등의 전반적인 환경까지 분석하여야 한다.

(2) 포지셔닝의 과정

포지셔닝은 다음과 같이 4단계의 과정으로 이루어진다. 〈그림 3-9〉 참조

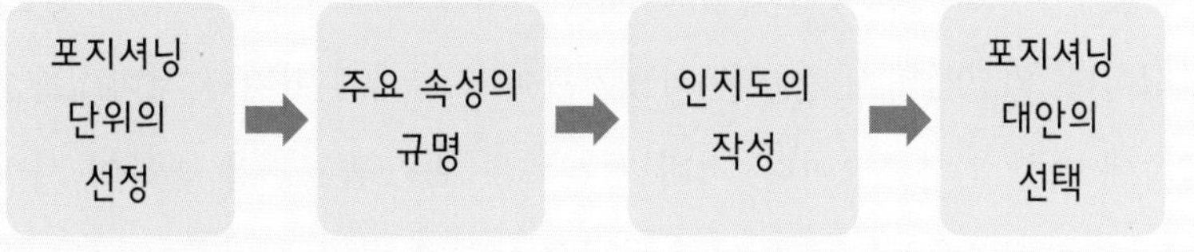

〈그림 3-9〉 포지셔닝의 과정

① 제1단계 : 포지셔닝 단위의 선정

이 단계에선 포지셔닝의 단위를 어떻게 할 것인가에 대한 선택과 의사결정을 해야 한다. 집단병원의 경우에는 전체적인 차원에서 의료기관군 포지셔닝을 하는 방법이 있고, 특정 의료기관 차원의 의료기관 포지셔닝, 의료기관 내 특정 서비스계열 포지셔닝 또는 과별 의사별로 하는 개별 서비스 포지셔닝의 방법이 있다.

② 제2단계 : 주요 속성의 규명

포지셔닝을 하는 주요 속성을 규명한다. 예를 들어, 해당 의료기관의 교통 편이성, 전문성, 의료진의 실력, 병상규모, 현대적인 시설과 의료장비, 직원의 친절성, 고객들의 단골병원 유무 및 사회적 인간적 연계관계 등이 그 예에 해당한다.

③ 제3단계 : 인지도(perceptual map)의 작성

고객들이 몇 가지 평가표준 또는 속성에 따라 의료기관이나 특정 의료서비스의 위치를 어떻게 인식하고 있는가를 나타내는 것으로 표적시장의 특성을 시각화하는 과정이다.

④ 제4단계 : 포지셔닝 대안의 선택

현재의 위치를 강화하며 유지하는 방안이나 현재의 위치를 버리고 새로운 포지션으로 이동하는 방안 혹은 의료시장의 틈새를 공략하는 방안 등을 모색하고 결정하는 과정이다.

(3) 의료서비스 포지셔닝의 인식

의료서비스 포지셔닝은 의료기관이 표적시장에서 자기병원의 상품이 어떤 모습으로 고객들에게 명확하게 인식되도록 하는가 하는 커뮤니케이션 전략이라고 할 수 있다.

표적시장에서 의료기관이 고객들에게 어떤 모습으로 인식되고 자리 잡는 것은 서비스 컨셉이다. 의료서비스 컨셉은 의료기관이 고객에게 어떠한 서비스를 제공하겠다는 약속에 대한 의사표명이다. 서비스 컨셉은 보통 슬로건을 통하여 서비스에 대한 약속을 하고 있다. 예를 들면, 어떤 병원은 깨끗한 병원, 신뢰받는 병원, 편안한 병원이라는 슬로건을 내걸고 있다고 할 때, 이는 고객들에게 깨끗하고, 신뢰할 수 있고, 편안한 서비스를 제공하겠다는 병원 측의 의사표명인 것이다.

그런데 의료기관에서 서비스 컨셉을 구현하는 데에는 많은 어려움이 따른다. 그래서 의료서비스 컨셉을 고객이 명확히 인식할 수 있도록 하는 컨셉의 개발이 용이하지 않을 뿐 아니라, 그것을 개발하여 커뮤니케이션을 하더라도 고객이 다르게 인식할 수 있다.

이것은 의료서비스의 생산과 소비는 일반재화와는 달리 하나의 과정으로서 인식되어야 한다는 점과 무형성, 소멸성, 동시성, 불가분성 등의 일반적 특성에 기인된다. 이로 인하여 의료기관은 서비스 포지셔닝에서 서로 다른 전략을 요구하게 된다.

따라서 의료서비스의 생산과 소비는 반드시 고객의 참여하에 이루어지며, 이들의 상호작용 결과에 따라 서비스 질이 결정된다. 그리고 서비스의 평가는 고객에 따라 다르게 인식될 수가 있기 때문에 의료서비스 포지셔닝에서는 일반적인 재화와는 다른 접근이 필요하게 된다.

병원이 제공하는 의료서비스를 고객은 서비스가 제공되는 과정의 질인 기능적 질과, 서비스가 제공된 결과의 질인 기술적 질의 평가를 통하여 그 병원의 의료서비스 질을 인식하게 된다. 〈그림 3-10〉 참조

따라서 병원이 포지셔닝 전략을 수립할 경우, 표적시장의 고객들이 어떤 기준에 의하여 의료서비스 질을 평가한다. 그리고 그 기준들의 상대적 중요도는 무엇인가를 찾아서 이를 기초로 고객들의 마음속에 자리를 정해야 한다.

고객들에게 편리하고 신뢰하고 편안한 서비스를 제공하겠다는 약속을 하였으면, 이 컨셉이 다른 병원과의 차별적 우위의 원천이 되도록 하여야 한다. 이를 위해 의료

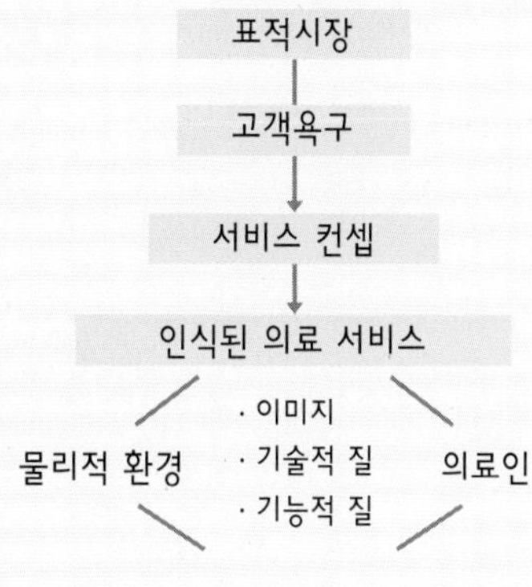

〈그림 3-10〉 의료서비스질의 인식

자료원_박주희, 전게서, p.134.

인, 의료설비 및 물리적 환경, 그리고 고객과의 상호작용을 통하여 서비스를 제공하는 과정과 제공한 결과에서 모든 고객이 그것을 동일하게 인식할 수 있도록 보장할 수 있어야 한다.

병원조직은 표적시장의 고객들이 이용하는 의료서비스의 평가기준을 파악하여 그것을 기준으로 경쟁관계에 있는 타병원의 서비스가 자리잡고 있는 위치를 확인하여 지각도(perceptual map)를 작성한다.

이 지각도상에 자리를 정하는 것이 포지셔닝이다. 의료서비스 질을 구성하는 요인은 심리성, 반응성, 고객이해성, 신뢰성, 접근성, 유형성 등의 6차원이다. 이들 차원들을 가지고 각 병원의 서비스를 평가할 수 있다.

지각도를 그리기 위해서는, 이들 중 두 차원을 기본으로 비교를 하게 된다. 고객들이 중시하는 신뢰성과 접근성의 두 요인을 고려한 병원의 가상적인 지각도를 고려해 본다. 모든 병원은 자기병원의 신뢰성과 접근성이 양호한 위치인 1사분면에 자리하려고 노력한다. 하지만 고객들의 의료서비스에 대한 지각은 차이가 있기 마련이다. B병원은 접근성 차원이 낮고, 반대로 D병원은 신뢰성 차원이 낮다. C병원은 접근성과 신뢰성 양 차원이 모두 낮아서 4병원 가운데 의료서비스가 가장 열악하다는 평을 받는다고 할 수 있다.[2] 〈그림 3-11〉 참조

2) 박주희(1997), 의료마케팅, 현문사, pp. 133-135.

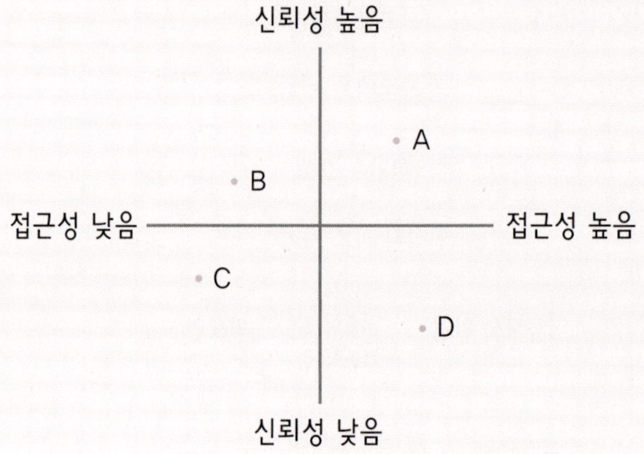

〈그림 3-11〉 의료서비스의 지각도

자료원_박주희, 전게서, p.135, 일부 수정

5. 의료마케팅 통제

이상적인 마케팅활동은 마케팅계획과 마케팅운영의 결과가 일치되는 것이다. 그러나 실제로 마케팅계획과 결과가 일치한다는 것은 불가능하다. 경쟁병원들이 활용하는 전략 · 전술의 변화, 고객들의 구매력과 구매행동의 변화, 기타 마케팅의 환경적 요소들의 예측할 수 없는 변화 등에 의하여 변경시켜야 할 경우가 많기 때문이다. 또한 외부환경에 이러한 돌발적인 변화가 없다고 하더라도, 병원의 계획된 마케팅전략 · 실천프로그램 등이 얼마만큼 효율적으로 수행되어 마케팅 목표를 달성할 수 있는지는 아무도 정확하게 예측할 수 없다. 따라서 마케팅 계획의 수행과정에서 나타나는 마케팅 목표와의 편차를 신속히 발견하여 조정 · 통제하는 것이 대단히 중요한 일이다. 이와 같이 마케팅 통제는 마케팅의 목표달성을 위해 수립된 계획의 차질 없는 수행을 위해 필연적으로 수행해야 하는 과정이다.

마케팅통제는 〈표 3-3〉에서 보는 바와 같이 세 가지 유형으로 나눌 수 있다.[3)]

첫째, 연차계획통제(annual plan control)로서 매년의 연차계획과 실적을 비교하여 필요한 경우 시정조치를 하는 것을 말한다.

---

3) 김성홍 외(2008), 병원마케팅, 보문각, pp.110-115.

둘째, 수익성 통제(profitability control)로서 제품, 지역, 고객, 경로별로 수익성을 비교해서 각 단위별 손익공헌도를 조사 · 통제하는 것이다.

셋째, 전략적 통제(strategic control)로서 기업의 전략이 시장기회에 맞게 제대로 추진되고 있는가를 조사 · 통제하는 것이다.

〈표 3-3〉 마케팅통제의 유형

통제의 유형	주요 책임자	통제목적	접근방법
연차계획통제	최고경영자 중간관리자	지휘된 결과를 달성하였는가를 검토	판매분석, 시장점유율분석, 마케팅비용/판매비율, 고객태도 추정
수익성통제	마케팅 콘트롤러	기업이 이득을 보는지 혹은 손실을 보는가를 검토	제품별 수익성 지역성 수익성 세분시장별 수익성 거래경로별 수익성 주문규모별 수익성
전략적 통제	최고경영자 마케팅 검사임	기업이 최적의 마케팅기회를 추구하는지, 그리고 그것이 효율적인지를 검토	마케팅감사

1) 연차계획 통제

연차계획통제는 당해 연도의 사업계획과 실적을 비교하는 것으로서, 매출액 · 수익성 · 점유율 등이 비교 대상이 된다. 이러한 통제과정은 개념적으로는 〈그림 3-12〉와 같은 과정을 거쳐 수행된다. 이와 같은 통제는 각 부서의 관리책임자들이 업무담당자들과 합의하여 설정한 목표와 실적을 비교한 후에, 필요한 경우 시정조치를 강구하게 된다.

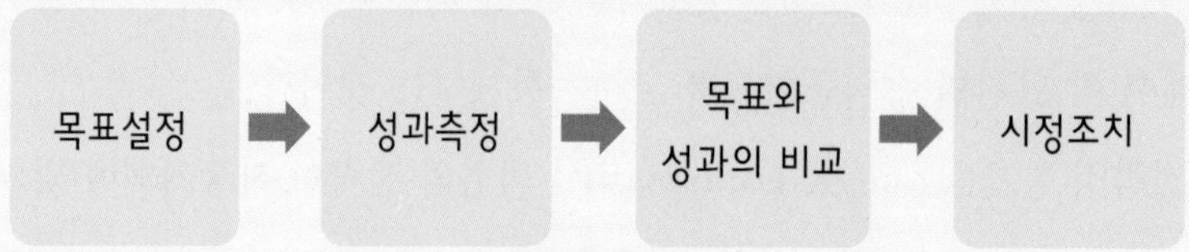

〈그림 3-12〉 연차계획통제의 과정

연차계획통제에 관한 구체적인 분석 내용은 아래와 같은 방법이 있다.

(1) 매출액 분석

이것은 매출액 목표와 실적을 비교하는 방법인데 두 가지의 방법이 있다.

첫째, 매출액의 차이를 분석하는 것으로서, 목표와 실적 간의 차이의 원인을 규명하는 것이다. 가령, 매출액 목표가 달성되지 못했을 때 그 원인을 규명하는 것이다.

둘째, 매출액의 내역을 분석하는 것으로서, 각 진료과 또는 부서별 매출액을 할당해서 각 단위별 목표달성 여부를 비교하고 진료부서의 활동을 분석하여 그 원인을 규명하는 것이다.

(2) 시장점유율 분석

매출액만을 비교하는 것은 병원의 의료시장에서의 상대적 실적을 파악하기 어려우므로 시장점유율을 분석하는 것이 필요하다. 목표점유율과 실적을 비교해서 차이가 있는 경우에 그러한 원인을 외부환경변수와 내부전략변수 중에서 찾아내려는 목적이다.

(3) 비용 대 매출액 분석

마케팅비용과 매출액의 변화추세를 비교하여 효율적인 자원배분이 되고 있는지를 분석하는 것이다. 비용의 일정한 범위를 책정한 후에 그 범위를 벗어나는 비용항목의 원인을 규명하는 분석이며, 예외에 의한 관리가 이 분석에서는 많이 이용되고 있다.

(4) 고객의 태도 추적

앞의 분석기법은 계수적인 측면만을 고려하는 것인데 반해, 이 분석은 고객의 구매행동의 변화를 추적하기 위한 것이다. 이 추적에서 사용되는 방법으로는 고객신고센터의 운용, 고객패널의 활용, 설문조사 등이 있다.

2) 수익성 통제

수익성 통제란 의료상품, 지역, 고객, 유통경로, 예약규모 등의 기준별로 수익성에 기여하는 정도를 분석해서 이를 근거로 의료 활동이나 마케팅 활동을 조정 · 통제하는 것을 말한다.

수익성 통제는 다음과 같이 몇 단계로 나누어서 실시된다.

첫째, 병원 경영분석에서 나타난 손익계산서 중에서 판매비와 일반관리비를 판매원비용, 광고비, 포장 및 운임 등 마케팅 활동별로 구분한다.

둘째, 병원의 상품, 경로, 고객그룹 등 측정하고자 하는 기준별로 판매비와 일반관리비를 구분한다.

셋째, 이러한 자료를 토대로 하여 기준별 손익계산서를 작성하게 되면 각 기준별 수익성이 나오게 된다. 이를 토대로 의료 활동이나 마케팅 활동을 조정할 수가 있게 된다.

수익성 분석에서 어려운 점은 비용을 구분하는 일이다. 비용을 구분할 적절한 기준이 없을 때는 이를 공동비용으로 간주하고 각 기준별 공헌이익이나 한계이익을 계산하는 것도 하나의 방법이 될 수 있다.

3) 전략적 통제

전략적 통제는 외부의 환경변화와 시장기회가 밀접한 관계를 맺어, 마케팅 활동이 효율적으로 최고의 목표에 도달하게 하려는 목적이다. 정기적 혹은 수시로 마케팅 활동을 검토 · 조정 · 통제하는 것을 말한다. 이러한 목표의 달성을 위하여 기업은 마케팅 업무에 관한 조사를 통하여 상황에 따라 항상 변화할 수 있는 마케팅의 목적, 정책, 전략 및 프로그램 등이 상황변화에 적절히 대처하고 있는가를 검토하여 전략적으로 통제하는 것이다. 이러한 목적을 달성하기 위한 수단이 마케팅 감사이다.

일반적으로 마케팅 감사는 다음과 같은 분야를 대상으로 실시된다.

첫째, 마케팅환경에 관한 것이다. 주로 고객, 시장, 경쟁자 및 총제적인 환경으로 나누어 실시되는데, 예상되는 환경의 변화에 대한 분석이 목적이다.

둘째, 마케팅조직에 대한 감사이다. 마케팅조직의 시장 환경에 대한 적응성을 분석하는 것으로서, 조직의 목표, 계획과 방침, 성과 및 조직의 상태 등이 분석의 대상이 된다.

셋째, 세부적인 마케팅활동에 대한 감사로서 의료관련 상품, 가격, 유통, 촉진활동 등이 그 대상이 된다.

이러한 마케팅감사는 잘못에 대한 적발 · 문책의 목적보다는 그의 시정과 함께 개선된 전략의 개발에 더 큰 목적이 있는 것인데, 많은 조직에서 형식적으로 수행되어 왔고 때로는 오용되기도 한 것이 사실이다.

마케팅감사는 실시의 시기와 목적 그리고 대상을 기준으로 다음과 같이 나눌 수 있다.

(1) 정기적인 마케팅 감사

정기적인 마케팅감사란 6개월 또는 1년을 기준으로 특히 시장의 위기 발생 시에 실시하는 감사를 말한다. 아무리 훌륭한 마케팅계획에 의한 활동이라 하여도 개선이 필요하지 않는 계획은 거의 없기 때문에 정기적인 점검이 필요한 것이다. 특히 가변성이 심한 의료수요, 의료기술혁신 및 경쟁병원 등은 어떠한 마케팅계획 하에서도 불변의 상태를 장기간 유지할 수 없는 것이다.

(2) 종합감사

이 감사는 특정한 문제성이 부각되고 있는 분야뿐만 아니라 마케팅활동의 전반적인 내용이 그 대상이 된다. 이러한 종합감사를 통하여 마케팅의 효율성이 저하되는 근본적인 원인을 발견할 수 있게 된다.

(3) 기능별 감사

마케팅활동의 각 기능별로 감사하는 것을 말한다. 그중에서도 특히 시장계통이나 마케팅 환경 또는 구체적인 의료 활동에 대한 직능별 진단을 목적으로 실시한다. 이와 같은 진단과 분석결과를 토대로 장 · 단기의 수정계획을 수립하여 마케팅활동의 효과를 제고시킬 수 있다.

(4) 외부감사

이것은 기업과 마케팅업무에 대한 전문적인 지식을 가진 외부인을 초청하여 실시하는 감사이다. 이러한 감사는 최고경영층의 신념이 뚜렷해야 하고, 또한 객관적인 감사를 필요로 할 때에 실시된다.

이상에서 설명한 마케팅감사의 본질은 조직의 마케팅환경, 내부의 마케팅 체계 및 구체적인 마케팅활동에 대해서 정기적이고 종합적이다. 또 체계적인 점검을 실시하여 문제발생의 소지를 탐색하고 그를 토대로 수정계획을 수립하여 조직 전체의 효율성을 제고시키는 데 있는 것이다. 따라서 마케팅 감사원은 체계적으로 마케팅감사의 계획을 세우고, 병원조직의 중요한 마케팅활동에 대해서 합리적인 대안을 제시할 수 있어야 한다.

#5 대한의학회 50년, 미래전략은 '소통'

대한의학회의 미래전략은 단연 '소통'이다.

50주년을 맞은 대한의학회는 1966년 10월6일 분과학회협의회로 시작했으며 1988년 4월 이문호 회장때 현재의 이름으로 명칭이 개정됐다. 2007년 5월부터는 사단법인으로 새 출발했다.

대한의학회가 50년간 걸어온 길을 소개하고, 정체성을 △의학 연구의 기반 조성 △학술활동 지원 △교육 및 정책 개발 등에 두어 새로운 사업의 구상과 실천을 약속했다.

대한의학회와 의학 관련 학회의 미래 역할이라는 주제에서 △학술·연구(김동구 연세의대 약리학 교수) △사회·윤리(임태환 보건의료연구원장) △회원학회와 전문의제도(왕규창 서울의대 신경외과 교수) △보건의료정책(문정림 전 국회의원)으로 나눠 분야별 전문가들의 발표도 있었다.

첫 번째, 의학회는 회원학회의 조정자 역할과 MD 연구자의 확충에 힘을 쏟아야 하며, 학회수준의 직접 활동은 지양해야 한다. 환경 변화에 대처하고 공익성을 토대로 한 비전을 제시, 사회전체를 위한 목적과 내부 자정 역할을 당부했다. 또한 의학 학술·연구의 범주를 확장해 중개/혁신의 중심 코디네이터 기관으로 발전해야 한다는 제언했다.

두 번째, 의료의 왜곡과 의료연구 윤리, 정밀의학과 의료윤리에 대한 문제점을 진단하고 대안을 설명했다.

의료시스템의 구조 모순을 해결하고 저수가, 행위별 수가제도의 개선을 통해 장기적인 보건의료정책 방향을 제시해야 한다.

세 번째, 미래 우리나라 보건의료를 자연 생태계로 만들어 스스로 개선하게끔 해야 한다고 강조했다.

네 번째, 국민들은 의학회에 우수하고 건전한 의료를 안정적으로 제공하는데 기여하고 우리에게 필요한 지식과 기술을 개발하기를 바라며 이는 수련교육과 고시 기능의 중요성을 뜻한다. 이에 전공의 교육 관련 실무 책임자의 리더십 임기를 초월하는 장기적으로 안정된 집단 리더십이 필요하며 변화를 주도하는 병원 경영자들의 교육 마인드를 강조했다.

다섯 번째, 전임의 교육 또한 관심의 대상이 돼야 한다고 주문했다.

향후 난립해 있는 학회들을 조정하고 회원학회의 질 향상을 돕는 역할과 구조화된 양방향 소통을 발전시켜야 한다고 강조했다. 의학회가 의료계 소통의 중심이 돼야 한다는 것이다.

보건의료정책에 대해 관련 입법 발의 당시부터 관심을 갖고 정확히, 제 때에 학회 의견을 전달하는 것이 중요하며, 국가 보건의료 예산에도 관심을 가져야 한다.

또한 국회뿐 아니라 정부의 정책 방향도 주시해 현장의 목소리를 전문적인 시각으로 적극 반영해 줄 것을 당부했다.

의료마케팅 정보시스템 4장

학습목표

제 4 장

- 의료마케팅 정보시스템에 대해 설명할 수 있다.
- 의료마케팅 정보시스템의 구성요소에 대해 이해할 수 있다.
- 의료마케팅 정보원천에 대해 설명할 수 있다.
- 의료마케팅 정보시스템의 영역과 효익에 대해 구분할 수 있다.
- 의료마케팅 정보시스템의 성격에 대해 제시할 수 있다.

1. 의료마케팅 정보시스템의 개관

1) 의료마케팅 정보시스템의 의의

의료기관이 합리적인 의사결정을 내리기 위해서는 마케팅에 필요한 정보를 수집, 분류, 보관하였다가 필요한 시기에 적절하게 이용할 수 있어야 한다. 이러한 역할을 할 수 있는 것이 의료마케팅 정보시스템이다. 다시 말하면, 의료마케팅 관리자가 합리적인 의사결정을 하는데 필요한 정보를 병원의 내 · 외부로부터 수집, 분류, 보관하였다가 적시에 검색 이용할 수 있도록 설계된 지속적이며 상호작용을 하는 사람, 설비, 절차의 복합체를 말한다.

그래서 의료마케팅 정보시스템은 사람 · 기계 · 절차들이 상호 작용하여 체계화된 복합체이다. 또한 특정 책임분야에 있는 마케팅관리자의 의사결정을 위하여 병원의 내부와 외부로부터 수집된 적절한 정보가 질서 있게 흐르도록 설계되어 있는 것을 의미한다.

의료마케팅 정보시스템은 조직의 전체정보시스템(total information system)인 병원정보시스템의 하위시스템 중 하나이며, 마케팅조사의 발전적 형태로서 파악될 수 있다. 그러나 마케팅정보시스템은 현실적으로 적용되어야 하기 때문에 먼저 해결되어야 할 문제점이 있다. 즉, 입력 자료의 적합성과 모순성 및 비공식적 정보의 취급 문제, 관리자의 정보욕구를 규명하는 문제, 시스템의 이용 및 잠재력에 관한 사용자의 교육문제, 컴퓨터 이용에 대한 기술적 문제, 시스템에 대한 스탭진 인식부족의 문제, 예산압박 등의 문제이다.

또, 의료마케팅 정보시스템은 컴퓨터와 시스템 전문가의 입장에서가 아니라, 사용자의 입장에서 분석되고 설계되어야 한다. 흔히 의료마케팅 정보시스템의 실패원인은 마케팅의 문제점이나 혹은 생산 및 재무 그 밖의 다른 라인기능들을 거의 이해하지 못한 컴퓨터 전문가가 시스템을 설계하는 경우에 많이 발생한다.

결국 의료마케팅 정보시스템의 기본적인 목적은 관리자가 합리적인 의사결정을 하기 위하여 불확실성을 줄이기 위해 정보를 수집 · 처리 · 전달하는 데 있다. 따라서 의료마케팅 정보시스템은 마케팅관리자의 요구와 능력에 맞는 이용자 중심의 시스템으로서 개발되어야 할 것이다.[1)]

2) 의료마케팅 정보시스템의 역할

의료마케팅관리의 두드러진 특징 중의 하나는 불확실성이다. 의료마케팅관리자는 시장과 기타 마케팅환경이 어떻게 변할지 확실히 알지 못하고 또 그 마케팅결정이 궁극적으로 어떤 결과를 가져올지 확실히 알 수가 없다. 마케팅관리의 거의 모든 측면에서 이러한 불확실성을 어떻게 다루느냐가 중요한 관리상의 문제이다. 따라서 관리자는 정확한 정보의 수집으로 시장, 환경, 마케팅결정의 효과, 마케팅활동의 성과 등에 관한 지식의 양과 질을 향상시켜야 한다. 이를 통해 마케팅정보의 기본적인 기능은 마케팅활동을 둘러싼 불확실성을 감소시키는 것이다.

의료마케팅관리상 정보의 역할을 구체적으로 열거하면 아래와 같다. 〈그림 4-1〉 참조

---

1) 안세원, 현대마케팅론, 한올출판사, 2001, pp.107-108. 재수정

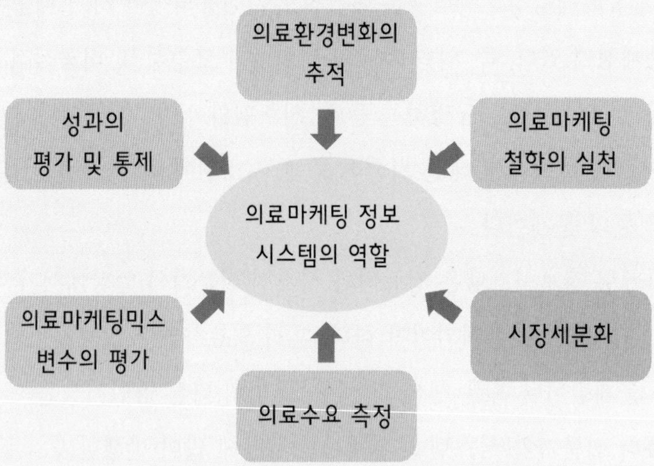

〈그림 4-1〉 마케팅정보시스템의 역할

(1) 의료 환경변화의 추적

병원을 둘러싸고 있는 마케팅환경은 끊임없이 변하고 있으므로 경영자는 이러한 환경의 변화를 잘 알고 있어야 한다. 또한 잠재적인 기회나 위협이 될 수 있는 사건에 유의해야 한다.

(2) 의료마케팅 철학의 실천

병원이 고객들의 욕구와 필요에 맞춰 마케팅활동을 하려면 그들의 욕구와 필요에 관한 정보가 있어야 한다. 그래야만 그들에게 맞는 의료서비스를 제공하고 그들의 취향에 맞게 의료서비스 상품을 개발할 수 있다.

(3) 시장세분화

의료시장을 적당한 변수로 나누고 표적시장을 선정하려면 세분화변수에 대한 정보가 필요하다.

(4) 의료수요 측정

현재 및 미래의 의료수요가 어느 정도 될 것인가를 알려면 수요에 영향을 주는 추세와 요소들에 관한 정보가 있어야 한다.

(5) 의료마케팅 믹스변수의 평가

병원은 광고, 가격 등 각 의료마케팅 믹스변수를 최적수준에 두려는 머천다이징을 하고자 한다. 따라서 이러한 변수들의 효과에 대한 정보가 필요하다.

(6) 성과의 평가 및 통제

의료마케팅 활동의 성과에 관한 정보는 통제를 하는데 꼭 필요하다. 성과가 목표했던 바에 미달하면 문제가 무엇이고, 시정방안들에는 어떤 것이 있고, 결과는 어떠할 것인가에 대한 정보가 필요하다.

이상과 같이 마케팅관리에서 정보의 역할은 매우 중요하다. 그러므로 병원관리자는 마케팅관리에 필요한 정보를 체계적으로 수집 분석하고 분석결과를 의료마케팅 의사결정에 반영하는 체제를 갖추어야 한다.

3) 의료마케팅 정보시스템의 필요성

의료마케팅 정보시스템의 필요성은 마케팅시스템 내적 · 외적 환경의 변화에 대응해야 하기 때문이다. 즉, 부단히 변화하는 의료시장의 내부조건과 병원의 외부환경은 마케팅관리자에게 적절한 정보관리를 필요로 하고 있다. 이들 내적 외적 요인과 정보관리와의 관계를 살펴보면 다음과 같다.

① 의료마케팅 관리자에게 주어진 의사결정의 시간이 점차 짧아지고 있다. 또한 의료서비스 제품의 수명주기가 점점 단축되고 있기 때문에 신제품의 개발기간 역시 짧아지게 되었다.

② 의료마케팅의 관리영역이 점차 복잡하고 광범위해지고 있다. 병원이 대상으로 하고 있는 의료시장의 범위가 점차 확대되어 이제는 다국적화되고 있으며, 소비자행동에 관한 충분한 연구결과도 요구되고 있다.

③ 한정된 자원으로 인하여 인적 · 물적 자원의 효율적인 이용이 강조되고 있다. 또한 병원은 사전에 의료서비스를 어느 고객에게 판매할 것인가를 명확하게 결정하여야 한다.

④ 의료마케팅활동의 어느 일부에 관한 정보의 결여로 고객의 불만이 고조되는 경우가 많다. 가령, 의료서비스 제품이 고객의 기대에 어긋나거나 미치지 못할 때 고객의 불만을 초래할 수가 있다.

⑤ 의료정보가 인터넷의 발달 등으로 인해 기하급수적으로 확대되고 있다. 그래서 의료정보의 양이 문제가 아니라 공급된 정보를 어떻게 유용하게 활용하느냐가 관리자의 새로운 과제로 등장하고 있다.

⑥ 의료마케팅 컨셉이 점진적으로 보편화됨으로써, 의료마케팅과 병원의 활동을 유기화할 필요가 발생하고 있다.

과거에는 마케팅조사를 통해 이러한 정보가 주로 수집 · 분석 · 처리 · 평가되어 마케팅 관리자에게 제공되어 왔다. 그러나 어떤 결정을 내리거나 행동을 할 때마다 이를 통해 필요한 모든 정보 또는 자료를 충분히 수집한다는 것은 정보의 필요성이 높아짐과 아울러 피드백의 소요시간이 짧아진 오늘날에 와서는 사실상 어렵게 되었다.

그러므로 어떤 결정을 내리고 계획을 세우거나 행동을 하기 위해서는 정보를 미리 예측할 수 있어야 한다. 또한 정보를 사전에 데이터베이스화하여 필요에 따라 정보를 검색하여 이용할 수 있게 하여야만 한다.

이러한 시스템이 곧 병원정보시스템의 하위시스템으로서 운영되고 있는 의료마케팅 정보시스템인 것이다.[2)]

4) 의료마케팅 데이터베이스

(1) 의료마케팅 DB의 조건

의료마케팅 데이터베이스가 효과적으로 활용되기 위해서는 다음과 같은 요건을 충족하여야 한다.

---

2) 김성홍 외(2008), 병원마케팅, 보문각, pp.117-120.

첫째, 맞춤설계이다.

의료마케팅 데이터베이스의 설계는 사용자들이 어떻게 활용할 것인가에 의해 결정된다. 따라서 의료기관은 저마다 처한 상황이 다르기 때문에 자기 병원의 상황에 알맞게 맞춤설계가 되어야 한다.

둘째, 동태적인 시스템을 갖추고 있어야 한다.

데이터베이스는 의료시장 환경의 변화에 따른 관리자의 정보욕구 변화에 따라 그 가치를 인정받을 수 있다. 즉, 데이터베이스에 수록된 자료를 첨가 · 수정 · 삭제하는 작업이 쉽게 이루어져야 한다. 이를 위해서는 DB 시스템 자체가 유연성을 가지며 의료기관 내부의 정보수집 및 흐름 또한 원활해야 한다.

셋째, 포괄적인 분석이 되어야 한다.

마케팅 데이터베이스는 각 고객에 대한 다각적인 분석이 가능하도록 상세한 정보가 수록되어야 한다. 그리고 그 정보를 유지하고 구축하는데 소요되는 비용과 이로부터 의료기관이 얻게 되는 이익을 명확하게 평가 할 수 있어야 한다.

넷째, 원활하게 사용할 수 있어야 한다.

사용자가 어떤 조회를 하더라도 신속하게 정보를 확인할 수 있도록 설계되어야 하며, 의료기관의 모든 구성원이 편리하게 사용할 수 있어야 한다.

(2) 의료마케팅 DB의 구성

의료마케팅 데이터베이스를 구성하는 고객기록에 포함되는 항목은 그것이 어떤 목적으로 사용되느냐에 따라 결정된다. 고객기록에 일반적으로 포함되는 항목들은 다음과 같다.

① 고객식별의 자료 및 인구 통계적 자료

이는 의료마케팅을 실행하기 위한 기초적 분석을 하기 위해 사용되며, 다른 DB와의 연결고리 역할을 하기 때문에 표준화하여 기록하는 것이 매우 중요하다.

② 서비스 이용에 대한 자료

이는 고객이 의료서비스를 이용할 때마다 축적되며, 데이터분석의 핵심이 된다.

③ 판촉의 활용여부 및 판촉 자료

고객의 병원 이용률을 확대하기 위해 고객의 반응을 분석하는데 활용된다.

④ 고객에 대한 심리적 자료

의료마케팅 조사를 통해 나타난 고객의 태도, 의견 등에 대한 정보가 포함된다.[3)]

2. 의료마케팅 정보시스템의 구성요소

일반적인 마케팅 정보시스템은 〈그림 4-2〉에서 보는 바와 같이 구성되어 있다. 4개의 하위시스템 안에 내부보고시스템, 마케팅환경 시스템, 마케팅조사 시스템, 그리고 분석적 마케팅시스템으로 구성되어 있다.

마케팅환경 정보시스템이라는 하위시스템을 통하여 기업의 내 · 외부로부터 수집된 마케팅환경 정보를 마케팅 관리자가 합리적인 의사결정을 하는데 이용된다. 그러면 이에 따라 이루어진 마케팅 결정과 마케팅 커뮤니케이션이 마케팅 환경에 다시 피드백 된다.

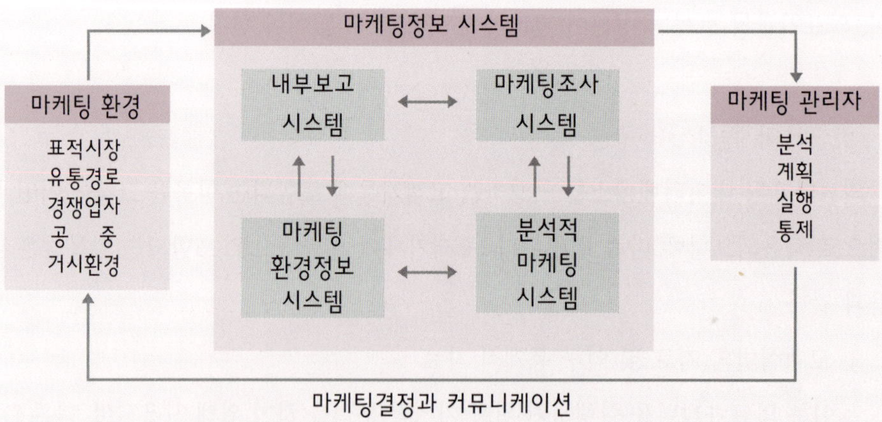

〈그림 4-2〉 마케팅 정보시스템

자료원_ Philip Kotler, Philip Kotler, Marketing Management, Analysis, Planning, Implementation, 1988, p.104.

3) 박주희 외(2005), 의료기관 CRM, 대학서림, pp.222-223.

1) 내부보고시스템

마케팅 관리자가 최초로 사용하는 가장 기본적인 정보시스템이 내부보고시스템이다. 모든 조직은 이 활동의 과정에서 정보를 수집한다. 의료기관은 환자의 이름, 주소, 연령, 진단명, 입원일시, 병실료, 담당의사, 그리고 기타 등등에 관하여 기록을 한다. 이 기록을 통하여 의료기관은 환자의 일일 내원수, 평균입원일수, 평균의료비, 그리고 다른 유용한 통계치들을 얻을 수 있다. 이러한 내부보고시스템은 조직의 필요에 따라 두 개의 내부보고시스템 즉, 의무기록(medical records)과 재무기록(financial records)으로 재구성하기도 한다.

마케팅 관리자가 합리적인 의사결정을 위해서는 마케팅 활동에 영향을 주는 모든 요인에 관련되어 있는 정보를 다량으로 정확하게 확보하고 정리되어 있어야 한다. 모든 조직의 마케팅 관리자에게 필요한 정보에는 규칙적으로 실시하는 의사결정의 유형, 결정에 필요한 정보의 유형, 정기적으로 입수하는 정보의 유형, 정기적으로 필요한 특수조사의 유형, 입수하지 못한 정보의 유형, 규칙적으로 입수해야 하는 정보잡지의 유형, 항상 입수해야 할 정보의 유형, 이용 가능한 자료 분석 프로그램의 유형, 개선해야 할 현재의 마케팅 정보시스템 등이다.

2) 의료마케팅환경 정보시스템

내부보고시스템이 관리자에게 결과물인 자료를 제공하는 데 반해, 마케팅환경 정보시스템은 관리자에게 일상적이고 우연히 발생하는 자료를 제공하여 준다. 마케팅정보시스템은 변화하는 마케팅 환경 즉, 표적시장, 유통경로, 경쟁업자, 그리고 거시적 환경에 관한 정보를 마케팅 관리자가 입수하는 방법으로서의 시스템이라 할 수 있다.

마케팅 정보를 지속적으로 수집하기 위해서는, 마케팅 정보를 수집하고 전파할 책임을 특정의 부서나 직원에게 부여하여야 한다. 대부분 병원에서는 그 책임을 계획입안부서에 부여하나 계획입안부서가 없는 조직의 경우는 이 기능을 담당할 직원에게 책임이 부여된다.

정보의 실질적인 수집과 전달이, 동일부서에서 수행하는 것과 관계없이 내부보고시스템과 마케팅정보시스템의 결합은 가능하다.

의료기관의 마케팅 관리자는 마케팅 정보시스템을 증진시키기 위하여 다음과 같이 실시해야 한다.

첫째, 정보 수집을 전문적으로 수행할 수 있는 직원을 훈련시킨다. 또, 직원이 스스로 정보를 수집해서 관리자에게 제공할 수 있는 동기부여가 필요하다.

둘째, 병원의 이해관계자인 정보자원들 예를 들면, 병원협회, 의사협회, 보건협회, 의료관광대행사 등을 정보 수집원으로 활용한다.

셋째, 전문적인 마케팅조사 서비스 기관 즉, 마케팅정보 수집기관이나 소비자 여론기관으로부터 정보를 구매한다.

3) 의료마케팅조사시스템

내부회계정보와 마케팅첩보 이외에도, 마케팅 관리자는 특정의 문제와 기회에 관한 연구와 분석을 필요로 한다. 즉 그들은 의료정보와 관련된 시장조사, 의료상품 선호도 테스트, 의료수요량 예측, 또는 의료광고효과 등 의료마케팅조사를 필요로 한다.

이와 같이 의료마케팅조사시스템이란 마케팅 관리자가 의료분야 특정의 조사 연구를 위하여 의사결정을 할 필요가 있을 경우, 이에 필요한 정보를 수집 제공하는 시스템이다.

(1) 마케팅조사의 개념

마케팅조사란 '의료기관이 직면하고 있는 마케팅 문제와 관련된 정보를 체계적이고 객관적으로 수집, 분석, 보고하는 일련의 활동'이다. 그래서 마케팅조사시스템은 특수한 조사 연구가 필요한 경우, 이에 필요한 정보를 수집 · 제공하는 시스템이다.

마케팅조사의 내용으로는 광고조사, 병원조사, 병원책임조사, 의료제품조사, 의료시장조사 등이 있다. 이러한 마케팅조사는 마케팅 정보시스템의 하위시스템 중 하나로서, 의료시장조사는 마케팅조사의 환경조사 중 일부분에 지나지 않는다.

(2) 마케팅조사의 범주

마케팅조사부들은 그들의 활동과 조사영역을 확대해가고 있다. 의료기관이 필요한 가장 일반적인 활동은 의료시장특성, 시장가능성의 측정, 의료시장점유 분석, 판매 분석, 경기추세 연구, 단기예측, 신상품의 수용성과 판매가능성, 경쟁상품조사, 장기예측, 가격설정조사, 그리고 기존상품의 연구 등이다.

(3) 마케팅조사 절차

마케팅조사는 마케팅문제를 보다 잘 이해하려는 노력에서 이루어진다. 그 결과의 가치는 마케팅조사 프로젝트가 설계 실시되는 기술(skill)에 달려 있다. 효과적인 마케팅조사는 〈그림 4-3〉과 같이 5단계를 거쳐 실시된다.

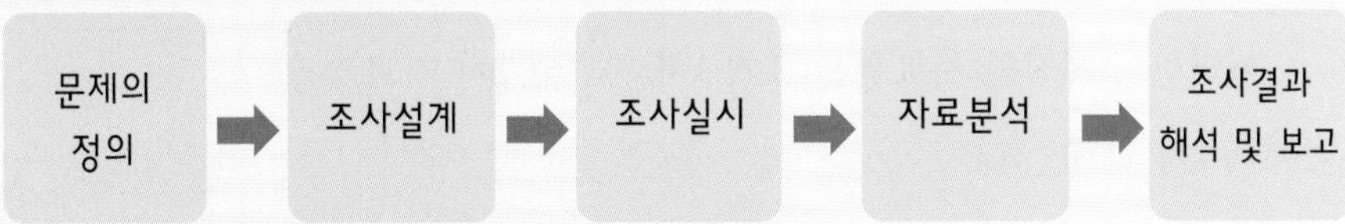
문제의
정의
조사설계
조사실시
자료분석
조사결과
해석 및 보고

〈그림 4-3〉 마케팅조사 절차

① 문제의 정의

문제의 정의는 마케팅 조사의 첫 단계이다. 현재 의료기관이 처한 문제가 무엇인가를 분명히 하여야 한다. 문제를 명확히 정의할 때, 조사의 목적 또한 명확해지고 이에 필요한 정보도 수집할 수 있다. 만일 문제가 막연히 진술되거나, 잘못 정의되거나, 또는 조사의 용도가 명확하지 않으면 조사결과는 타당성을 잃게 된다. 예를 들면, 병원 수익률이 감소할 때 막연히 고객의 이용률이 떨어져서 생긴 결과로만 규정하지 말고 그 원인을 분명히 파악하고 난 다음, 마케팅 조사를 실시하여야 한다. 왜냐하면, 조사결과 의료진의 자질에 문제가 있을 수가 있기 때문이다. 따라서 의료진의 자질에 문제가 있었는데도 불구하고 행정인력의 문제로 인식하고 조사를 했을 때, 그 조사결과는 마케팅관리자에게 유용한 의사결정이 될 수 없다.

② 조사설계

문제가 정의될 때 조사목적이 명확해진다. 위의 예에서, 의료기관의 수익률 감소가 의료진의 자질에 있었다면 의료진을 개편하는 것이 조사의 목적이 되고, 이를 위해 의료진의 자질에 관한 정보를 수집하여야 한다. 마케팅 관리자는 조사목적을 만족시킬 정보를 수집하기 위하여 여러 대안적 방법 가운데 하나를 선택해야 한다. 즉 마케팅관리자는 자료수집 방법, 조사도구, 그리고 표본추출계획 등에 관하여 결정하여야 한다.

㈎ 자료수집 방법

조사자는 의료기관이 필요로 하는 정보를 파악하기 위해 자료의 관련성, 공평성, 타당성, 그리고 신뢰성을 고려하여 수집해야 한다.

이러한 구체적인 자료원은 크게 1차 자료와 2차 자료가 있다.

㉠ 1차 자료

마케팅 관리자가 바로 원하는 정보를 파악하기 위해 직접 조사하는 것이 1차 자료이다. 1차 자료를 수집하는 방법에는 크게 관찰(observation), 설문조사(survey), 실험(experiment)의 세 가지가 있다.

a. 관찰

관찰은 해당기관과 관련 있는 사람들이나 그들의 행동 또는 상황 등을 직접 관찰하여 자료를 수집하는 방법이다. 예를 들면, 경쟁하는 병원에 고객으로 가장한 조사자를 보내 그 병원에서 실시하고 있는 의료고객에 대한 서비스, 병원의 전산화과정 및 절차 등 필요한 정보를 수집하는 방법이다.

관찰은 사람들이 제공할 수 없거나 제공하기를 꺼려하는 정보를 얻는데 적합한 방법이다. 그러나 느낌이나 태도 동기 등은 관찰을 할 수 없고, 소비자들의 장기적인 행태도 관찰하기 어렵다. 관찰을 통해 정보를 수집할 때 조사자가 가장 유의해야 할 점은 피관찰자가 모르도록 자연스럽게 관찰해야 한다는 것이다. 사람은 자기가 관찰을 당하고 있다는 것을 알게 되면 평상시와는 다르게 행동하는 경우가 있기 때문이다.

b. 설문조사

마케팅 관리자가 알고 싶은 정보를 직접 고객에게 질문하여 획득하는 방법으로서 실태를 조사하는 데 가장 적합하다. 이 방법의 가장 큰 장점은 많은 종류의 정보를 얻어낼 수 있다는 데 있다. 관찰에 의해서는 알 수 없는 고객의 태도 · 동기 · 느낌 등에 관한 정보를 수집할 수 있다.

그러나 이 방법의 문제점은 응답자가 기억을 못하거나 생각해 본 일이 없어서 대답을 못하는 경우가 있을 수 있다. 또 응답자가 사적인 질문에는 대답을 꺼리는 수도 있고, 모르는 사람과의 면담자체를 거부할지도 모른다. 반대로 응답자가 질문하는 사람이 듣기 좋게 대답을 할 수도 있고, 많이 아는 것처럼 보이려고 모르는 질문에도 답을 할 수 있다. 따라서 질문자는 이런 문제점들을 극복하기 위해 세심하게 조사계획을 짜야 한다.

1차 자료를 수집할 때 가장 많이 쓰는 도구인 설문지를 작성할 때, 유의할 점은 다음과 같다.

첫째, 조사목적에 관련이 있는 질문만을 설문지에 포함시킨다.

둘째, 어느 한 방향으로 대답을 유도하거나 혹은 편견이 들어가 있는 질문을 피한다.

셋째, 조사대상자가 이해할 수 있도록 쉬운 말을 사용한다.

넷째, 초반부에 나오는 질문은 조사대상자의 흥미를 자아내는 질문이어야 하고 어려운 질문은 가능한 뒷부분에 질문한다.

다섯째, 사적인 질문은 가급적이면 피하고 꼭 해야 할 필요가 있으면 설문지의 뒷부분에서 실시한다.

여섯째, 조사대상자가 대답하기 어려운 질문은 피한다.

c. 실험

실험은 마케팅활동과 마케팅성과 간의 인과관계를 규명하는데 적합하다. 예를 들면, 의사의 친절정도가 병원의 수익률에 미친 영향에 대한 관계를 파악하는데 이용될 수 있다.

실험할 때 주의할 점은 실험결과(예 : 병원수익율)가 조작변수(예 : 의사의 친절정도) 이외의 요인(예 : 병원의 접근성. 대기시간 등)에 의해 영향을 받지 않도록 실험상황을 가능한 한 완벽하게 통제해야 한다는 것이다. 통제만 제대로 되면 신빙성이 아주 높은 자료를 실험에서 얻을 수 있는 것이다.

실험에는 크게 현장실험(field experiment)과 실험실실험(laboratory experiment)이 있다. 〈표 4-1〉 참조

〈표 4-1〉 실험조사의 유형

유 형	내 용	장 점	단 점
현장실험	실제의 상황에서 실험이 행해진다	현실적이다	통제할 수가 없다
실험실실험	통제된 실험실에서 실험이 행해진다	고도의 통제가 가능하다	현실성이 없다

현장실험은 실제로 시장에서 인과관계를 테스트하는 방법으로서, 이 방법을 제대로 활용하면 현실적인 데이터를 얻을 수 있으나 외부변수가 실험결과에 미치는 영향을 통제하기 어려운 단점이 있다. 실험실에서의 실험은 실험할 때의 상황을 통제할 수 있기 때문에 외부변수로 인한 문제는 없다. 그러나 실험이 의료현장에서 행해지지 않기 때문에 실험실에서 얻은 결과가 의료시장에서 재현될 것인가는 의문이 있다.

현장실험의 어려움과 실험실실험의 현실성결여로 실험에 의한 마케팅 조사는 설문조사만큼 많이 행해지지 않으나 이 방법에 의한 조사는 꾸준히 늘고 있다.

㉡ 2차 자료

2차 자료는 다른 목적으로 수집되어 이미 존재하는 자료를 말한다. 이는, 다른 목적으로 수집되었기 때문에 관리자가 원하는 정보를 바로 활용하는 것에는 어려움이 있다. 그러나 2차 자료는 조직이 당면 목적을 위해 스스

로 수집하는 1차 자료보다 훨씬 저렴하고 신속하게 구할 수 있는 장점이 있다.

2차 자료의 잠재적인 유용성은 관리자들이 생각하는 것보다 훨씬 크다. 그러나 관리자는 당면과제에 관련된 2차 자료를 활용하는데 다음과 같은 속성을 갖추었을 때만 적용해야 한다.

- 관련성 : 마케팅조사의 목적에 적절하게 변형시킬 수 있는 자료여야 한다.
- 정확성 : 믿을 수 있는 방법으로 수집되고 수집된 내용을 정확히 반영하는 자료여야 한다.
- 시사성 : 현재의 의사결정에 도움을 줄 수 있을 정도로 최신 자료여야 한다.
- 공평성 : 어떤 특정집단의 이익을 도모하기 위해 수집된 자료가 아니고 객관적으로 수집되어 보고된 자료여야 한다.

2차 자료의 주요 원천은 다음과 같다.

a. 조직내부자료

조직은 자체적으로 매우 유용한 자료를 가지고 있다. 매출, 원가, 고객, 의료상품 등에 관한 자료 등이 그렇다. 이러한 자료들은 마케팅프로그램에 있어서 자원(自院)의 강점과 약점을 파악하고 이 분야의 주요 추세를 분석하는 데 도움을 준다.

b. 정부자료

정부는 온갖 분야에서 방대한 자료를 수집하고 분석하며 이 중 상당부분은 마케팅에 유용한 자료가 된다. 예컨대 다음과 같은 자료는 정부로부터 쉽게 얻을 수 있는 것들이다.

- 주택조사 : 건물의 수와 종류, 연도별 건축량, 임대차관계 등에 관한 자료
- 인구조사 : 국민의 연령, 성, 고용실태, 소득, 가족구성 등에 관한 자료
- 경쟁병원조사 : 병원의 수, 규모, 자본, 생산량, 고용 등에 관한 자료

- 의약품유통업체 조사 : 의약품유통업체의 수, 규모, 매출액, 고용 등에 관한 자료

c. 민간조직의 자료

신문사, 잡지사, 각종 의료기관협회, 광고회사, 의료기관 관련연구소 등의 민간조직에서도 많은 자료를 수집하고 발간한다. 이들도 유용한 자료로 이용될 수 있다.

㈏ 조사도구

조사자는 유용한 정보 수집을 위해 신뢰할 수 있는 조사도구를 설계하거나 사용해야 한다. 가장 많이 활용되고 있는 조사도구가 설문지인데, 이를 작성하는데 전문적인 기술이 요구된다. 설문지는 대규모 조사를 실시하기 전에 소수의 표본으로 예비조사를 해야 한다. 설문지 작성에서 가장 일반적인 오류는 질문의 유형, 질문의 양식과 표현, 그리고 단어의 선택에서 일어난다. 이러한 오류를 제거하지 못하면 조사의 신뢰성과 타당성을 잃게 된다.

㈐ 표본추출 계획

표본추출은 조사대상, 표본규모, 표본추출 절차로 샘플대상, 표본추출 매체선정에 관한 내용이 포함되어야 한다.

마케팅조사자는 보통 전체 모집단을 대상으로 조사하지 않는다. 왜냐하면 그렇게 하면 엄청난 비용과 시간이 들 뿐 아니라 표본설계만 잘하면 소수의 사람들을 대상으로 조사를 해도 전체에 관한 정보를 거의 정확하게 분석할 수 있기 때문이다. 이는 선택된 조사대상자들이 그들이 속해 있는 전체집단에서 예외적인 사람들이 아니고 그 집단의 속성을 잘 대변하는 사람들일 때 가능하다.

③ 조사 실시

조사 설계가 완료되면 다음 단계는 실제로 조사를 하는 것이다. 즉 자료를 수집하여 처리하고 분석하는 단계이다.

자료의 수집은 의료기관내 마케팅조사요원들이 할 수도 있고 외부기관에 의뢰할 수도 있다. 자체요원들이 자료를 수집하면 해당 조직은 이 수집과정을 더 잘

통제할 수 있지만 자료 수집을 전문으로 하는 외부기관은 보다 신속하고 저렴한 비용으로 자료를 수집할 수 있다.

자료수집단계는 마케팅조사의 전 과정에서 가장 비용이 많이 들고 오류(error)가 발생하기 쉬운 단계이다.

일반적으로 이 단계상에서 가장 어렵고 범하기 쉬운 오류는 조사대상자의 비협조와 무응답의 문제, 응답자의 편견적인 자세 문제, 그리고 면접자의 편견이나 비정직성 등의 문제에서 발생한다.

㈎ 응답자 접촉방법

일반적으로 응답자와 접촉하여 정보를 수집할 수 있는 방법으로는 면담, 우편, 전화 등이 있다. 각 방법은 〈표 4-2〉에서 보는 바와 같이 접촉방법에 따라 장 · 단점이 있으므로 조사자는 시간, 예산, 조사의 목적, 조사자의 자질 등을 고려하여 적합한 방법을 선택해야 한다.

④ 자료 분석

〈표 4-2〉 응답자 접촉방법

	면 담	전 화	우 편
의사소통의 융통성	높다	보통	없다
수집할 수 있는 자료의 양	많다	보통	많다
조사자의 통제가능 여부	약하다	보통	높다
응답자의 통제가능 여부	보통	높다	높다
자료수집 속도	빠르다	아주 빠르다	늦다
응답률	높다	높다	낮다
비용	많이 든다	보통	적게 든다

자료를 수집하면 조사목적에 관련 있는 정보로 가공하기 위하여 수집된 자료를 처리하여 분석해야 한다.

이 단계는 의미 있는 정보를 추출하는 분석단계로서, 다양한 기법이 적용된다. 첫째, 관련 평균값과 분산척도를 계산하는 것이다. 둘째, 유용한 관계의 산출을 위해 자료를 교차 작성으로 실시한다. 셋째, 상관계수를 측정하여 적합성 테스트를 실시한다. 넷째, 중요한 관계를 갖기 위해 자료에 다변량 통계기법을 적용시킨다. 가장 중요한 다변량 기법으로는 중회귀분석, 판별분석, 요인분석 등이 있다.

보통 의료기관에서 필요로 하는 자료를 분석할 때는 Excel, SAS, SPSS 등의 통계 프로그램을 활용하면 분석을 유용하게 수행할 수 있다.

⑤ 조사결과 해석 및 보고

수집된 자료의 분석이 끝나면 조사자는 분석결과를 해석하고 보고서를 작성하여 최고경영자에게 보고해야 한다. 보고서는 문제와 주요결과를 간략한 서술로 시작하여 조사결과를 토대를 토론되고 결정되어야 한다. 그러나 조사된 결과를 절대적으로 맹신하는 것보다 실제 현상에 대한 정보를 잘 조합하여 의사 결정하는 것이 합리적이다.

부정확하거나 한쪽에 치우친 해석을 최고경영자가 맹목적으로 받아들이면 조사하는데 들인 모든 노력이 헛수고가 된다. 그러므로 조사결과를 해석할 때는 실제 조사자와 최고경영자의 긴밀한 협조가 있어야 한다.

조사자는 마케팅조사의 기술적인 면은 능숙하지만 마케팅현장에서 발생하는 문제에 대해서는 감을 잘 못 잡는 경향이 있다. 반면에 최고경영자는 조사결과가 원래 기대했던 내용일 경우에는 수용하고 그렇지 않으면 믿지 않는 때가 많다. 따라서 양자가 진지하게 의견을 교환하고, 토론을 통해 실질적이고 합리적인 해석과 결론에 도달해야 한다.

4) 분석적 마케팅시스템

조직규모의 확대로 인해 마케팅 관리자에게 분석적 마케팅정보, 즉 관리과학이 요구된다. 관리자 조직상 발생하는 문제를 해결해 나가는데 과학적인 방법을 적용한다. 이를 위해 마케팅의사결정 지원시스템을 형성하고 있는 통계뱅크와 모델뱅크가 관련되어 있는 시스템으로 컴퓨터에 저장되어있다. 이를 통해 마케팅 관리자는 과거에는 접근하기 어려웠던 저장된 정보를 손쉽게 검색, 이용할 수 있다.

이 시스템은 마케팅 관리과학시스템이라고도 하는데, 여기에는 3가지 하위시스템 즉, 통계뱅크, 모델뱅크, 그리고 자료뱅크가 있다. 〈그림 4-4〉 참조

통계뱅크는 자료간의 관계와 그들의 통계적 신뢰도에 관하여 보다 많은 것을 알기 위한 고급기법들을 모아놓은 것이다. 모델뱅크는 마케팅관리자가 의사결정을 보다 용이하게 하는데 도움이 될 모델들을 모아놓은 것이다. 그리고 자료뱅크는 수집된 자료의 저장 · 보관 · 검색 · 변환기능을 수행하는 시스템이다.[4)]

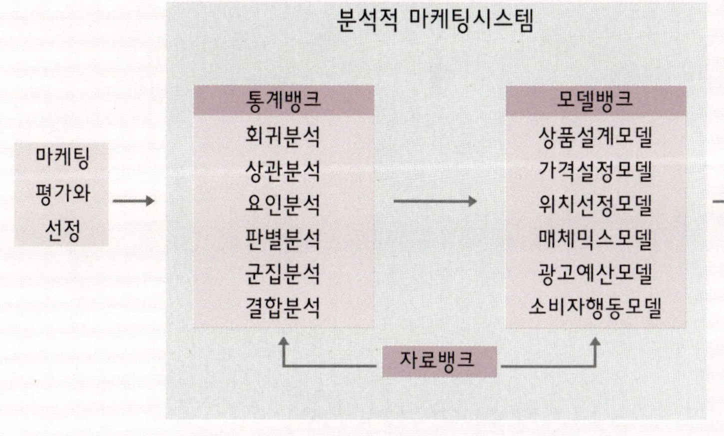

〈그림 4-4〉 분석적 마케팅 시스템

3. 의료마케팅 정보의 원천

마케팅관리자는 관련 정보를 수집하여 이러한 정보를 효과적이고 적절하게 이용하는 능력을 지니고 있어야 한다.

정보의 원천은 다음과 같은 특징을 지니고 있다.

첫째, 마케팅관리자가 이용할 수 있는 정보의 원천은 여러 가지가 있다.

둘째, 마케팅관리에 필요한 정보에는 여러 가지 종류가 있다.

셋째, 어떤 정보에 대한 필요성은 정기적 또는 부정기적으로 발생한다.

일반적으로 의료마케팅과 관련된 정보의 원천은 정부보고서 및 통계자료, 의료기관 관련협회지, 제약회사 및 의약품 유통업체, 의료수요자인 고객, 병원의 구성원인 직원, 의료기관 운영을 통해 발간된 재무회계보고서 등 다양하다. 〈그림 4-5〉 참조

---

4) 박주희, 전게서, p.70.

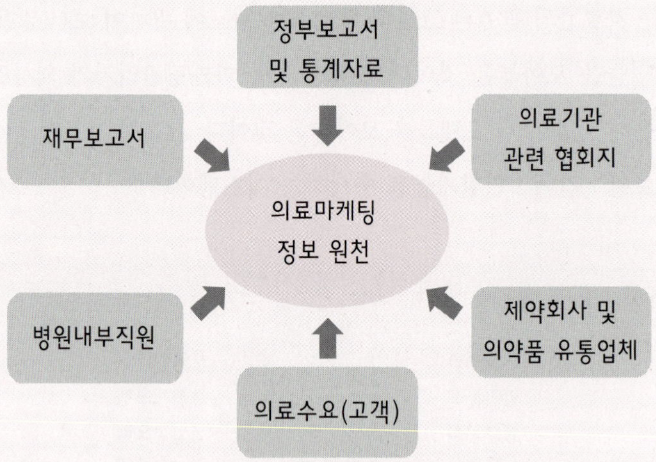

〈그림 4-5〉 의료마케팅 정보원천

4. 의료마케팅 정보시스템의 영역과 효익

마케팅관리자가 적극적으로 조직 내 외부에서 수집된 정보를 적시에 전달해 줄 수 있는 커뮤니케이션시스템을 확립해 놓지 못하고 있다면, 마케팅정보시스템을 효과적으로 활용하고 있다고 볼 수 없다. 조직 내 외부에서 최초로 수집된 정보는 왜곡 지연되어 전달되는 경우가 많은데, 사실 마케팅정보시스템은 정보가 널리 보급되는 동안 소멸 왜곡되기 쉬운 대규모 조직일수록 더욱 더 절실히 필요할 것이다. 그러나 중 · 소규모의 의료기관에서 마케팅정보시스템이 전혀 불필요하다는 것은 아니다. 그들의 경우에는 대형컴퓨터에 의한 정보시스템으로 과다한 비용지출을 하는 것보다는 간단한 사무자동화나 비컴퓨터시스템이 오히려 적합할 수 있다.

즉, a) 조직 내 각 부문간의 정보의 수집 처리를 위한 조정 통합과 노력, b)기계화된 회사 자료처리 설비, 사무실용 복사기나 녹음기와 같은 자료처리 기계의 이용, c) 외부 마케팅조사 전문회사에의 의뢰 등 회사의 규모와 필요에 맞는 적절한 시스템을 설계 활용하면 효과적일 수 있다.

마케팅정보시스템의 활동영역과 효익은 〈표 4-3〉와 같이 통제시스템, 계획시스템,

기초연구시스템으로 분류하여 제시하고 있는데 어떠한 규모의 조직이든 마케팅정보시스템이 효과적이기 위해서는 위의 세 가지와 관련된 하위시스템을 구성하고 있어야 한다.

의료마케팅정보시스템이 효과적으로만 운용된다면 다음과 같은 효익을 얻을 수 있다.

〈표 4-3〉 마케팅정보시스템의 영역과 효익

활동영역		효익
통제시스템	1. 마케팅비용 관리	1. 즉시에 컴퓨터출력 보고
	2. 불량판매성과의 판단	2. 신축적인 유선(on line)의 검색
	3. 유행성 품목의 관리	3. 문제와 기회의 자동적 검색
	4. 탄력적 촉진전략	4. 저렴한 비용에 의한 보다 상세하고 빈번한 보고
계획시스템	1. 예측	1. 각 부문간의 용어와 분류의 자동해석
	2. 촉진계획 및 기업 장기계획	2. 대체적 촉진계획의 체계적 검토와 각 사업부 계획의 병립가능성(compatibility)의 검토
	3. 신용관리	3. 경영자의 정형적 결정 기준에 따른 자료 뱅크 정보의 이용
	4. 구매	4. 상세한 판매보고에 의한 구매 관리 결정의 자동화
기초연구시스템	1. 광고전략	1. 비집적파일에 자료가 있으면 추가적인 자료조작이 가능
	2. 가격전략	2. 보관 · 검색능력이 개선되면 새로운 형태의 자료의 수집 · 이용이 가능함
	3. 광고비의 평가	3. 자료뱅크가 합리적으로 설계되어 있으면 다른 자료와의 통합 및 비교 가능함
	4. 계속적인 실험	4. 변화가 이루어졌을 때 투입 및 성과변수에 대한 포괄적인 감시를 통하여 정보를 획득함

자료원_Cox, D. F. & Good, R. E., "How to Build a Marketing Information Systems", Harvard Business Review, Vol. 45, May–June 1967, p. 146.

① 주어진 시간 내 보다 많은 정보의 획득을 가능케 함으로써 병원의 성과를 개선하게 한다.

② 대형병원은 도처에 산재해 있는 정보를 통합시켜 유효하게 사용할 수가 있게 된다.

③ 마케팅 컨셉의 충분한 활용을 가능케 해준다.

④ 정보의 개별 이용을 가능케 해준다.

⑤ 의료시장변화를 보다 신속히 파악할 수 있게 된다.

⑥ 병원 활동, 특히 마케팅활동 중 발생한 자료(예 : 의료제품 고객 의료시장별 진료실적)를 보다 유효하게 이용할 수 있게 된다.

⑦ 병원의 마케팅계획을 보다 효과적으로 통제할 수 있게 된다.

⑧ 비수익적 의료제품의 경우와 같은 중요한 정보를 적시에 얻을 수가 있게 된다.

5. 의료마케팅 정보시스템의 성격

1) 마케팅정보시스템의 규제요인

조직의 계층별 관리자는 고유의 필요한 정보가 있기 때문에 마케팅정보시스템의 구성형태에는 일률적이지 않다. 즉, 계층별 관리자는 처해있는 환경과 조직에 대해 독특한 관점을 가지고 있고 우선순위에 대한 서열도 다르게 인식하고 있을 뿐만 아니라 그들의 개성이나 관리집단 내의 상호관계에 따른 관리스타일도 상이하다.

이처럼 계층별 관리자가 활용하고 있는 마케팅정보시스템이 다르다 하더라도 마케팅 정보시스템은 대체적으로 다음과 같은 규제요인을 가지고 있다.

(1) 최신성

자료의 최신성이란 어떤 일이 생긴 때와 시스템에 보고될 때까지의 시간 경과와 관련되는 것이다. 이는 조직특성이나 수행되는 업무특성들에 따라 그 요구정도가 달라진다. 예컨대, 암수술 예약은 최신의 온라인 정보를 요구하나, 독감예방과 같은 정보는 비교적 여유를 두고 활용해도 크게 무리가 없다.

(2) 경영층의 근접성

이는 특정 정보에 대한 경영층의 요청에서부터 이를 입수하기까지의 시간의 경과와 관련된 것으로서, 곧 정보요구에 대한 피드백 소요시간을 나타내는 것이다. 가능한 빠를수록 정보로서 가치가 있다.

(3) 집적성

정보의 집적성이란 시스템의 저장파일에 있는 정보의 정밀도를 나타내는 것이다. 이는 상대적으로 집적성이 낮은 개별적인 항목수준의 것으로부터 시장점유율이나 암수술통계와 같이 보도록 집적된 것도 있다.

집적수준과 최신성간에는 서로 관련이 있는 바, 집적수준이 낮은 정보는 시스템에 즉시 입력되고 높은 것은 그렇지 않은데, 그 이유는 이러한 정보는 보통 일괄처리되기 마련이므로 그 전에 집적되어야만 하기 때문이다.

(4) 분석적 정밀성

이는 시스템에 포함되는 구조나 모델의 복잡성과 관련한 것이다.

첫째 단계에서 컴퓨터는 특정 파일이나 기록을 확인하고 이를 검색하여 그 정보를 저장하여 주기만 하면 된다.

둘째 정밀성 단계에서는 하나 혹은 그 이상의 기록에서 자료를 집합하여 소계나 합계를 출력한다.

셋째 단계에서는 평균이나 차이를 계산하는 것과 같은 단순한 수리연산을 하도록 프로그래밍이 된다.

넷째 단계에서 컴퓨터는 논리분석, 즉 여러 가지 분류체계에 따라 자료를 집적할 수 있어야 한다.

다섯째의 단계에서는 통계적 수량추정 경향 추정 및 분산분석과 같은 분석을 하게 된다.

여섯째의 단계에서는 입력 자료에 입각하여 매개변수의 값이나 모델의 구조를 수정하도록 프로그래밍을 한다.

일곱째 단계는 정보시스템을 통해 실제 세계를 반영할 만큼 충분히 상세하고 규모가 큰 시뮬레이션 모델이 사용되는 경우에 형성된다. 이 때, 정보시스템은 경영층으로 하여금 시뮬레이트된 환경 아래 제안된 정책과 전략을 검증한다. 그 결과로 나온 출력에 입각하여 대안을 선택하며, 현실세계의 환경 아래서 정책을 실시하고, 정보시스템을 통해 실시된 계획의 효율성을 평가할 수 있게 해주는 것이다.

여덟째의 단계에서는 환경자료를 통해 대체적인 매개변수나 모델에 대한 평가를 하게끔 설계되는데, 여기서는 프로그램이 경험을 통해 학습되므로 흔히 적응적 자기발견모델이라 한다.

(5) 시스템의 권한

이는 시스템에 허용되고 있는 권한을 말하는데, 특히 정보시스템을 기술하고 비교하는데 유용한 요인이다. 이러한 시스템의 권한은 분석적 정밀성과 밀접한 관련을 가지고 있다.

첫째 단계에서는 지정된 장소에서 특정정보를 검색할 권한만이 시스템에 주어진다.

둘째 단계에서는 각 기록내용의 합리성을 검토하는 권한만이 주어진다.

셋째 단계에서는 의사결정자가 규정한 바에 따라 기록을 분석하고 더 정밀한 분석을 하게끔 예외사항을 조합하는 권한이 주어진다.

넷째 단계에서는 앞의 단계에서 파악한 예외사항을 더욱 정밀하게 분석하고 행동을 위한 권고안을 보고하도록 권한이 부여된다. 만약 의사결정자가 이러한 권고안이 적절하다고 인정되면 의사결정자가 정한 바에 따라 예외적인 사항을 제외한 모든 활동을 수행하게끔 권한이 주어진다.

다섯째 단계에서는 시스템이 예측을 하게끔 권한이 주어진다. 이 때 시스템의 관여도는 최대가 된다. 왜냐하면, 이전 단계에서의 시스템 관리활동은 오직 현재의 활동에만 관련을 가지는 데 반해 예측은 기업의 미래에 영향을 미치는 계획이 사용되기 때문이다.

마지막 단계에서는 시스템의 파라미터와 모델이 그대로 운행되도록 적응시켜주는 특정의 자기발견모델에 대하여 경영자가 충분한 자신감을 갖게 되면 시스템의 역할은 예측을 넘어 더욱 확대되어 결국 예측모델로 진화한다.

2) 마케팅정보시스템의 위치

마케팅정보시스템의 조직 내 위치는 이를 마케팅관리자의 권한 아래 둘 것인가 아니면 다른 부문의 권한 아래 둘 것인가, 다시 말하면 분권화할 것인가 아니면 집권화할 것인가에 따라 달라진다.

만약, 마케팅정보시스템이 마케팅조사의 패턴과 같다고 본다면, 당연히 이는 마케팅부장에게 보고하는 것으로 볼 수 있다.

마케팅정보시스템의 활동이 판매 및 마케팅정보에 한정된다면 이는 마케팅관리자에게 보고하여야만 할 것이다. 그 활동이 포괄적이어서 마케팅 이외의 다른 부문에도 정보를 제공하는 경우에는 최고경영층에 소속되어야만 한다. 따라서 마케팅정보시스템의 위치도 다음과 같은 마케팅 조사부분에 대한 위치결정기준에 준하여 위치가 아래와 같이 결정되어야만 할 것이다.

첫째, 마케팅담당자 활동에 영향을 미칠 수 있는 부문의 영향으로부터의 자유의 정도

둘째, 마케팅 담당자 활동의 최대 능률의 보장 정도

셋째, 마케팅담당자가 보고하는 경영자로부터의 협조와 지원의 확보 정도

이러한 기준에 의거 마케팅정보시스템이 수행하는 정보활동의 범위가 넓고 그 내용이 다양하다면, 이는 최고경영층에 보고하여야만 한다.

오늘날 마케팅이 가지는 통합적 · 전사적 마케팅의 성격에 미루어 볼 때, 마케팅정보시스템에서 다루는 정보의 범위와 내용은 포괄적이고 다면적일 수밖에 없다. 그러므로 이는 최고경영자에게 직접 보고하는 위치를 차지할 필요가 있다.

#6 4차 산업혁명, 헬스케어 빅데이터를 만나다.

4차 산업혁명은 IoT, 빅데이터, 인공지능 등의 기술의 발전으로 사람, 사물, 공간 등이 초연결되고 초지능화된 사회 전반의 시스템 혁신을 말한다.

4차산업 혁명은 공유, 협력, 개방, 소통을 통해 사람과 사물의 초연결된 사회를 만들고, 인공지능으로 인해 초지능화된 시스템을 추구하며 이를 통해 미래를 예측할 수 있는 그런 사회를 만드는 것이 목적이라고 할 수 있다.

그리고 이런 4차산업 혁명을 통해 새로운 다양한 비즈니스가 생겨날 것으로 많은 전문가들이 예측하고 있다.

이런 4차 산업 혁명의 핵심은 빅데이터, 클라우드 컴퓨팅 그리고 사물 인터넷 등 정보통신 기반 인프라가 그 주축에 있다고 할 수 있다.

최근에는 이보다 더 확장된 개념의 임상데이터가 또 병원에 등장하고 있다.

첫번째가 임상시험센터를 중심으로 하는 연구데이터, 그리고 암유전체 패널 서비스를 중심으로 한 유전체 데이터다. 마지막으로 응급실이나, 중환자실을 중심으로 생산되는 시그널 데이터다.

4차산업 혁명시대에 의료정보분야에서 현재 가장 고민하고 있는것이 바로 표준화다. 표준화는 4차 산업 혁명을 이루기 위한 공유, 협력, 개방, 소통을 이루기 위한 가장 기본적인 해결책이다.

표준화는 몇 가지 특징을 갖고 있다.

첫째, 한번 정하면 바꾸기가 어렵다. 바꾸어 말하면 잘못 정해진 표준화는 계속 잘못된 길을 갈수 있다는 것을 의미다.

둘째, 표준화에 따라 연관된 다른 인프라도 함께 영향을 미친다. 하지만 확실한 것은 나름대로의 표준화는 4차 산업혁명의 핵심 키워드인 공유, 협력, 개방, 소통을 원활하게 해주는 것만은 확실해 보인다. 그동안 헬스케어 빅데이터정책은 각 병원 단위로 이루어져 왔다.

병원의 헬스케어 빅데이터를 분석하기 위해선 각 병원 단위로 ETL 작업이란게 반드시 필요한데 이는 EMR을 분석하는 시스템마다 다양한 구조적 특징이 있기 때문에 ETL 작업도 나름대로의 전략을 가져오게 된다.

즉, 어떤 병원의 데이터웨어하우스는 일본의 정책을 따르고 어떤 병원의 데이터웨어하우스는 한국의 정책을 따른다.

이렇기 때문에 의료기관 데이터의 공유, 협력, 개방, 소통이 전혀 안 이뤄져 진정한 빅데이터의 가치를 얻을 수 없었다는 거다.

따라서, 만일 이를 일괄적으로 하나의 형태, 즉 일본의 형태이든 한국의 형태이든 하나의 형태로 통일해 준다면 이런 4차 산업 혁명의 키워드를 이루어 낼 수 있을 것이다.

의료정보의 차원에서 이런 표준화를 위한 범위는 IT 인프라의 통일, 서식의 통일, 용어의 통일을 들을 수 있다. 모든 분석 인프라를 동일하게 통일해 주면 모든 시스템에 동일하게 같은 쿼리를 던져 높은 가치를 얻을 수 있다.

이와 같은 철학 하에 만들어진 의학연구 인프라가 바로 분산 연구망이다.

분산 연구망은 서로 다른 병원의 데이터를 표준적인 동일한 데이터의 형태로 만들어 함께 연구하는 환경을 만들어 나가는 것이다.

이를 통한다면 민감한 개인 정보유출을 막으면서 다기관 데이터를 통합 분석할 수 있고 모든 기관이 공통으로 분석 가능한 코드를 사용할 수 있을 것이다.

하지만 단점은 현재의 의료법상 의료데이터는 기관 밖으로 절대 나올 수 없기 때문에 내부적으로 코드를 돌릴 수 있어 통계값이 기관마다 도출될 수 있다는 것이다.

최근 병원에 차세대 유전체 분석기술에 기반한 암패널 검사가 보험수가가 책정되면서 여러 병원들이 이 서비스를 실시 중에 있다. 하지만 대부분의 병원들에서는 이를 분석하기 위한 시설, 장비, 분석 인력을 보유하지 않고 있기 때문에 대부분 전문 유전체 분석 회사에 이를 의뢰하고 있는 상황이다.

임상의사의 관점에서는 유전체로부터 생성되는 변이 정보만 알면 되겠지만 사실 이 과정은 매우 복잡한 과정을 거치며 알게 되는 정보다.

이런 NGS 데이터를 분석하기 위해서는 일련의 분석 파이프라인이란 것을 반드시 거쳐야 하는데 실험실에서 세포를 준비하는 과정부터 이를 NGS장비에 넣는 과정, 시료의 질을 체크하는 과정, DNA 조각들을 reference genome에 mapping하는 과정, Variant를 calling하는 과정, callling된 variant를 annotatoin하는 과정, 그리고 이를 시각화하는 과정 등 일련의 복잡한 과정을 다 거쳐야 한다.

그런데 각각의 과정에는 사용 가능한 분석도구들이 매우 다양해서 만일 서로 다른 도구를 사용할 경우 서로 다른 결과가 나올 수도 있다.

최근에 의료정보분야에서 이슈가 되고 있는 것이 바로 블록체인 기술이다. 블록체인기술이란 원래 비트코인 등 가상화폐시장에서 먼저 관심을 갖고 있던 분야인데 헬스케어 쪽에서는 PHR 즉 개인의료기록을 기반으로 데이터의 소유의 주체를 환자에게 되돌려 주고 이에 대해 환자에게 보상을 해주자는 개념이다.

결국 의료에서 4차 산업 혁명 또한 공유, 협력, 개방, 소통의 문제를 해결하기 다양한 헬스케어 IT인프라를 구축 중에 있고 이를 통해 미래 헬스케어 혁신을 이루겠다는 당찬 포부를 갖고 있다.

이런 시대에 가장 중요한 것은 병원도 이를 준비해야 한다는 것이다. 먼저 가장 중요한 것은 병원이나 학교에 헬스케어 빅데이터학과를 하루 빨리 만들어야 한다.

만일 이런 전문적인 조직을 만들지 않을 경우, 좋은 데이터를 생산해 놓고도 이를 실제 소비할수 있는 consumer로써 활동하지 못하고 매번 자기의 데이터만 내놓은 provider의 역할만 할 것이다.

현재 의과대학 내에서 의료빅데이터와 관련된 다양한 학과를 만드는 것이 유행처럼 되고 있다. 현재 10개 내외의 학교와 병원이 의료정보관련학과를 개설하고 있다.

의료마케팅과 고객관리

5장

학습목표

제 5 장

- 고객과 고객만족의 개념 및 요소에 대해 설명할 수 있다.
- 고객관계관리의 기본 틀, 편익, 결정요소에 대해 이해할 수 있다.
- 고객관계마케팅의 개념과 특징, 관점, 기능, 차원에 대해 설명할 수 있다.
- 고객관계마케팅의 구축효과 및 한계에 대해 설명할 수 있다.

1. 고객만족

1) 고객의 의미

의료기관에서 고객은 병원조직과 접촉하는 개인 및 집단이라고 할 수 있다. 조직의 목표, 조직과의 접촉 특성, 고객 자신의 특징들에 따라 매우 복잡하고 다양하게 구분될 수 있다.

고객은 병원조직과의 상호관계 특성에 따라 다양한 모습을 갖고 있다. 크게 구분해보면, 병원의 내부고객과 외부고객으로 나누어 볼 수 있다. 내부고객은 병원조직의 내부에 존재하는 조직 구성원이며, 이는 수평적인 동료관계와 수직적인 상하관계를 갖는 모든 사람을 의미한다. 반면, 외부고객은 병원의 진료 및 서비스를 받는 의료수요자나 의료기관과 직 · 간접적으로 거래하고 관계를 맺는 모든 사람들을 말한다. 핵심은 병원서비스에 있어 최종적으로 대상이 되는 존재이며 병원경영의 성패를 좌우할 수 있는 평가자라 할 수 있다.

수요와 공급에 따른 고객의 개념을 일반적인 서비스 관점, 경제적 관점, 의료서비스 관점에 따라 분류해 보면, 다음과 같이 나타낼 수 있다. 〈표 5-1〉참조

〈표 5-1〉 수요와 공급에 따른 고객의 개념

구분	서비스적 관점	경제적 관점	의료서비스 관점
수요〉공급	일반적 서비스	피라미드 하층	병자
수요=공급	단순 서비스	소비자	환자
수요〈공급	고객만족 서비스	역 피라미드 상층	고객

고객은 시대적 · 사회적 환경에 의해 의미가 변화해 왔는데, 이는 병원의 고객에 대해 사회적 · 문화적 그리고 병원이 추구해야 할 서비스의 정도에 따라 그 의미가 다르게 사용되고 있다. 결국 이는 의료수요인 고객에 대한 병원이 추구해야 되는 패러다임의 변화를 의미하는 것이다. 의료 수요인 고객에 대한 개념 변천과정을 살펴보면 〈그림 5-1〉과 같다.

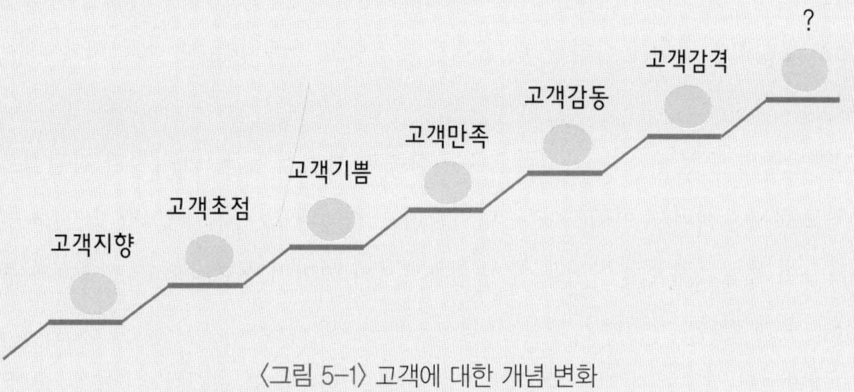

〈그림 5-1〉 고객에 대한 개념 변화

고객은 의료기관의 자산이다. 의료기관이 환자와 관계를 맺으면, 고객생애의 단계를 거치면서 고객과의 관계를 유지하고 강화하게 된다. 의료기관과 고객과의 관계가 강화되면, 고객은 수익을 창출한다. 그러나 모든 고객이 동일한 수익을 창출하지 않는다. 따라서 의료기관에 대한 수익의 기여도 차이로 수익성이 높은 고객과 낮은 고객을 분류하게 된다.

현재의 의료수요에 대한 병원의 중요한 역할은 고객을 얼마나 만족시키느냐이다.

고객만족은 일반적으로 고객이 제공받는 제품이나 서비스가 고객의 욕구 및 기대를 최대한 충족하는 것을 의미한다. 고객만족은 고객에게 신뢰감을 구축하는 중요한 요소이다. 이러한 고객만족은 제품과 서비스에 대한 연속적인 소비로 인하여 제품이나 서비스 제공자로 하여금 매출 증가는 물론, 조직의 마케팅 활동에 중요한 수단이 되고 있다.

2) 고객만족의 요소

일반적으로 의료기관에서 고객만족의 구성 요소는 하드웨어적인 요소인 의료상품, 소프트웨어적인 요소인 고객서비스, 인간적인 요소인 의료인의 이미지 등의 3가지가 있다. 이와 같은 요소를 종합한 것이 고객만족도가 된다.

의료서비스는 일반상품과는 달리 의료인의 특성이 표현되지 않으면 안 된다. 의료인의 특성은 의료인이 서비스에 임하는 자세이며, 다른 의료인의 서비스 성격과 차별화를 시켜주는 요인이 된다. 또한 의료인은 상품의 일부가 되어 의료인의 특성과 서비스의 성격이 강하게 나타날 때, 고객을 유인하고 만족시켜주는 에너지가 되는 것이다.

고객만족의 구성 요소는 직접적으로는 상품과 서비스 등 두 개이지만 간접적으로는 앞으로 중요시되는 이미지이다. 이미지에는 직원태도, 친절, 처리절차, 전화응대, 말투 등이 충실하게 이루어졌을 때 병원으로서의 이미지가 향상되고 고객에게 좋은 인상을 주게 된다.

고객만족의 정도는 지각된 수준과 기대치 간의 함수라고 정의할 수 있다. 만약 지각된 수준이 기대 수준에 미치지 못하면 고객은 불만족하게 된다. 반면에 지각된 수준이 기대에 일치하면 고객은 만족하고 기대수준을 초과하면 만족도가 높아진다.

- 지각(P) 〈 기대(E) ⇨ 불만족(이용 중지)
- 지각(P) = 기대(E) ⇨ 만족(계속 이용)
- 지각(P) 〉 기대(E) ⇨ 이상적인 만족(재이용)

고객만족 수준에 따라 고객이 지속적인 관계를 가지고 서비스를 재이용할 수도 있다. 그러나 이용을 중지하거나 이탈하는 경우가 발생할 수도 있기 때문에 고객만족을 향상시키려는 노력은 시장점유율이나 수익과 직결되는 핵심적인 경영전략이라고 할 수 있다.

고객만족이 기대수준과 지각된 수준의 차이에 의해 결정된다고 할 때, 고객의 만족/불만족을 파악한다는 것은 현재 고객이 받은 서비스 결과에 대해 지각된 수준과 기대 수준의 차이를 분석함으로써 가능하다. 이와 같은 노력들이 구체적으로 실행되기 위해서는 고객의 기대수준이나 지각된 수준을 결정하는 요인에 대한 이해가 필요하다. 〈그림 5-2〉 참조

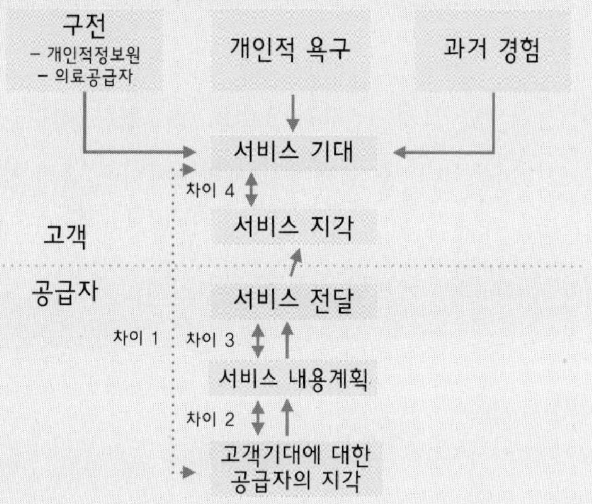

〈그림 5-2〉 고객의 기대와 지각의 차이

자료원_Zelthaml VA, Parasuraman A, Berry LL Dellvering Quallty Service : Balancing Customer Perception and Expectations. Free Press. 1990

3) 고객가치

고객만족을 위해 고객들이 제품이나 서비스에 대한 가치를 인정해야 한다. 어떤 분야의 고객들과 마찬가지로 의료기관의 고객들도 자신의 가치를 극대화할 수 있는 기준을 가지고 있다는 점을 인식하여야 한다.

고객들은 이 기준에 가장 적합한 의료기관을 찾기 위해 노력한다. 정보를 탐색하

는데 소요되는 비용, 제한된 지식, 정해진 소득의 제약조건 속에서 가치를 극대화하고자 한다. 그러므로 고객들이 가지고 있는 보편적인 가치 기준에 의료기관이 얼마나 가까워질 수 있느냐에 따라 고객을 만족시킬 수 있는 정도가 결정된다.

마케팅의 관점에서 볼 때, 고객들은 의료기관을 이용할 때 자신에게 최대한의 가치를 준다고 믿는 의료기관을 선택하게 된다. 여기서 가치는 개념적인 것으로서 구매할 제품과 서비스를 통해 고객들이 자신의 욕구를 만족시킬 수 있는지의 여부를 예측한 것이다. 즉, 고객이 최소의 비용으로 제품이나 서비스를 획득, 소유 및 사용함으로써 욕구를 만족할 때 비로소 고객은 이에 대해 가치를 느끼는 것이다.

따라서 고객들이 자신의 가치를 높일 수 있다고 인식하는 의료기관을 선호하게 되며, 의료기관 입장에서는 의료서비스에 대한 높은 가치를 제공하도록 노력하여야 한다.

고객에게 전달되는 가치는 크게 두 가지 요소로 구성된다. 하나는 총 고객가치이고 다른 하나는 총 고객비용이다. 총 고객가치는 의료서비스 질의 가치, 서비스가치, 의사 가치, 심리적(믿음) 가치, 이미지 가치 등으로 구성된다. 총 고객 비용은 의료서비스 비용, 시간비용, 이동비용, 기회비용 등으로 구성된다.[1] 〈그림 5-3〉 참조

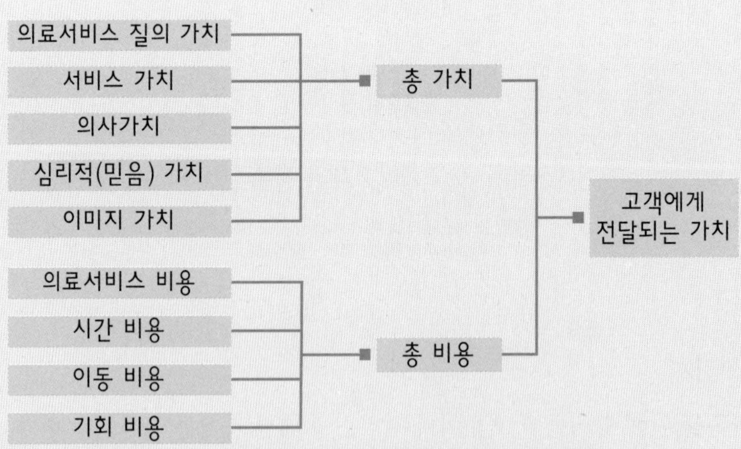

〈그림 5-3〉 고객가치의 결정요소

1) 원융희(2005), 병원서비스코디네이터의 이론과 실무, 대학서림, pp.122-123.

4) 고객만족 결정요소

고객과의 관계를 돈독하게 유지하는데 가장 중요한 요인은 상품이나 서비스에 대해 고객을 어떻게 만족시키느냐에 있다. 고객만족을 결정하는 요소는 크게 직접적 요소와 간접적 요소로 구분할 수 있다. 직접적 요소로는 병원이 제공하는 의료서비스이고, 간접적 요소로는 고객에게 느껴지는 병원의 이미지이다.

과거에는 고객만족의 비중이 병원이 제공하는 의료의 품질이나 기능, 가격 등에 치중되어 있었다. 그러나 현재는 의료의 디자인이나 편리성 등 고객이 사용시 느끼는 감성적인 부분도 강조되고 있다. 또한 병원의 서비스 비중도 점점 높아지고 있다.

병원이 제공하는 의료서비스와 더불어 사회와 환경에 대한 병원의 활동도 고객만족의 중요한 결정요소가 된다. 아무리 의료서비스가 우수하더라도 병원이 사회와 환경문제에 대해 적극적인 자세를 보이지 않는다면 고객의 만족도는 떨어지게 된다.

병원의 고객만족을 결정하는 요소는 고객에게 약속한 바를 분명하게 제공하는 신뢰감, 의사의 능력과 용모, 관련된 유형자산, 고객에게 감정적으로 느끼는 관심의 정도를 나타낸 감정이입, 고객을 서비스하는 의지와 의사의 반응정도, 고객의 치료에 대한 보증 및 확신의 정도가 해당된다. 〈그림 5-4〉 참조.

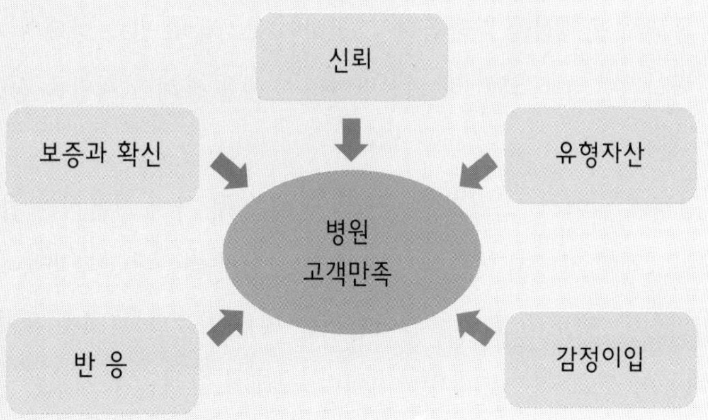

〈그림 5-4〉 고객만족의 결정요소

5) 고객만족 경영

의료기관의 양적 증가로 인한 치열한 경쟁과 경영난, 의료시설을 이용하는 고객들의 욕구와 기대가 다양해지고 높아져 가고 있다. 이러한 환경변화로 인하여 의료기관의 고객만족 경영에 대한 관심은 매우 확대되고 있다.

의료기관이 조직운영의 성공전략으로 중요시하고 있는 고객만족 경영을 통해 고객의 욕구와 기대를 충족시키기 위하여 경영의 초점이 달라지고 있다. 과거 의료기관의 수동적인 입장에서 고객을 지향하는 능동적인 자세로 변화할 수밖에 없는 상황이 된 것이다.

고객만족 경영은 고객이 기대하는 수준보다 상회하는 고객만족을 창출하는 것이며, 고객만족을 조직적 · 지속적으로 창출하는 경영을 말한다. 궁극적으로는 고객에게 기쁨과 만족을 주고 고객지향 최우선 경영 형태로 전환하여 한번 고객이 되면 평생고객이 될 수 있도록 신뢰관계를 이루어 가는 것을 뜻한다.

최종 고객들이 기대와 욕구 수준, 의료서비스 상품을 지각한 것과의 차이의 정도, 즉 고객만족도를 조사하여 고객의 기대와 욕구의 파악, 자기 병원과 경쟁병원의 위치파악 및 의료서비스 그리고 이미지에 대한 파악을 분명히 할 수 있는 것이다.

산출된 고객만족도는 해당 업종이나 항목을 측정하는 기준 역할을 하는데 타 병원과의 비교를 통해서 문제점을 파악한다. 그리하여 고객들의 만족 상태와 재이용에 영향을 미치는 핵심적인 요소 파악 및 개선방안의 모색을 통해 고객만족 경영전략을 수립할 수 있는 것이다.

고객만족 경영에 있어서 그 결과는 병원의 판매가 두 가지 기본적인 집단, 즉 새로운 고객과 반복고객에 의해서 이루어지고 있다. 그렇기 때문에 고객만족이 경영에 중대한 영향을 미친다. 새로운 고객을 끌어들이는 데는 기존의 고객을 유지하는 것 보다 더 많은 비용이 소요되는 것이 일반적이다. 그래서 고객을 유지하는 것이 새로운 고객을 유치하는 것보다 더 중요하다.

고객만족을 향상시키기 위해서는 고객경영을 창출하는 경영구조가 되어야 한다. 현재의 상황에서 고객만족을 향상시키기 위하여 정책을 입안하고 실행하기 위해서는 단지 아이디어가 풍부한 최고경영자와 우수한 스텝만 있다고 되는 것이 아니다.

당장의 문제해결은 할지 몰라도 변화하는 고객의 기대에 지속적으로 부응할 수 있는 경영체질은 될 수 없다.

고객만족 경영실현을 위한 전략은 현상의 고객만족 그 자체를 향상시키는 전략과 그 근간이 되는 고객만족을 창출하는 경영체질개선 전략의 두 가지를 추진력 있게 병행해야 한다.

고객만족 향상을 위한 직접적인 대책을 입안하여 실행하는 과정을 통해 이후, 계획적 · 조직적으로 계속 구조를 정비해 가는 것이 중요하다. 이러한 고객만족을 성공적으로 수행하기 위해서는 고객관계마케팅을 효과적으로 수행하는 것이 핵심이다.

2. 고객관계관리

1) 고객관계관리의 이해

고객관계관리(Customer Relationship Management, CRM)는 1980년대 이후 세계화 개념과 다국적 기업의 등장으로 인해 생산만 하면 소비가 되던 기업 환경에서 고객 중심, 고객 지향적 경영방침으로의 변화부터 시작되었다. 이는 조직의 이윤 창출이 단순한 생산을 통한 소비에 있는 게 아니라, 제품과 서비스를 제공받는 고객의 요구 파악이 마케팅 성공의 열쇠임을 말해주는 것이다. 시대에 따라 고객관계관리는 다음과 같이 변화하고 발전되어 왔다. 〈표 5-2〉참조

〈표 5-2〉 고객관계관리의 발전과정

구 분	1970년대	1980년대	1990년대	90년대 이후
경제특징	Mass(Macro) Marketing	Segement(Micro) Marketing	Target(Niche) Marketing	Database Marketing
대 고객관점	수동적 구매자	선택적 구매자	다양한 구매자	능동적 파트너
고객과의 관계	일방향 공급	고객만족도 측정 일방적 관계	그룹화된 고객과의 일방적 관계	개별고객과 쌍방향 의사소통
고객 관리	판매	CS	DBM	CRM

고객관계관리(CRM)는 고객에 대한 심층적이고 광범위한 분석과 관계를 바탕으로 고객에게 적합한 서비스를 제공함으로써 고객과의 관계를 지속, 기업의 경쟁력을 높이는 행위이다.

또한, 고객관계관리는 영업, 마케팅, 비즈니스 고객관리 프로세스를 모두 포괄하고 있다. 고객관계관리시스템은 고객들의 관리를 마케팅 전담부서만으로 운영하는 데서 벗어나 전사적인 차원에서 대처와 방안을 강구하는 것이다. 이는 결국 신규 고객을 유치하는 것보다 고객을 유지하는 것이 효율적임을 깨닫게 되어 한 사람의 우수한 고객을 통해 조직의 수익성을 높이고 고객을 유지하는 것에 목적을 갖고 있다.

모든 조직은 고객 유실률을 감소시키는데 투자를 해야 한다. 오늘날의 모든 우량 조직은 고객유지에 많은 노력을 기울이고 있다. 시장의 대부분은 성숙기에 접어들어 안정된다. 거의 모든 분야에서 다수의 신규고객이 유입되는 일은 거의 없다.

경쟁은 치열해지고 있고, 신규고객을 유인하는 비용도 상승하고 있다. 이러한 시장에 있어 신규고객을 유인하는 비용은 일반적으로 수비적 마케팅보다 더 많은 비용이 들어간다. 그 이유는, 공격적 마케팅은 경쟁사에서 만족하고 있는 고객을 빼앗아 오는데 많은 노력과 투자를 필요로 하기 때문이다.

2) 고객관계관리의 기본 틀

고객관계관리는 신규고객의 획득, 기존 고객의 유지 및 고객 수익성을 증대시키기 위하여 지속적인 커뮤니케이션을 통해 고객행동을 이해하고 이에 영향을 미치기 위한 통합적 접근이다. 따라서 고객관계관리는 고객학습을 기반으로 유효적절한 고객대응을 위한 기본 틀을 필요로 한다.

개인적 관계에서 상대방과 관계를 형성하기 위한 이해와 친교의 수준은 시간이 경과함에 따라 성장하듯, 비즈니스 세계에서도 마찬가지다. 조직 간의 경쟁이 치열하기 때문에 고객들은 광범위한 선택상황 아래서 자기만족을 도모하려고 한다는 사실을 인식해야 한다.

고객관계관리는 3단계가 있다. 바로 획득, 강화, 유지이다. 이 단계는 고객의 수명주기 차원에서 적용되며, 서로 연관성을 갖는다. 〈그림 5-5〉 참조 첫 단계에서 조직은 편의와 혁신의 실적을 바탕으로 제품/서비스의 편익을 촉진함으로써 신규고객을 획득한다. 이 때 고객을 위한 가치 제안은 뛰어난 서비스를 뒷받침하는 우수한 제품을 제공하기 위해 차별화, 이노베이션, 편의를 제공해야 한다.

둘째 단계에서 조직은 교차판매(cross-selling)와 격상판매(up-selling)에서 탁월함을 고무함으로써 고객과의 관계를 강화한다. 이 때 고객을 위한 가치 제안은 낮은 가격에 보다 큰 편의를 제공해야 한다. 패키지 상품제공, 비용절감, 고객서비스를 확대하는 것이 이에 해당된다.

세 번째 단계인 고객의 유지는 서비스 적응성에 초점을 둔다. 다시 말하면, 시장이 원하는 바가 아니라 고객이 원하는 바를 배달하는 것이다. 이 때 고객을 위한 가치제안은 고객의 관심에 맞추어 소구하는 전향적 관계의 제공이다. 따라서 고객에게 알맞은 상품이나 서비스의 적용가능성, 고객의 요구청취, 신제품개발 등의 활동을 이어가야 한다. 오늘날 선도적인 조직은 신규고객을 획득하기보다 좋은 고객을 유지시키는 데에 역점을 둔다.[2)]

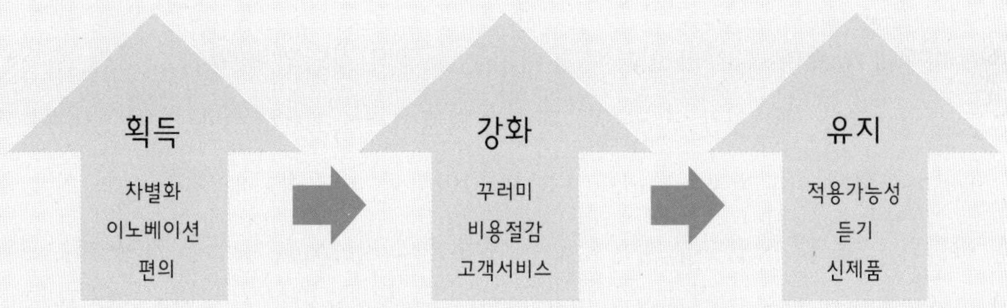

〈그림 5-5〉 CRM의 3단계

3) 고객관계관리의 편익

효과적인 고객관계관리를 통해 많은 의료기관들은 판매와 고객애호도의 증진을 기대할 수 있다. 이러한 개선의 모습은 직접적으로 비용절감과 수익의 증대를 확보하여 더 높은 이윤을 창출하는 것이다. 이익을 창조하는 고객과의 관계유지를 통해 성

2) Rabi Kalakota and Marcia Robinson(1999), *E-Business : roadmap for success*, Addison Wesley Longman, pp.114-115.

장하기 위한 전략적, 통합적 접근방법인 고객관계관리의 편익은 다음과 같다.[3)]

① 고객의 수를 증가시킨다.

② 높은 유지율을 달성시킨다.

③ 가장 이익을 주는 고객을 유지한다.

④ 보다 큰 고객점유율을 달성한다.

⑤ 제품관점보다 고객관점에서 본다.

⑥ 친밀한 관계를 통한 애호도에 의해서 고객을 형성한다.

⑦ 고객과 함께 생애관계를 형성한다.

4) 고객관계관리 과정

의료기관에서의 고객관계관리는 환자의 질병치료나 검진에 대해 다양한 채널로 병원의 마케팅을 지원하는 시스템이다. 특정 개개인에 적합한 맞춤서비스를 제공함으로써 고객과의 관계를 지속적으로 강화해 나가는 기법이다.

최근 일부 병 · 의원에서 도입하여 적용하기 시작한 고객관계 관리는 진료 개념 자체를 바꾸고 있으며, 환자가 아파서 찾아가는 소극적 개념의 병원이 아니라, 환자의 건강을 챙겨주고 책임지는 적극적인 개념의 의료기관으로 변화하고 있는 것이다.

의료기관에서의 고객관계관리의 도입은 의약분업, 병원평가제 도입 등의 의료 환경 변화와, 소득 및 생활수준 향상으로 인한 고객의 의료의식 향상을 가져왔다. 그래서 의료기관들로 하여금 고객의 요구에 맞는 투자와 의료서비스 개선을 지속해야 하는 과제를 주고 있다.

고객관계관리는 정확한 고객정보를 토대로 고객의 특성을 파악하여 고객 개인별 요구에 맞는 서비스를 수행함으로써 고객의 만족도를 향상시키기 위한 방법이다. 고객관계관리를 통하여 병원에 대한 고객 충성도를 유도할 수 있으며, 나아가 수익 향상과 매출증대 효과를 기대할 수 있다.

의료기관에서 고객관계관리의 적용은 고객정보의 기준과 분류체계를 정확하게 하고 고객 특성에 따라 적절한 정책을 고려해야 한다. 또한, 모든 병원에 동일한 고객관

---

3) 고경순(2004), 경험마케팅, 대명, pp.312-326.

계관리를 적용할 수 없으므로 각 병원의 수준, 지역적 특성, 진료과목에 따라 그 형식과 내용에 적절한 고객관계관리를 개발해야 한다.

향후 의료시장의 무한경쟁에 있어서 경쟁우위를 차지하기 위해서는 기업경영에서 볼 수 있듯이 보다 공격적인 마케팅과 고객서비스가 실행되어야만 한다. 그래야 병원의 수익성 개선과 안정적 고객 확보를 보장받을 수 있을 것이다. 따라서 병원의 고객유치 및 고객유지의 측면에서 볼 때, 고객관계관리의 역할은 점차 확대될 것으로 예측되고 있다.

국민건강보험공단, 일산병원 등 고객관계관리를 도입하여 서비스를 시작하면서 환자진료 예약 이행률이 상당히 높아지고 있다. 또한 환자들의 진료대기시간도 감소한 것으로 알려져 있다. 이 병원에서는 환자에게 진료 예약 내용을 문자메시지를 통해 전달하는 것 외에 무선인터넷 연결을 통해 환자들이 직접 병원의 예약 현황에 대해 확인하는 서비스까지 실시하고 있다.

일반적으로 고객관계관리를 구축하기 위해서는 데이터베이스 구축, 데이터베이스 분석, 고객의 선별, 관계마케팅 설정, 인간적 관계구축, 고객관계관리 평가 과정을 거친다.[4] 〈그림 5-6〉 참조

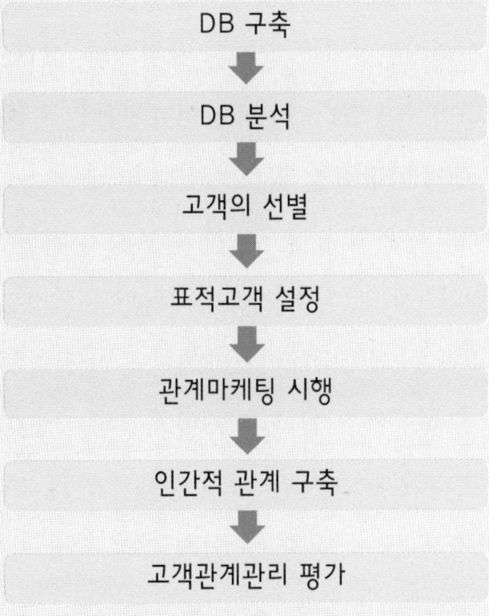

〈그림 5-6〉 고객관계관리의 모델

4) 박주희 외(2005), 의료기관 CRM, 대학서림, p.191.

3. 고객관계마케팅

1) 고객관계마케팅 의미와 특징

고객관계마케팅은 타 의료기관과 경쟁우위를 확보하기 위한 수단으로 기존고객이나 충성도가 높은 고객을 유지하고 강화하는 활동이다.

과거 마케팅이 주로 일회적인 거래나 교환이었던 형태에 비해 고객관계마케팅은 의료기관 이용자가 장기적이고 지속적인 관계를 통해 서로에게 이익이 될 수 있는 마케팅 전략으로 의료기관과 고객과의 인간적인 관계에 중점을 두고 있다. 즉, 고객관계마케팅은 의료기관과 이용자 사이의 지속적인 관계형성과 강화가 핵심이다. 고객관계마케팅 접근방식으로는, 고객과 끊임없이 대화하면서 관계를 강화하고 원하는 의료서비스를 정확히 파악해 고객 만족도를 높이는 대응전략이다.

고객관계마케팅의 과정에서는 잠재적 고객이 현재고객으로 전환되고, 의료기관 이용에 친근한 고객으로 발전시키게 된다. 지속적인 관리와 의사소통을 통해 동반자로 나아가 충성고객으로 발전하는데 필요한 장기적이고 필수적인 절차이다. 이는 단순히 일회성이 아니라 꾸준한 정성을 가지고 지속적으로 실행시켜야 하는 것이다.

의료서비스는 특정 의료기관을 한번 이용하게 되면, 자신의 진료와 관련된 기록이 해당 의료기관에 데이터베이스화되어 장기간 보관된다. 그러므로 다음 진료시에 추적관리가 이루어지는 편리함이 있다. 따라서 의료기관은 기존고객을 효과적으로 관리하기 위해 지속적인 관계를 강화할 필요가 있다.

최근 고객관계마케팅은 병원의 경쟁우위를 확보하기 위한 수단으로 많은 관심을 가지고 추진하는 마케팅활동이다. 과거 거래마케팅의 유통경로에서 고객관계 유지를 중시하는 마케팅과 고객만족, 데이터베이스마케팅 등이 진화하여 출현한 고객관계마케팅으로 점차 그 중심이 이동하고 있다. 거래마케팅에서 중요시하던 단순한 일회적 교환거래에서 벗어나, 고객관계마케팅은 거래 당사자 간의 거래가 일회성이 아닌 지속성에 중점을 두고 장기적으로 이용할 수 있게 하여 쌍방 간 모두 이익을 볼 수 있도록 하는 개념이다.

즉, 고객관계마케팅이란 서비스제공자가 고객 등 이해관계자와 강한 유대관계를 형성하고 유지하며 발전시키는 과정이다. 장기간에 걸친 이익을 확보하기 위해 고객과의 대화를 창조하고 더 좋은 서비스를 제공하는 것이다. 따라서 병원과 고객을 포함한 모든 참여자들이 항상 거래만을 목적으로 하는 것이 아니라, 서비스의 공동생산, 연구와 개발, 마케팅과 같은 다양한 가치 창출을 위하여 공동으로 참여하는 것이며 의료서비스분야를 중심으로 널리 사용되고 있는 개념이다.

고객관계마케팅을 강화하기 위해서는 고객의 시간과 노력을 절약해 주는 편의를 제공함으로써 부정적 감정을 낮추고 고객만족을 증대시켜야 한다. 의료서비스이용에 만족하는 고객은 병원에 대한 신뢰와 함께 애착을 가지게 되고, 병원과 고객과의 관계를 형성시키는 결속의 과정을 거쳐 생애 지속적으로 병원을 이용하는 충성고객으로 발전하게 된다.

의료기관에서 추구하고 있는 고객관계마케팅의 특징을 살펴보면 아래와 같다.

첫째, 고객 지향적이다. 둘째, 고객과 생애 전체에 걸쳐 관계를 구축하고 강화시켜 장기적인 이윤을 추구한다. 셋째, 고객과 병원과의 상호적인 혜택과 신뢰를 바탕으로 윈-윈(win-win)의 결과를 위한 쌍방향의 관계를 형성한다. 그리하여 지속적인 관계로 발전시킨다. 넷째, 정보기술에 기반한 과학적인 제반환경의 효율적인 활용을 요구한다. 다섯째, 고객과의 지속적인 접촉을 통해 쌍방향 커뮤니케이션을 지속한다.

이와 같이 의료기관의 입장에서 고객은 출생에서부터 사망까지 지속적인 관계를 형성시키기 위해 노력한다. 병원은 치열한 경쟁구도에서 신규환자 유치는 물론, 기존 환자를 유지시키기 위해 고객관계마케팅의 역할이 매우 중요하다고 할 수 있다.

2) 고객관계마케팅의 관점

의료서비스는 복잡한 고관여 서비스로 지속적으로 동일한 병원과 관계를 유지함으로써 개별적인 서비스를 받을 수 있고 위험을 줄일 수 있다. 또, 의료기관은 이러한 고객을 통해 수익을 창출하고 조직을 운영하는 기반이 된다. 그렇기 때문에 쌍방간의 관계형성에 소홀히 해서는 안 된다. 따라서 고객과의 관계를 강화하고 유지를 위한 마케팅활동은 의료기관 입장에서 매우 중용하다. 고객관계마케팅을 강조해야 되는 필연성에 대해 몇 가지 관점에서 살펴보면 다음과 같다.

첫째, 고객을 보는 관점에서 보면, 기존의 전통적인 거래마케팅이 일단 팔고 보자는 판매극대화 목표에 따라 신규고객의 획득에 초점이 맞추어져 있어 고객은 판매대상일 뿐이다. 그러나 관계마케팅은 고객과의 지속적인 관계를 형성한다. 그리하여 충성도 높은 평생고객으로 유지하여 자연스럽게 장기적으로 수익성을 증대시키고자 하는 것이다. 병원과 함께 하는 동반자 관계로 보는 관점이 그 출발점이라 할 수 있다. 따라서 단기적인 거래 실적보다는 장기적인 고객 생애가치에 중점을 두고 있다.

둘째, 고객과의 의사소통 관점에서 보면, 전통적 마케팅이 대중매체를 통하여 고객으로의 일방적인 메시지전달에 의존했다면 관계마케팅은 뉴미디어를 바탕으로 조직과 고객 간 다양한 수단을 통해 쌍방향 소통을 강조하고 있다. 병원과 환자간의 쌍방향 커뮤니케이션을 통해 병원이 고객에게 제공한 정보를 개인이 직접 반응할 수 있어 고객차별화의 기초가 된다. 예를 들면, 진료나 검사를 예약해 둔 고객에게 미리 예약한 내용을 보내거나, 고객이 예약된 검사나 진료를 받지 못할 경우 병원에 미리 통보해주는 것과 같은 것이다.

셋째, 경제 패러다임 관점에서 보면, 전통적 거래시장에서는 주로 많은 고객에게 많은 제품을 생산하여 판매하는 대량생산 · 대량판매를 위한 규모의 경제를 중심으로 하였다. 반면 관계마케팅은 고객이 선호하는 다양한 제품을 생산하고 제공함으로써 거래기간을 장기간 유지하는 범위의 경제를 지향하고 있다. 따라서 대규모 경제에서 범위의 경제로 변화함에 따라 패러다임 또한 바뀌고 있다.

넷째, 마케팅성과 지표관점에서 보면, 전통적 마케팅에서는 시장점유율이 목표였으나 관계마케팅에서는 고객점유율로 바뀌게 된다. 시장점유율이란 불특정 다수의 고객을 하나의 동질적인 시장으로 보고 동질적인 시장 내에서의 점유율을 높이는 것이 주된 목표였다. 그러나 관계마케팅은 고객의 생애가치 중에서 특정의 조직이 차지하는 고객점유율 비중을 목표로 한다. 따라서 상품을 가능한 한 많은 고객에게 판매하는 전통적인 마케팅방법에서 고객 개개인의 개별고객 당 관련 지출부분 중에 특정 병원의 이용에 따른 비중, 즉 고객점유율을 높이는 것이 관계마케팅의 목표가 된다.

다섯째, 차별화 관점에서 보면 관계마케팅에서는 차별화의 초점이 제품뿐 아니라 고객으로 확산된다. 제품차별화와 같이 고객을 차별화하는 것이 중요한 것은 병원의 이익이 제품에서 나오는 것이 아니라 고객에서 나오는 것으로 보기 때문이다.

정보통신기술의 발달과 인터넷문화가 급속하게 진행되면서 병원도 이젠 데이터베이스 마케팅 및 사이버마케팅이 가능해졌다. 많은 병원에서 자체정보시스템을 구비하면서 환자에 대한 정보를 분석하고 그들이 요구하는 다양한 욕구를 충족시켜주고 있다. 아울러 그들의 불만을 청취하고 신속하게 해결해 줌으로써 병원과 고객인 환자가 평생관계를 유지하도록 통합적으로 관리하는 데 초점을 맞추고 있다.

3) 고객관계마케팅의 기능

고객관계마케팅의 기능은 다양하지만 여기에서는 사회적 강화기능, 재확인 기능, 효익 기능, 고객 문제해결기능, 서비스 맞춤기능, 서비스 제고기능으로 분류하여 살펴보기로 한다. 적어도 6가지 기능들 중 1개 혹은 그 이상을 수행할 수 있도록 설계되어야 한다. 이러한 기능들 각각은 고객서비스에 부가가치를 줄 수 있어야 한다.[5] 〈그림 5-7〉 참조

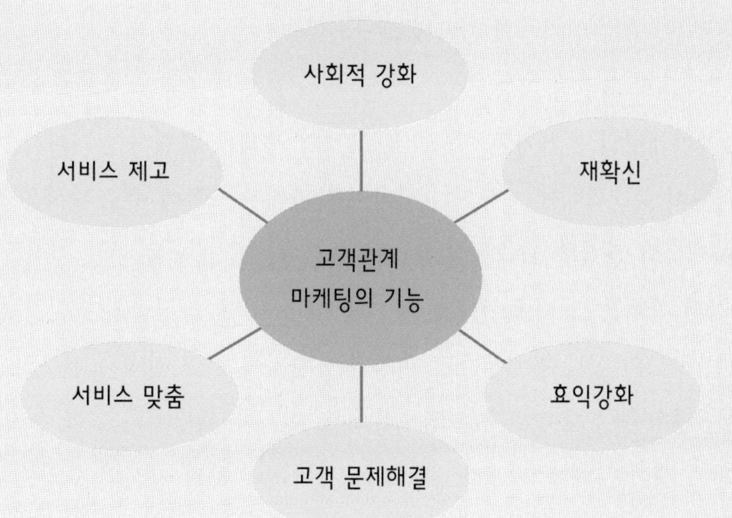

〈그림 5-7〉 고객관계마케팅의 기능

5) 박창식(2007), 병원마케팅의 이해, 대학서림, pp.77-78.

첫째, 사회적 강화의 기능

사회적 강화란, 고객의 존중 및 우호관계 니즈를 의미한다. 예를 들면, 고객에게 유행하는 전염병을 문자나 이메일을 통해 알려주거나, 생일날 카드나 문자를 보내는 것은 사회적 강화를 제공해 주는 것이다.

둘째, 재확신 기능

두 번째 부가가치 활동은 재확신이다. 재확신은 신뢰성, 확신성, 관심 등의 개념을 포함하고 있다. 고객과 계속 접촉하는 것은 재확신을 나타내 줄 수 있다. 예를 들어, 치료를 한 환자에게 치료에 대한 서비스 정도의 확인, 또는 치료 후 상태 등에 대해 전화로 물어보는 것은 고객에 대한 그들의 관심을 보여주고 있는 것이다.

셋째, 효익 강화의 기능

관계마케팅이 제공해 줄 수 있는 세 번째 기능은 효익 강화이다, 효익 강화는 어떤 서비스가 고객에게 이로운 것인가를 알려주는 것도 포함하고 있다. 효익 강화는 고객이 경험하게 될지도 모르는 어떤 인지적 불일치를 감소시키는데 도움이 될 수 있다. 의사가 환자에게 행해진 수술에 대해서 수술시행의 결과가 훨씬 좋았다는 점을 상기시켜 주는 것도 이 기능의 사례에 해당된다.

넷째, 고객문제 해결의 기능

고객관계마케팅의 부가가치 기능으로 고객의 문제를 해결하는 것이다. 데이터베이스 마케팅이 고객들에게 제품이나 서비스를 판매하는 쪽에 주로 관심을 갖고 있다면 관계마케팅의 관심은 고객들이 문제를 해결하는데 도움을 주는 것이라고 할 수 있다. 따라서 판매는 그 다음 문제인 것이다. 예를 들면, 의원급 병원이 자신이 치료할 수 없는 정도의 심각한 질병으로 추정되는 환자에게 그 질병을 전문적으로 치료할 수 있는 병원을 소개시켜 주는 경우가 바로 여기에 해당된다고 할 수 있다. 목표는 자신의 고객이 문제를 해결하도록 하는 것이 중요하지 자신의 수익증대가 아닌 것이다.

다섯째, 서비스 맞춤의 기능

이 기능은 의료서비스에 대해서 고객에게 적절한 맞춤화를 제공해 주는 것이다. 의료서비스 제공기관이 자신의 특정한 니즈를 맞춰주기 위해서 의료서비스를 구체적으로 만들어 가고 있음을 고객들이 느낄 수 있어야 한다. 맞춤화 방식을 채택하고 있는 서비스조직들에게 이러한 접근방법은 그들의 서비스철학의 자연스러운 부분인 것이다. 가능한 한 고객의 요구를 반영한 진료와 치료를 하는 것은 훨씬 고객들의 마음을 가까이 할 수 있는 의료서비스 맞춤에 해당되는 기능이라 할 수 있다.

여섯째, 서비스 제고의 기능

고객들은 자신들이 보여 주고 있는 충성도에 대해서 어떤 보상을 얻게 되어 특별대우를 받게 된다. 병원에서 로얄 고객들은 별도로 만들어진 특별한 공간에서 부가서비스를 제공받으면서 진료와 치료를 받을 수도 있다. 이러한 의료서비스 제고는 의료기관과 고객 사이의 유대를 더욱 더 강화시키는 기능을 담당한다.

4) 고객관계마케팅의 차원

고객관계마케팅을 수행하여 효과적인 결과를 낳기 위해서는 4가지 핵심차원인 유대(bonding), 감정이입(empathy), 호혜관계(reciprocity), 그리고 신뢰(trust)가 조화를 이루어야 한다.[6] 〈그림 5-8〉 참조

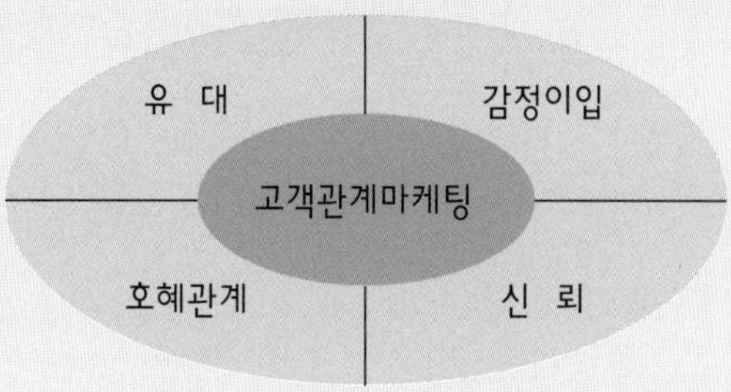

〈그림 5-8〉 고객관계마케팅의 차원

(1) 유대

서비스제공자와 고객의 쌍방은 장기적 관계를 개발하기 위하여 서로 유대를 강화해야 한다. 즉, 쌍방 간의 상호이익이나 의존상태는 그들을 결속할 만큼 충분히 강력

6) Louis E. Boone and David L. Kurtz(1998), *Contemporary Marketing Wired*, 9th ed., The Dryden Press, p.339.

해야 한다. 만일 그 유대가 약하다면, 그 관계는 언제나 해산하는 심각한 위험에 처한다. 유대가 강할수록 관계를 위한 쌍방의 관여도는 높아진다. 의료기관과 고객과의 관계를 지속하기 위해서는 유대를 강화하는 마케팅이 필요한 것이다.

(2) 감정이입

감정이입에 대해 상대방의 관점에서 상대를 보는 능력은 관계의 개발에 있어서 또 하나의 정서적 연결고리이다. 예를 들어, 병원이용의 편의와 대기시간절약 서비스의 제공이라든지, 고객에 대한 개인적인 일상사까지 마음으로 공감할 경우 고객은 감동을 받게 된다.

(3) 호혜관계

장기적인 관계는 쌍방 간의 주고받는(give and take) 행태를 통해 형성된다. 즉, 일방이 그 자신의 욕구가 생길 때 같은 대우를 받기 위한 교환으로서 상대방에게 인정과 허락을 제공한다. 호혜관계라고 불리는 이 주고받기 과정은 그들을 더욱 밀착하도록 묶는 당사자 간에 하나의 '관여의 망'이 된다. 병원 내 구성원 간의 호혜관계는 물론이고, 병원과 이해관계자와의 관계도 서로 주고받는 관계가 있어야 더욱 긴밀한 협조가 이루어질 것이다. 따라서 병원은 내부구성원뿐만 아니라 이해관계자 집단과 혜택을 제공해줄 수 있는 관계형성의 노력이 필요하다.

(4) 신뢰

신뢰는 궁극적으로 장기간에 걸쳐 함께 관계를 유지하는 접착제이다. 신뢰는 상대방의 성실성에 따른 한 쪽의 믿음의 정도를 말한다. 쌍방 간의 관여가 원만하게 이루어질 때, 그들은 신뢰와 관계를 강화한다. 그러나 그들이 관여를 충족하지 않을 때 신뢰는 손상된다. 신뢰가 강할수록 쌍방 간의 협동관계는 더욱 커진다. 의료기관은 고객과의 신뢰를 확보하기 위해 성실함과 믿음으로 상대하는 고객관계마케팅을 수행해야 한다.

5) 고객관계마케팅 구축

관계마케팅의 전형적인 구축 단계는 다음과 같다. 〈그림 5-9〉참조

(1) 1단계 : 현황 평가

기존에 보유하고 있는 자기 병원의 내 · 외 자료를 바탕으로 개괄적인 수준의 환경 분석을 시행하고, 고객관계관리의 타당성에 대한 검토를 수행한다. 구체적인 내용으로, 고객의 불평불만을 포함하여 요구사항을 분석한다. 경쟁사나 동종업종의 상황에 대한 변화추이를 파악하고, 자기 병원의 내부적인 업무와 조직 등에 대한 기본 자료를 분석한다.

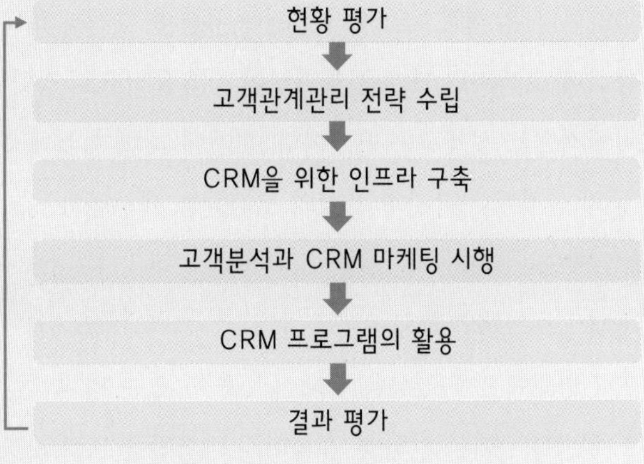
현황 평가
고객관계관리 전략 수립
CRM을 위한 인프라 구축
고객분석과 CRM 마케팅 시행
CRM 프로그램의 활용
결과 평가

〈그림 5-9〉 고객관계마케팅 구축단계

(2) 2단계 : 고객관계관리 전략수립

1단계에서 분석된 내 · 외부 기본 자료를 바탕으로 바람직한 고객관계 구축의 목적을 분명히 한 뒤, 달성할 수 있는 방안을 수립한다. 고객관계관리에 따라 병원의 가치가 어떻게 증대하는가를 구체적으로 파악하여 고객 개개인이 어떤 방법으로 제품과 서비스를 이용하는지를 이해하여 전략을 수립한다. 세부적인 전략에 있어서 내 · 외부 여건에 대한 구체적인 분석 작업과 이를 바탕으로 목표와 방향성을 설정하여야 한다.

(3) 3단계 : CRM을 위한 인프라 구축

고객관계 전략에 따른 정보시스템의 진화와 전략계획에 의거해 정보시스템에 대한 상세한 요구사항을 정의하고 이를 설계 및 구축한다. 이 단계에 포함되는 작업은 다른 정보시스템이 가진 데이터를 추출 및 정제하여 고객데이터 베이스와 데이터 웨어하우스 등 통합 CRM 데이터베이스를 구축하는 과정과 분석된 정보를 실제 고객관리 업무에 도입하기 위한 통합의료정보시스템에 대한 기반환경을 구축한다.

(4) 4단계 : 고객분석과 CRM 마케팅 시행

통합된 데이터베이스 내에 축적된 고객데이터를 이용, 각 고객의 성향을 데이터 마이닝 도구를 통하여 분석한다. 그리고 고객의 집단 또는 개별고객이 가지는 특성과 일반적인 경향을 파악한다. 잠재적으로 자기 병원에 유용한 고객과 비용의 증가를 초래하는 고객을 분류하여 고객과의 관계를 효과적이고 효율적으로 강화할 수 있도록 고객관리 활동을 차별적으로 설계하는 단계이다. 고객에 대한 분석에 신용도나 이탈가능성, 생애가치 등의 산정이나 유사한 유형의 고객들을 세분화하는 과정도 포함한다.

(5) 5단계 : CRM 프로그램의 활용

잠재적으로 자기 병원에서 수익성을 증대시켜줄 수 있는 영향력을 가진 고객층을 상대로 다이렉트 메일(DM)이나 인터넷, 홈페이지 직접반응 프로모션 또는 이벤트 개최 등을 통하여 고객의 이탈 방지나 구매 촉진 등 실질적인 고객과의 관계를 관리하는 활동을 전개한다. 이를 통하여 실질적인 매출 성장을 도모한다.

(6) 6단계 : 결과 평가와 피드백

CRM의 계획과 시행에 따른 전 과정에 대한 평가를 시행하고 개선방안을 도출하여 다음 전략수립에 활용한다. 성과는 투자수익율 분석, 수행과정에서 노출된 문제점의 원인을 파악하는데 있다.

서비스는 병원과 고객 간의 관계를 장기적으로 유지하는 수단으로 차별화되고 개인화된 서비스를 제고함으로서 핵심고객층의 형성을 강화할 수 있다. 또한 고객의 요구사항에 대한 피드백 관리를 통하여 이용이탈자를 줄이고 우수고객으로 전환하는 효과를 볼 수 있다.

6) 고객관계마케팅의 효과

고객과의 관계마케팅이 성공적으로 수행될 경우 병원이나 고객의 입장에서 여러 가지 효과가 나타난다. 이에 대한 내용을 살펴보면 다음과 같다.

첫째, 수익의 증가에 기여한다.

의료기관이 신규고객을 확보하기 위해서는 광고비, 판촉비 등의 비용이 추가된다. 신용카드나 이동통신, 인터넷 전화 등과 같이 신규고객을 확보하는데 많은 비용이 들어가는 분야도 있다. 단기적인 관점에서 볼 때 고객확보를 위한 비용투자는 손실로 이어지지만 장기적인 관계마케팅의 관점에서는 많은 이익을 가져온다.

보통 첫해 일부의 손해를 보더라도 다음 해부터는 고객으로부터 순이익을 얻게 되고 이익률도 증가하게 된다. 또한 시간의 경과에 따라 고객의 이용 횟수와 이용량이 증가하게 되어 궁극적으로는 병원에 이익이 증대하게 된다. 그러므로 고객과의 관계를 유지 · 향상시키는 것은 장기적 이익확보에 필수적인 요인이 된다. 하지만 일반기업과는 달리 병원은 주로 구전이나 브랜드를 통하여 고객이 찾아오기 때문에 신규고객의 유치에 드는 비용이 그리 많은 것은 아니다. 그러나 경쟁관계로 인한 신규고객의 확보는 제한되어 있어 기존고객의 장기적인 확보를 통한 관계를 유지하여 고객이탈을 예방하여야 한다.

둘째, 기존고객 관리비가 하락한다.

기존고객의 유지를 위한 비용보다 신규고객의 유치를 위해서는 몇 배의 비용이 추가된다. 기존고객의 유지에는 고객자료의 데이터베이스 비용에 따른 일부 비용이 추가되는 부분이 있지만, 이는 고객들과의 경험이 축적됨에 따라 고객을 효과적으로 대응할 수 있다.

병원에서 신규고객이 방문했을 경우 진료카드의 발급과 새로운 진료계정의 신설, 고객의 과거 병력과 현재의 상태를 파악하고 처방하는데 들어가는 시간과 노력비용이 많이 소요된다. 기존고객에게는 환자나 의사가 이미 파악하고 있기 때문에 시간과 노력이 줄어든다. 실제로 처음 내원하는 고객에게는 직접적인 진료시간이 환자상태에 따라 다르지만, 기존고객 보다 몇 배의 시간과 노력이 소요된다. 진료 외 간접적인 주차안내, 진료안내, 접수, 진료과 찾기, 진료과정 등의 설명과 질문 등으로 많은 안내와 설명이 필요한 것이다. 따라서 병원에 투입되는 비용이 증가하게 된다.

셋째, 구전효과를 기대할 수 있다.

관계마케팅에 따라 고객만족을 통한 충성고객의 확보는 고객이 주위나 다른 사람에게 이용을 권고하게 된다. 특히 병원은 광고가 제한되어 있으므로 고객들은 병원선택에 있어서, 의원급은 접근성이 가장 높고, 주위의 추천에 따른 구전효과가 그 다음이다. 종합 병원급은 의료시설과 의사의 진료수준에 이어 주위의 추천으로 이용하는 것으로 구전효과가 중요한 역할을 하고 있는 것으로 나타나고 있다. 이러한 것은 결국 내원하는 고객에게 유 · 무형의 양질의 서비스제공을 통하여 고객만족이 최선의 광고라고 할 수 있다.

넷째, 구성원의 이직율을 감소시킨다.

고객만족이 높은 조직 내부의 구성원은 스스로 자부심을 가질 뿐만 아니라, 애사심이 증가한다. 이것은 서비스 접점에서 근무하는 구성원들의 이직률 감소로 이어지게 된다. 서비스기업, 특히 병원에서는 노동집약적 산업으로 고임금, 고학력 근로자가 많은 산업으로 접점에서 근무하는 직원이 중요한 역할을 차지한다.

다섯째, 고객의 단골병원의 이점을 살린다.

장기간 병원을 이용하는 고객의 입장에서 복잡한 고관여 서비스에 해당하는 의료서비스를 병원에서 개인의 모든 기본 의료정보를 축적함으로써 건강에 대한 이상 징후 발생시 신속한 대응이 가능하다. 일상적인 이용에 있어서도 병원 내 전반적인 시스템과 위치, 의료진의 파악 등을 통하여 별다른 도움 없이 이용이 가능한 장점이 있다. 또한 종합건강진단 등의 이용시 일부 할인혜택을 받는 측면도 있다. 그러나 다른 병원을 이용할 경우에는 초기 이용이 어려울 뿐 아니라 모든 정보를 다시 수집하고 이용에 따른 시간과 노력, 그리고 진료에 따른 전환비용 등 직 · 간접적 비용이 추가되는 어려움이 있다.

이에 따라 의료기관은 고객과의 관계를 보다 돈독히 하여 마케팅을 활성화시키기 위해서는 다음과 같은 전략도 필요하다.[7)]

첫째, 고객관계관리에 대한 전략과 계획을 확실하게 정립하고 난 후, 필요한 데이터 및 구체적인 틀 활용문제 등에 대해 구체화하여야 한다.

둘째, 지나친 자동화시스템보다 상담원의 친절한 태도가 무엇보다 중요하다.

셋째, 고객관점의 접근에 있어서 고객의 자원을 최적으로 관리할 수 있는 PRP(Personal Resuource Planning)서비스를 제공하여 병원의 정보를 적극적으로 제공하도록 유도한다.

7) 고객관계마케팅 한계

마케팅성과의 추구에 있어서 고객관계마케팅은 개별조직의 행위보다 연계시스템 전체의 유기적 협조체제와 그에 따른 시너지 효과를 강조한다. 하지만 이러한 긍정적 효과에도 불구하고 비현실적인 한계를 나타낼 수도 있다.[8)]

첫째, 고객의 본질을 이해해야 한다. 본질을 이해한다는 것은 다분히 현상을 파악하는 것과는 다르며, 최근 고객들의 변화 흐름을 주목해야 한다. 고객을 이해하기 위해서는 보다 핵심적인 이유, 본질을 파악할 수 있는 안목이 필요하다.

둘째, 고객지향적인 문화를 제고해 나가야 한다. 많은 병원의 비전과 슬로건을 분석해 보면 고객중심 경영, 고객가치 창조, 고객 우선 등 고객을 내세우고 있다. 비전과 목표를 설정하기 위해서는 기본적으로 고객지향적인 경영시스템과 문화를 가져야 한다. 고객지향성은 고객가치 창출을 위해 고객과 시장에 대한 정보를 얼마나 많이 창출하고 효과적으로 공유하고 실제 활용할 것인가와 관련되어진다.

셋째, 마케팅전략은 고객을 고려하여 수립되어야 한다. 고객들의 욕구가 중 · 장기 전략이나 비즈니스 모델에서 벗어나면 고객의 요구를 무시하고 외면한다. 고객을 무시한 전략은 상상할 수 없다.

---

7) 조현(2007), 보건의료정보학, 계축문화사, p.469.

8) 김수배, 전게서, pp.337-338.

넷째, 시장과 고객에 대한 매너리즘을 버리고 고객과 시장에 대한 창조적이고 논리적인 시각을 길러야 한다. 특정 의료제품이나 분야에서 마케팅 전문가가 된다는 것은 어려움이 많다. 단지 거시적인 의료시장에 대해서만 살펴보면 고객에 대한 매너리즘에 빠질 수 있으므로 직접 고객을 만나 고객의 소리를 들어야 한다. 마케팅 조사 등 각종 데이터를 통해서 고객을 이해하기 시작하면 이러한 매너리즘은 감소시킬 수 있다.

#7 병원 서비스 마케팅 전략

마케팅이란, 어떻게 효과적으로 고객을 이해하고 그들의 판단으로 의사결정 상황을 만들어가는 가에 대한 전략이다. 즉 고객이 지불하는 대가에 비해 고객이 얻는 혜택(benefits)이 크도록 하는 모든 활동을 의미한다. 의료서비스 마케팅에서 성공의 기본 전략으로 STP 전략수립이 중요하다.

이를 위한 1단계로, Segmentation(세분화)에 의해 고객의 니즈를 파악, 분류하여 시장을 세분화하고 시장정보를 수집한다. 2단계는 Targeting(표적시장 선정)으로 예를 들면, 20~30대 연령층의 뷰티성형 대상과 같이 세분시장의 매력도를 분석하여 가장 효과적으로 공략할 수 있는 연령층과 유동인구가 많은 지역을 표적으로 선정한다. 3단계는 Positioning(위상정립)으로 적절한 Marketing Mix를 활용하여 예를 들면, 줄기세포를 이용한 수술 전문병원, 뷰티성형, 암, 노인성 질환, 불임, 화상, 신장, 척추, 건강검진 전문병원 등과 같이 고객의 마음 속에 이미지를 깊이 효과적으로 각인시키고 관리하는 것이다.

병원 서비스마케팅의 ABC

일반적으로 마케팅 믹스(Mix)전략에는 4P를 강조하고 있다. 즉 Product(고객가치, 의료기술), Price(고객의 비용, 비급여항목의 개발), Place(장소, 편리성), Promotion(매출촉진, 커뮤니케이션, 무료검진, 건강상담)를 혼합하여 서비스를 제공하는 것이다.

이를 위해 우선적으로 병원 서비스 품질진단을 실시한다. 즉 고객만족도 조사, VOC(고객의 소리)를 통해 강약점을 파악해 지속적으로 고객관점에서 보완하려는 노력이 필요하다. 이에 따라 프로세스 관점에서 개선하고 서비스 디자인을 재설계하도록 한다.

의사, 간호사, 의료기사, 행정지원, 전화 상담자, 주차 안내원과 간병인, 요양보호사 등 다양한 직종의 감정근로자들이 많아 적정한 인센티브 제공, 여가활동과 휴가 등 복지에도 관심을 갖고 인간적 대우로 사기가 충만한 환경 조성이 중요하다.

고객가치 창출하기

고객가치를 창출하기 위해서는 가치혁신이 필요하다.

첫째, 기본가치이다. 경영의 기본(적정 진료비, 진료 시기, 진료의 질)에서 완벽, 즉 무결점(Zero Defects, 의료무사고)를 추구하여 환자나 가족의 신뢰를 확보하도록 한다.

둘째, 미래가치이다. 고객의 신뢰 확보와 미래 가능성을 각인시키고 서비스 종료 후에는 지속적으로 병원과 고객 사이에 동반자 관계를 유지하고 적극적으로 진료정보를 제공해야 할 것이다.

셋째, 경쟁가치이다. 국내외에서 최고 수준의 의료기술과 행정지원 체계로 의료기술 차별화 및 경쟁력에서 우위를 확보하여 의료시장 점유율을 높이게 할 것이다.

이를 위해서는 홍보 마케팅 담당자는 물론 전 구성원의 통합된 커뮤니케이션 활동으로 의료의 질을 업그레이드시키고 양질의 서비스로 무장함으로써 통합가치사슬의 혁신이 이루어지게 된다. 다중 채널로 홈페이지 설계에서부터 블로그, 카페, 페이스북, 밴드, 뉴스레터 등을 통해 알리고 사회적 공헌 실천과 협찬 등 봉사정신을 통해 지역사회에 이바지 하고 평판관리도 필요하다.

이러한 가치가 축적되어 병원의 이미지 정립과 브랜드 가치를 창출하고 입소문을 타게 되면, 단골고객의 확보가 가능하게 될 것이다.

O2O전략

거미줄처럼 연결된 인터넷 세상 속에서 함께 사는 사람들은 더 이상 야식을 먹기 위해 전단지를 뒤적거리지 않는다. 오지 않는 택시를 무조건 기다리고 있지도 않는다. 세차, 빨래, 부동산거래, 슈퍼마켓, 음식점, 숙박, 택시 잡기, 은행 이용에 이르기까지 모든 영역에서 스마트폰 하나로 해결할 수 있는 편리한 세상에 살고 있다.

즉 병원 현장에서도 원격으로 스마트폰과 앱을 통해 의료진 간 커뮤니케이션으로 소통하고, 환자들과 만나거나 환자 동호회 구성, 온라인 서비스를 제공하도록 한다. 소셜 커머스의 성장에 따라 O2O(Online to Offline) 플랫폼을 무대로 결제, 마케팅과 홍보, 서비스 플랫폼이 연동, 온라인이 작동되어 의사와 환자가 만나거나 온라인으로 접속하여 상담도 하게 된다.

온라인 마케팅은 다음과 같이 4단계에 의해 수행하게 된다.

1단계 : 홈페이지, 동영상 콘텐츠 추가 등 온라인 마케팅 공간의 마련이다. 홈페이지 제작은 검색엔진 사이트와 연계하도록 하고, 디자인이 가능하고 적정한 비용을 투자하도록 한다.

2단계 : 온라인 마케팅 공간의 최적화를 위해 개선한다. 방문 접속 후 이탈율을 낮추기 위해서는 눈에 잘 띄고 잘 정리된 사이트 네비게이션의 구축, 모바일 최적화, 빠른 로딩 속도, 추가 조회를 유도하는 명확한 Collection(전화번호, 상담하기 버튼)을 구축한다.

3단계 : 마케팅 활동 성과분석 환경의 구축이다. 마케팅 효과를 파악할 필요가 있는데, 구글 애널리틱스 등 웹 애널리틱스 도구로 다음과 같은 지표를 확인한다. 방문자 수와 신규 방문자 수, 이탈율, 유입 경로, 유입 키워드, 리드 전환율, 상담(전화, 이메일, 게시판) 전환율, 고객 전환율 등을 확인하여 피드백하도록 한다.

4단계 : 마케팅 실행이다. 온라인 마케팅의 시작은 병원 평판 관리부터이다. 병원 이름으로 검색했을 때 확인하고 얻는 정보가 있는지, 이용자들은 어떤 온라인 미디어를 이용하고 어떤 온라인 공간에서 활동하는지를 스스로 질문하고 응답해 본다. 접점별로 마케팅 실행 방법은 다음과 같다.

검색 포털(검생엔진 최적화, 검색마케팅), 소셜미디어(개인 계정을 활용한 홍보, 소셜미디어 타깃팅 광고), 이메일(고객과 업계, 협회 이메일 등), 고객 업계지 등 뉴스 미디어(언론 홍보, 배너 광고 등), 고객과 업계 커뮤니티(게시판 홍보, 배너 광고 등)이다. 다만 의료법에 저촉되지 않고 과장광고가 되지 않도록 유의한다.

고객관계관리(CRM) 전략

고객관계관리는 고객정보를 효과적으로 이용해 고객과의 관계를 유지, 확대, 개선하여 고객의 만족과 충성도를 높이고, 병원 조직의 지속적인 운영, 확장, 발전을 추구하는 고객 관련 프로세스와 활동을 의미한다. 고객이 더욱 편리하고 행복하게 살 수 있도록 하는 것으로 진정한 고객만족을 통한 병원의 지속적인 매출과 장기적인 경영 안정을 추구하는 것이다.

CRM의 영역은 CS, 고객정보통합시스템이나 DW(사용자 의사결정에 도움이 되는 요약된 DB) 구축, DB를 이용한 마케팅, 고객만족도 조사, 병원사보, 메일링서비스, 통합 콜센터 구축, 홈페이지를 통한 회원관리 등이다.

전통적 CRM의 문제점은 다음과 같다. 즉 소극적인 대면 마케팅, 친분과 인맥에 의존하는 관계형성마케팅인 ABS(alcohol-based selling) 관계 중심 고객관리, 협력적 파트너십 미흡, 스마트 모바일과 앱 기반의 마케팅 미흡으로 CRM 프로젝트의 70%가 실패하며, 초기 예상비용의 40~77%를 초과한다는 조사 결과도 있다. 이에 따라 업무 연속성을 강화하기 위해 시간과 장소의 제약을 받지 않는 업무 환경과 다양한 Module Device를 지원, 진화하도록 한다. 이를 위해 우리 병원의 핵심자원과 활동이 무엇인가 자가진단이 필요하고 누구에게 어떤 가치를 줄 것인가를 찾아보아야 한다.

After Marketing 측면에서 의료의 질과 서비스에서 격차가 줄어들면서 고객에 의한 경험과 사회적 의미, 이미지에 의한 영향력이 확산되면서 진료 후 환자에 대한 상태 점검에 의한 관리의료와 관련된 병원정보 서비스, SNS를 통한 정보 제공의 기능이 중요해지고 있다. 결국 작은데서 관심은 감동으로 이루어지게 되는 것이다.

CRM이 성공하기 위해서는 OCS, DW든 이미 구축된 IT 인프라를 활용한다면 과거 누적된 환자들에 대해 접근이 가능하고, 각 접점별로 지속적으로 고객의 소리를 수집하고, 고객의 경험을 관리하며, 환자와 구성원에게 적극적으로 커뮤니케이션 활동을 수행하도록 한다.

병원 의료서비스 통합적 마케팅에서 다음과 같은 전략이 필요하다.

첫째, 마케팅 Mix와 관련 4P를 통해 현재의 의료서비스, 고객가치, 장소, 홍보에 대해 진단을 실시, 보완하고 내부 구성원 모두가 서비스마케팅 요원화 하도록 의식혁신을 실행하도록 한다.

둘째, 지속적으로 고객가치를 창출하기 위해서는 의료의 질 외에 체계적으로 고객 맞춤형의 서비스 시스템의 구축에 의한 고객과 신뢰관계 유지가 무엇보다 중요하다.

셋째, STP 전략으로 시장세분화, 표적시장 선정, 위상정립을 통해 고객의 마음 속에 병원 Brand를 깊이 각인시키도록 한다.

넷째, O2O전략으로 고객들과 대면 접촉을 늘리면서도 Online Service를 통해 SNS를 충분히 활용하도록 한다.

다섯째, CRM 활동으로 고객 충성도를 높이도록 스마트 모바일과 앱 기반의 마케팅 활동을 수행하도록 한다.

의료서비스 제품관리 6장

학습목표

제 6 장

- 의료서비스 제품의 개념에 대해 설명할 수 있다.
- 의료서비스 제품관리에 대해 이해할 수 있다.
- 제품수명주기와 마케팅전략에 대해 제시할 수 있다.

1. 의료서비스 제품의 개념

마케팅의 통제 가능한 4P 요소 중 가장 기초적이고 중요한 것은 제품(product)이다. 그것은 아무리 가격을 잘 설정하고, 유통경로를 잘 선택하며, 촉진을 잘 할 수 있다고 해도 적절한 제품이 없다면 무의미하기 때문이다.

모든 조직에서 제품의 결정은 마케팅믹스 중에서도 가장 결정적인 기초가 될 뿐만 아니라, 모든 마케팅활동의 출발점이 되는 것이다.

일반적으로 제품을 정의하면, 좁은 의미에서는 구매자에게 제공되는 재화의 기능적이고 물리적인 실체를 말하고, 넓은 의미에서는 판매되는 기능적 · 물리적인 실체는 물론이고 포장, 상표, 배달 서비스, 그리고 편리함, 분위기의 쾌적함 등 제품 그 자체와 그에 부수되는 일체를 포함한다. 즉, 제품이란 고객을 만족시키기 위한 물리적 재화, 그리고 이에 부수되는 서비스 및 상징적 가치의 총체인 것이다.

마케팅관리자의 입장에서는 일상의 의사전달을 위해 제품은 좁은 의미에서 사용하는 경우가 많으나, 전략적 차원에서는 제품을 보다 포괄적인 의미로 파악해야 한다. 그 이유는 고객이 제품을 넓은 의미에서 이해하기 때문이다.

오늘날의 소비자는 단지 물리적인 특성이 우수하다는 이유만으로 모두가 특정 제품을 선택하는 것은 아니다. 예컨대, 특정 브랜드의 병원을 선택하는 이유가 의사의 진료가 훌륭하기 때문일 수도 있지만, 한편으로는 그 병원의 호텔같은 고급스런 이미지가 마음에 들어서였을 가능성도 있다.

따라서 제품전략을 설계할 때에는 제품이 제공하는 혜택 그 자체를 의미하는 형체로서의 제품의 개념인 핵심제품과 구매자가 실제로 느낄 수 있는 수준에서 인식한 제품, 다시 말해 핵심제품에다 품질, 특성, 스타일, 상표명, 포장 등의 특성을 부여한 제품의 개념인 실체제품 또는 형식제품, 그리고 실체제품에 추가하여 제공되는 서비스나 혜택, 즉 애프터서비스, 제품보증 이상의 만족 등이 포함된 제품의 개념인 증폭제품 혹은 확장제품 등 이들 세 가지의 제품개념을 동시에 고려하여야 한다.

이러한 면에서 조직은 물리적인 형태를 가진 하나의 제품을 판매하는 것이 아니라 하나의 시스템을 판매하는 것으로 이해하는 것이 좋을 것이다. 이를 위해서는 소비자의 전체적인 소비시스템의 구조를 파악하여야 한다. 즉, 소비자가 특정 제품의 구입을 통하여 성취하려는 총 과업이 무엇인가를 파악함으로써 경쟁자보다 유리하게 제품을 보강할 수 있는 기회를 찾아야 한다.

따라서 제품을 단지 기능적 · 미관적 특성을 지닌 물리적 제품으로만 인식하는 것이 아니라, 소비자의 문제해결을 위해 사용, 소비 또는 소유함으로써 얻게 되는 효익이나 만족까지 포함하는 총체적 제품으로 인식해야 한다는 것이다.

의료서비스는 전문서비스로서 고객들은 의료기관 선택에 많은 노력과 비용을 투입하고 있다. 건강은 돈으로 환산이 불가능하기 때문에 중병이라고 생각할수록 가격에 비탄력적이며, 의사가 제공하는 의술의 전문성을 가장 중요한 요인으로 생각하고 있다. 따라서 의료서비스 마케팅에 있어 가장 중요한 요인이 의료서비스제품이다.

병원에서 제공하는 모든 행위는 대부분 서비스에 해당하며, 진료나 수술, 마취, 재활치료, 검사, 특성시술 등이 대표적이라 할 수 있다. 이러한 무형의 의료서비스 외에도 의료장비나 약품, 침대, 조영제, 주사기 등과 같이 유형의 제품들이 존재한다. 그러나 대부분의 의료서비스는 무형의 제품들로 구성되어 있으며, 무형의 서비스를 유형의 서비스로 변화시키려는 노력들이 필요하다. 즉, 척추수술의 경우 이용자가 쉽게 접근하거나 정보를 파악할 수 있도록 수술 장면이나 유의사항, 치료비용, 진료기간 등에 대하여 다양한 방법으로 이용자에게 제공할 수 있다.

병원에서 제공하는 의료서비스는 질병이나 불의의 사고로부터 건강을 회복시키거나 유지 혹은 향상시키는 편익을 제공하는 것이다. 따라서 의료서비스제품은 일반적인 유형의 제품과는 다른 형태를 가진 무형성, 비분리성, 가변성 및 소멸가능성을 충분히 고려하여 전략을 수립하여야 한다.[1)]

2. 의료서비스 제품관리

1) 의료제품의 구성

의료상품은 종류도 많을 뿐만 아니라, 의료상품을 보는 시각에 따라서 다르게 정의할 수 있기 때문에 한마디로 정의하기가 곤란하다. 소비자는 유형의 재화에서처럼 무형의 의료상품을 통해 그것이 가지는 편익을 얻기 위해 의료상품을 구매하게 된다.

의료서비스제품은 크게 핵심서비스와 다양한 보조 서비스의 묶음으로 구성되어 있고, 원칙적으로 무형의 제품들로 구성되어 있으나 물리적인 편의성, 의료장비, 정보기술 등 서비스제품의 가치를 더욱 효율적으로 증대시키는 전략적 요인들을 포함할 수 있다.

의료서비스제품을 분류하면 핵심 의료상품, 유형 의료상품, 그리고 부가 의료상품으로 구분해볼 수 있다. 〈그림 6-1〉 참조

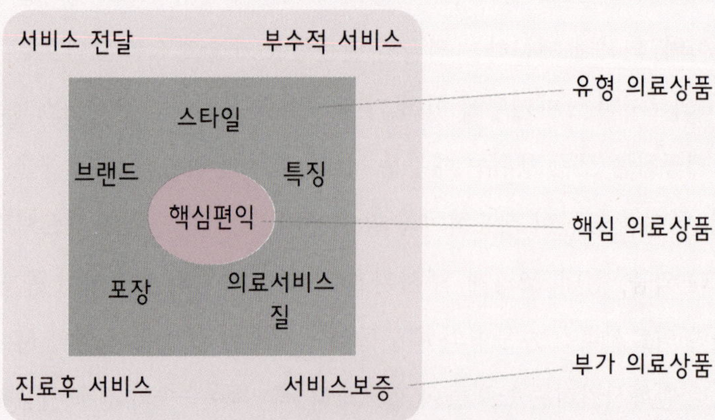

〈그림 6-1〉 의료서비스제품 수준

1) 김수배, 전게서, p.59.

(1) 핵심 의료상품

고객이 본질적으로 추구하는 근본적 욕구를 충족시키고자 하는 가장 중요한 요인이다. 핵심의료서비스를 이용하여 고객을 만족시켜주는 핵심 상품으로 실제로 이용하는 근본적인 이점이나 서비스이다. 예를 들면, 안과에서 백내장 수술을 하는 것으로 고객에게 직접적인 의료서비스를 제공하여 질병이나 고통을 경감시켜주는 서비스상품이다.

병원은 핵심의료상품의 전문성이 가장 중요하다. 의술이 좋다면 어떤 병원이든, 또 어느 지역에 있든지 고객은 기꺼이 이용하기 때문이다. 그러나 전문성으로만 경쟁에서 이기는 것은 아니며, 동시에 진료과정에서 고객을 편안하게 해주는 자세도 포함되어야 한다.

그래서 핵심 의료상품은 소비자가 실제로 추구하는 것이며, 실제로 고객을 만족시켜주는 핵심(core)이다.

의과대학에서는 지식을 생산하고 있지만, 대다수의 학생들은 실제로 그것의 판매 가능성을 구매하고 있는 것이라 할 수 있다. 그리고 재활의학 센터는 재활 서비스를 생산하지만, 그 환자들은 작업장으로 돌아갈 희망과 가능성을 구매하는 것이다.

마케팅 관리자의 인식은 상품의 특성만이 아니라 상품의 편익도 설명될 수 있도록 모든 상품의 이면에 있는 실질적 욕구를 노출시키는 것이다. 이러한 핵심 의료상품은 전체상품의 중심에 위치한다.

(2) 유형 의료상품

유형 의료상품은 핵심 의료상품의 이용을 촉진시켜주는 역할을 한다. 기본적으로, 유형 의료상품 없이는 핵심 의료상품이 존재할 수 없다. 즉, 고객은 유형 의료상품을 통하여 핵심 상품을 이용하게 된다. 유형 의료상품의 주요기능은 핵심 의료상품의 촉진에 있다.

핵심 의료상품의 구매에서 유형 의료상품은 고객에게는 유용하게 작용한다. 고객인 환자가 병원에 가게 되면, 의사는 의료시설을 이용하여 진찰과 진료를 하게 되고, 간호사는 환자를 간호하게 된다. 이 때 환자의 눈에 보이는 의료시설과 의료인이 유형 의료상품인 것이다.

환자는 이 유형 의료상품을 통하여 핵심적 의료상품을 구매하게 된다. 유형 의료상품은 다음과 같이 5가지로 구성된다. 〈그림 6-2〉참조

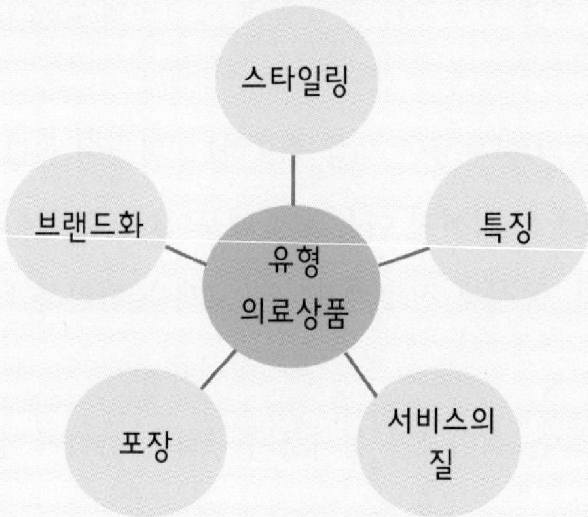

〈그림 6-2〉 유형 의료상품의 구성

① 스타일링(Styling)

스타일링은 의료상품이 주는 독특한 느낌이나 감촉을 의미한다. 의료인의 서비스 제공은 환자들이 따뜻하거나 차갑다고 느끼는 것을 말한다.

예를 들어, 어떤 치과병원은 환자들에게 쾌적하고 편안한 느낌을 주기 위하여 병원입구에서부터 병원의 느낌이 들지 않도록 대형스크린과 최고급 음향기기를 설치하여 명화와 클래식 음악을 감상할 수 있도록 하고 있다. 또한, 치과 유니트 체어 앞에는 모니터가 설치되어, 환자 스스로 자신이 치료받고 있는 모습이나 명화와 뮤직비디오를 선택하여 감상할 수 있도록 한다.

그리고 대형병원의 대기실과 플라워 하우스는 물론, 은은한 분위기의 인테리어는 방문객들의 육체적 · 정신적 건강과 안정까지도 고려하고 있다.

이처럼, 스타일링은 진료실, 병원, 편의시설, 그리고 서비스가 제공되는 기타 건축물을 통해서 나타난다. 환자와 보다 친밀해질 수 있고 가까워질 수 있는 스타일의 변화를 모색할 필요가 있다.

스타일은 의료인의 복장, 진료시설, 편의시설, 설명, 안내, 진료체계 등 조직 깊숙이 스며든 문화까지 포함한다. 친절한 설명이나 안내, 고객 지향성의 정도가 높은 조직은 서비스의 질에 많은 영향을 미칠 수 있으며, 고객만족에 직접적인 영향을 미치게 된다. 이러한 스타일의 생성은 직원의 교육이나 관리자의 철학에 따라 달라질 수 있으나 쉽게 수정할 수 있는 부분은 많지 않다.

② 특징(Feature)

특징은 스타일이나 서비스 질의 변화 없이 손쉽게 가감할 수 있는 유형상품의 구성요소를 말한다. 서비스 특징의 개선을 위하여, 영업시간을 연장하거나 환자 중심으로 병원을 운영하는 것이다.

예를 들어, 한 치과병원은 진료시간을 연장하고, 서비스 코디네이터가 환자의 도착부터 진료의 전 과정을 안내하고 도와준다. 환자를 집까지 모셔드리기도 한다. 또, 퇴원한 환자에게 주기적으로 전화를 걸어 환자의 변화나 주의사항 등을 각인시키거나, 토요 휴무일로 인해 바쁜 근무시간에 병원을 이용할 수 없는 직장인을 위한 주말진료, 혹은 저녁시간 진료 등을 시행하여 타 의료기관이 하지 않는 특별한 서비스를 제공하는 것을 말한다. 이러한 특징을 이용하여 의료기관은 특정의 세분시장에 보다 쉽게 접근할 수 있으며, 경쟁의료기관과의 차별화를 기할 수 있다.

이러한 자기 병원만이 가지고 있는 특징을 이용하여, 의료기관은 특정의 세분시장에 보다 가까이 다가갈 수 있고, 경쟁병원과 스타일링의 차별화를 기할 수 있다.

③ 서비스의 질(Quality)

서비스 질은 제공된 서비스에 대하여 소비자가 인식한 성과수준을 말한다. 의료서비스는 특히 가변성이 심하여 그것을 누가 어떻게 전달하느냐에 따라 서비스 질은 달라지기 때문에, 의료기관은 서비스 질의 수준을 일정하게 유지할 수 있도록 통제할 수 있어야 한다.

매출액과 서비스 질 수준 간의 관계에서 이 곡선은 서비스 질의 수준이 높으면 높을수록 매출액이 증가함을 보여준다. 그러나 너무 높은 수준의 서비스 질은 추가적 매출을 가져다주지 않을 수도 있다. 왜냐하면, 소비자들이 그 서비스가 매우 높은 서비스 질이라는 것을 인식하지 못하거나, 또는 그것을 매우 높게 평가하지 않을 수도 있기 때문이다. 〈그림 6-3〉 참조

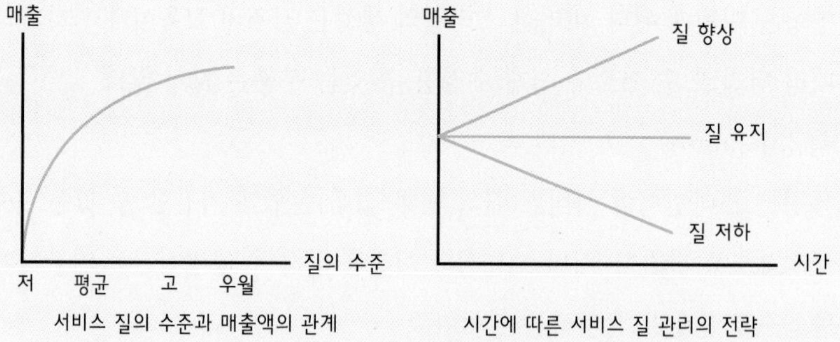

〈그림 6-3〉 서비스 질 수준의 전략

서비스 질을 잘 관리하기 위해서는 의료조직은 서비스 질의 표준을 설정하는 동시에 시간경과에 따른 서비스 질의 수준을 관리하여야 한다. 한편, 의료서비스 질의 향상을 위해서는, 종사원에 대한 훈련과 보상, 의료시설의 개선을 통하여 소비자의 관심과 반응을 향상시켜야 한다.

의료서비스 질에 대한 평가는 고객들이 서비스를 제공받기 전에 기대했던 기대서비스와, 서비스를 이용 후에 받은 지각된 서비스를 비교 · 평가하여 만족수준을 나타낸다. 이때 지각된 서비스가 기대했던 서비스에 미치지 못하면 고객들은 서비스에 불만을 가지게 되며, 반대로 지각된 서비스가 기대했던 서비스를 충족시키거나 훨씬 높다면 그들은 그 의료기관을 계속해서 이용하게 될 것이다.

④ 포장(Packaging)

포장이란 의료서비스를 둘러싸고 있는 용기 또는 포장이라고 할 수 있다. 포장이 좋을수록 서비스 그 자체가 가지는 것보다 더 많은 가치를 고객은 인식하게 된다. 예를 들어, 대학병원에서 제공되는 모든 서비스는 의료기술이 우수하고 숙련되어 있다는 데 많은 가치가 인식된다. 또한 시골병원은 대학병원에 비하여 보다 인간적이고 편리한 점에서 많은 가치가 인식될 수 있다.

또한, 포장은 개별상품을 다발로 묶어준다. 당뇨병, 관절염, 녹내장, 일반통증 등

의 여러 클리닉은 건강센터나 가정간호에 의해 개별적으로 제공될 수 있다. 하지만, 이들 서비스들을 하나의 패키지로 묶어 진료하게 되면 고객의 수요를 증대시킬 수 있다.

또, 뇌질환의 경우 뇌혈관 센터를 설치하여 뇌와 관련된 모든 질환은 센터에서 진료가 통합적으로 이루어지는 질병별 센터화가 이루어지고 있다. 이러한 센터는 서비스 이용자들에게 더 높은 수준의 진료를 받을 수 있다는 믿음으로 인해 높은 가치를 가진다고 지각하게 된다. 요즘 대형병원은 질병중심의 통합진료시스템인 센터화 중심으로 움직이는 경우가 많다.

⑤ 브랜드화(Branding)

서비스 제공자의 의료서비스는 병원상호, 기호, 심벌, 로고, 그리고 디자인 등을 통하여 브랜드화할 수 있다. 브랜드화는 서비스 제공자에게는 가치를 더해주고, 고객에게는 만족을 가져다준다.

브랜드화는 서비스 가치를 높여주고 이용자에게는 신뢰와 만족을 부여한다. 병원의 명칭에 있어 행복한 병원, 대장 크리닉, 미소성형외과, 속편한 내과, 이편한치과, 정신병원을 신경정신과로 등 고객의 마음에 지각되기 쉬운 이름을 많이 사용하여 고객의 마음속에 인식되도록 하고 있다.

(3) 부가 의료상품

부가상품은 유형상품과 마찬가지로, 의료서비스의 부수적 상품이지만 기능과 사명은 다르다. 유형상품이 핵심 상품의 이용이나 소비를 촉진시키는데 이용된다면, 부가상품은 서비스를 경쟁자와 차별화하거나 가치를 증진시키는데 이용된다고 할 수 있다. 부가상품의 주 기능은 의료서비스라는 의료상품 자체를 차별화하는 것이라 할 수 있다.

부가상품이 없이도 핵심 상품을 제공할 수는 있지만, 부가상품이 있음으로써 의료서비스 상품은 더욱 가치가 향상되고 경쟁력을 지니게 된다. 예를 들어, 의료서비스의 핵심 상품은 정확한 검사와 진단을 통한 치료이지만, 부가적인 서비스라 할 수 있는 편리하고 신속한 치료과정은 고객의 불편을 해소시켜주어 병원의 이용률을 높일 수 있다.

보통 병원들이 추구하고자 하는 다음 사항들은 핵심 의료상품의 질을 향상시킨다.

① 진료절차의 간편화

② 진료예약의 신속 정확 편리화

③ 사후적 서비스의 제공

④ 만족보증의 실시

⑤ 의료비의 편리하고 신속한 지불조건

⑥ 신속한 불만처리

보조 의료서비스도 부가의료상품에 포함된다. 보조 의료서비스는 핵심서비스의 이용을 가능하게 하거나 그 가치를 확장시키는 서비스를 의미한다. 즉, 다음과 같은 두 가지의 가치지원서비스와 가치증대서비스가 그것이다.

㈎ 가치지원서비스

핵심서비스의 이용을 가능하게 하는 서비스로서 병원에서 진료를 접수하고, 진료카드를 만들고, 진료절차를 안내하고 진료비계산 등의 보조적인 서비스를 제공하는 것은 핵심서비스의 이용을 위해 반드시 필요한 지원서비스이다.

㈏ 가치증대서비스

핵심서비스의 이용을 위해 가치지원서비스처럼 필수적인 요소는 아니지만, 핵심서비스의 가치를 높이고 경쟁자의 서비스와 차별화되는 요소이다. 병원에서 진료접수 후 진료순서 알림판이나, TV 등 볼거리 제공, 대기실 온도, 향기, 주차 안내 등이 가치증대 서비스에 해당한다.

그러나 의료서비스 상품은 특허로 보호받을 수 없기 때문에 쉽게 벤치마킹이 가능하다. 뿐만 아니라 기술의 발달속도가 급속히 빨라졌기 때문에 핵심서비스에서의 차별화는 점점 불가능해지고 있다. 따라서 가치 지원서비스와 가치 증대서비스의 차별화가 더욱 중요한 요인이 되고 있다.

병원에서 제공하는 핵심의료서비스는 큰 차이가 존재하지 않는다. 따라서 당일 검사 완료제, 이용자 중심으로 진료를 담당하는 one-stop 진료제, 검사 결과 대기시간에 대한 무료영화 시청, 진료비 계산서상 진료내역 제공, 원외처방전 자동발행, 지능형 순번기, 진료비 하이패스 등 차별화 전략을 이용하고 있다.[2)]

---

2) 김수배(2012), 병원마케팅관리, 현문사, pp.61-62.

이처럼 의료상품은 단순한 것이 아니라, 소비자의 욕구를 충족시키는 핵심 상품과 유형상품, 그리고 부수상품으로 구성된 복잡한 구성체이다. 이 구성체를 의료서비스 패키지라고 한다. 이 패키지는 고객이 무엇을 제공받을지를 설명한다. 서비스 패키지가 잘 개발됨으로써, 서비스의 결과인 우수한 기술적 질이 보장된다.

하지만, 기술적 질이 우수하다고 하여 고객이 인지하는 의료서비스 질이 우수한 것을 의미하지는 않는다. 고객이 인식하는 서비스 질은 기술적 질과 기능적 질의 총체적 평가인 것이다. 서비스 전달과정의 질인 기능적 질, 특히 물리적 환경과 고객 의료인과 고객의 상호작용 또한 핵심 상품의 일부가 되고 있다.

2) 물리적 환경

물리적 환경은 의료상품의 일부를 형성한다. 의료서비스는 의료인과 고객이 함께 한 자리에서 고객에게 제공되기 때문에, 의료인 물리적 환경과 고객의 상호작용은 구매에 중요한 영향을 미친다. 특히, 눈으로 쉽게 확인이 되는 물리적 환경은 의료서비스의 구매에 중요한 영향을 미친다.

물리적 환경은 서비스 질을 평가하는 유형적 실마리로 작용하여, 서비스 질에 대한 물리적 증거가 된다. 특히, 의료서비스는 고객이 서비스를 경험하기 전에는 서비스의 평가가 어렵고, 서비스를 구매하는 과정에서 많은 구매위험을 인식하게 된다.

즉, 의료서비스의 구매 전 평가에 대한 단서를 제공하고, 구매위험을 줄여주는 기능을 해주는 것이 물리적 환경이다. 물리적 환경은 고객이 그것을 경험하게 함으로써 고객이 어떻게 행동하여 주기를 은ㅋ연중에 암시하는 것이라고 할 수 있다.

물리적 환경으로 설비 및 장치, 분위기, 조명, 공간배치, 편의시설, 배경음악 등이 있다. 이 중에서, 병원의 물리적 환경으로 중요한 요인은 설비 및 장비와 분위기이다.

설비와 장치는 의료서비스 전달시스템의 환경을 구축하므로, 비인적 접촉이면서도 고객에게 친숙하게 느껴지는 분위기의 창출이 필요하다. 이를 위하여, 설비와 장치는 고객으로 하여금 비인간적인 느낌이 들지 않도록 하여야 하며, 서비스 개념에 맞는 분위기 조성과 서비스 경험의 일부가 될 수 있도록 세심한 배려를 해야 한다.

우리나라의 전문병원에서도 호텔 로비를 연상케 하는 화려한 분위기로 고객들의 마음을 사로잡고 있다. 예를 들면, 유명한 화가의 작품이나 고급 인테리어로 장식한다든가 혹은 감미로운 작은 음악회 등 마치 호텔이나 공연장에 들어선 것으로 착각할 정도로, 고객의 심미적 자극을 시도하고 있다.

이와 같이 의료기관은 유형적 단서가 많이 제공될 수 있도록 물리적 환경을 설계할 필요가 있다. 시설이나 장비를 자동화 · 전산화함으로서 업무의 효율성은 물론 비용을 절감할 수 있다. 이처럼 물리적 환경을 이용하여, 서비스 제공자와 고객 간의 상호작용적 관계를 강화할 필요가 있다.

따라서 의료기관은 자신의 의료기관 이미지에 어울릴 수 있는 물리적 환경을 형성하여, 찾아온 고객에게 즐거운 구매환경을 제공하도록 하여야 한다. 물리적 환경이 고객의 인상형성에 영향을 미친다는 의미에서, 이를 인상관리라고도 한다.

3) 참여자

의료기관과 관련된 참여자도 의료상품의 일부를 형성한다. 참여자는 의료기관의 의료인과 행정요원, 그리고 병원에 찾아온 고객 모두를 의미한다.

(1) 의료인

일반적인 서비스와는 달리 의료서비스에서 사람이 의료상품이 되고 있다. 고객은 의료서비스를 받을 때 당연히 병원의 구성원을 생각하게 된다. 그래서 진료과정에서 접촉하는 사람과 불가분의 관계에 있으며, 의료서비스의 수준은 사람, 의료인에 따라 얼마든지 달라질 수 있다.

의료기관에서 제공되는 의료서비스는 가장 노동집약적인 것으로, 의료인은 서비스를 생산하고 제공하는 가장 중요한 요소로서 의료인과 고객 간의 상호작용이 의료서비스의 성과에 영향을 미친다. 고객과 접촉하는 의료인은 고객과 병원을 연결하여 주는 매개체가 된다. 따라서 고객들은 의료인을 통하여 의료서비스를 받게 되고 그것을 인식하게 된다.

의료인의 능력과 열의, 용모, 복장, 서비스 자세, 인상 등이 의료상품의 일부를 구성한다. 의료인은 서비스를 제공할 수 있는 능력과 열의가 있어야 하고, 정장과 가운의 복장을 하여야 하며, 고객을 대하는 자세 등은 의료상품을 구성하는 중요한 요소를 이룬다.

예를 들면, 의료인의 복장에 의해서 고객은 의료서비스를 생각하게 된다. 복장은 고객들이 서비스 질을 추론할 수 있는 근거가 된다. 어두운 색상은 권위를, 붉은 색상은 애정을, 흰색은 순수함을, 갈색은 신뢰를 상징한다. 병원은 순수함을 나타내므로 흰색의 유니폼이 주류를 이루고 있다.

하지만 최근에는 붉은색과 갈색이 혼합된 색상의 유니폼을 착용함으로써 고객들에게 보다 친근감을 갖도록 노력하는 사례도 많다.

또, 고객들로부터 신뢰를 받는 의사가 되기 위해 환자의 이야기를 잘 들어주는 의사, 환자를 인간적 동료로서 관심을 가져주는 의사, 전문적인 의학지식과 기술을 갖춘 의사, 질병에 대하여 어느 정도 상세한 설명을 해주는 의사, 환자를 포기하지 않고 잘 돌봐주는 의사 등도 의료인이 의료서비스를 결정하는 중요한 요소가 되기 때문이다.

국내의 한 대학이 조사한 결과에 의하면, 환자가 바라보는 좋은 의사의 조건으로 병이나 치료에 대하여 설명을 잘해주는 의사, 편안하게 대화할 수 있는 의사, 이야기를 잘 들어주는 의사, 상냥하고 따뜻한 의사 등으로 조사되었다.

환자의 신뢰를 받는 의사는 사람에 따라 다를지라도 공통적인 사항은 환자를 가슴으로 대할 수 있는 의사이다. 환자들은 머리로서 자신을 대하는 의사보다는, 가슴으로 자신을 대하는 의사를 보다 선호하고 신뢰한다. 가슴으로 환자를 따뜻하게 대할 수 있는 의사가 명의이고 환자의 신뢰를 받는다.

환자들의 신뢰를 받는 의사는 병을 치료하는 것도 중요하지만, 그것보다 환자의 마음을 이해하고 치료할 수 있어야 한다. 예로부터, 의사를 소의, 중의, 대의로 나누고 있다. 나라를 치료하는 대의는 못되더라도, 병만을 치료하는 소의를 넘어, 인간을 치료하는 중의가 진심을 다해 환자를 대하는 의사일 것이다.

(2) 행정요원

의사나 간호사 및 의료분야 면허소지자를 제외한 구성원을 행정요원이라 한다. 이들이 수행하는 행정적인 업무의 참여자인 행정요원은 의료상품의 일부를 구성하므로, 이들에 대한 관리를 소홀히 하면 안 된다.

의료기관의 의료인 및 행정요원의 행위는 물론, 병원환자의 행위 또한 고객인상 형성에 중요하게 작용한다. 진료대기실의 환자들이 고객의 비위에 거슬리는 행동을 하거나, 고객의 아이들이 소란스러운 행동을 보이는 병원은 고객에게 편안하고 온화한 느낌을 주지 못할 것이다. 또한, 환자가 있어야 할 대기실이 비어있거나 한산할 경우에도 고객들이 그 병원에 대하여 문제점이 있지는 않나 의심을 하게 될 수 있다.

참여자들의 상호작용, 엔카운터(encounter : 서비스를 받는 시점에서 서비스가 종료되는 시점까지의 시간), 접촉, 용모, 친절, 인상, 훈련, 그리고 관계 등은 고객의 만족에 영향을 미치는 것으로 밝혀졌다. 특히, 행정요원과 고객의 상호작용, 행정요원의 용모, 인상, 친절 그리고 행정요원과 고객의 관계는 병원 환자의 만족에 영향을 미친다.[3)]

3. 제품수명주기와 의료마케팅전략

제품수명주기(PLC)는 새로운 제품이 개발되어 시장에 출시된 이후 성장하다가 일정기간을 경과한 후에 쇠퇴되어 사라지기까지의 과정을 의미한다. 다시 말하면, 특정 제품의 개발에서 출시 이후까지의 시간경과에 따른 매출액과 이익이 변화해가는 과정이라 할 수 있다.

제품수명주기를 파악하는 것은 제품의 성장과 발전 전망을 검토하기 위한 개념적 근거를 제공할 뿐만 아니라, 경영계획을 수립할 수 있는 근거를 제공해준다는 점에서 그 의의가 있다.

그래서 제품수명주기는 각 단계별로 마케팅목표와 전략이 어떻게 변경되어야 하는가를 알 수 있도록 해준다.

---

3) 김성홍 외(2008), 병원마케팅, 보문각, pp.214-224.

즉, 마케터는 자신의 제품이 각 제품수명주기의 단계 중 어느 단계에 위치해 있는가를 확인하여 제품계열 내의 전반적인 수명주기믹스를 결정하고, 그러한 수명주기믹스의 추세와 영향을 평가할 수 있다. 그리고 마케터는 개별제품의 수명주기를 조정하고 통제하거나 제품계열 내의 전반적인 수명주기믹스를 개선함으로써 장기적인 수익성을 증대시킬 수 있다.

모든 조직의 관리자는 어렵게 개발한 신제품이 시장에서 오랫동안 잘 팔리기를 기대한다. 그러나 아무리 잘 만든 제품이라도 소비자들의 취향의 변화, 경쟁사의 공격, 기술의 진보 등으로 인하여 언젠가는 시장에서 주도적인 위치를 잃게 된다.

제품수명주기는 보통 도입기, 성장기, 성숙기, 쇠퇴기로 나눈다. 전형적인 제품수명주기곡선은 〈그림 6-4〉와 같이 'S'자 모양을 하고 있지만, 그 외의 다른 모양을 가진 PLC곡선도 많다. 〈그림 6-5〉, 〈그림 6-6〉 참조.

아래에서는 제품수명주기의 각 단계별 특성과 마케팅전략에 대해서 살펴본다.

1) 도입기(Introduction stage)

제품수명주기의 도입기는 신제품이 처음 시장에 선을 보이면서 시작된다. 이 시기에는 대체로 의료제품에 대한 수요가 적다.

그 이유는 첫째, 고객들이 문제의 제품과 그 제품이 주는 편익에 대해서 거의 아는 바가 없다. 둘째, 제품을 팔아줄 소매점포망을 확보하는 데 시간이 걸린다. 셋째, 생산시설을 늘리고 제품생산이나 제품자체에서 나타난 문제점들을 해결하는 데도 시간이 걸리기 때문이다.

따라서 이 시기의 마케팅활동은 고객들에게 제품의 존재와 제품의 이점을 알리는 데 중점을 두어야 한다. 그래서 많은 조직들이 도입기에 고객들을 상대로 많은 광고비와 판매 촉진비를 쓰고 있다. 따라서 이 시기에는 적은 판매량에, 광고비 판매촉진비의 지출은 많고, 생산경험이 적어 생산원가도 높아, 조직의 이익은 극히 적거나 마이너스가 되기 쉽다.

그럼에도 불구하고 조직은 도입기에 과감히 광고나 판매촉진활동에 투자를 하여 고객들에게 자기 병원제품의 명성을 확립하고 시장에서의 위치를 확보해야 한다. 그

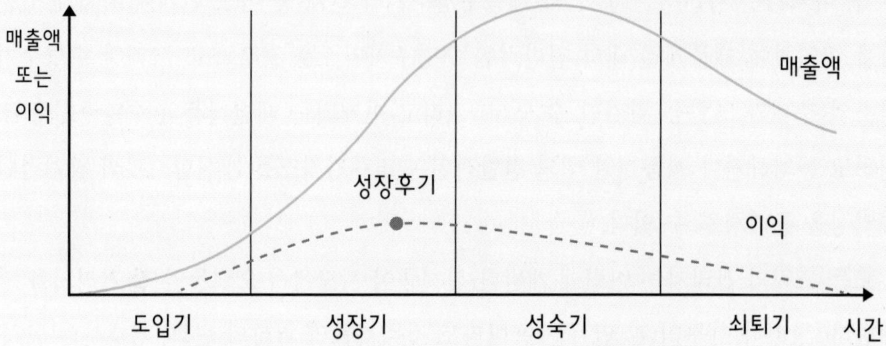

〈그림 6-4〉 제품수명주기와 매출액 및 이익의 변화

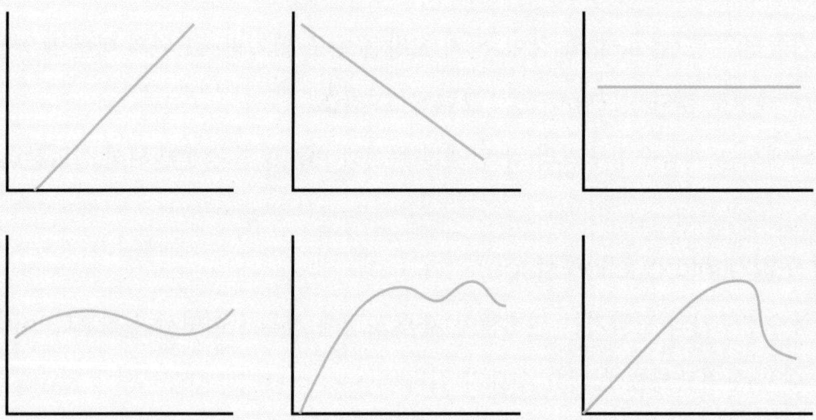

〈그림 6-5〉 제품수명주기곡선의 여러 모양

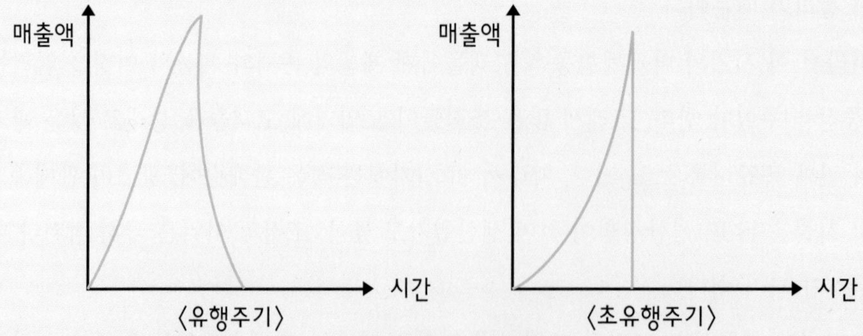

〈그림 6-6〉 유행시 제품수명주기

러면 나중에 경쟁병원들이 의료시장에 들어오고 본격적인 경쟁이 시작될 때, 병원의 위치를 지키기가 비교적 쉽게 된다. 왜냐하면 병원이 의료시장에서 점유하고 있는 호감(goodwill)이나 명성 같은 무형의 자산은 나중에 등장한 경쟁병원들이 짧은 시간 내에 확보할 수 없는 병원의 방어막이 되기 때문이다.

2) 성장기(Growth stage)

성장기에는 고객들이 출시된 신제품에 관해서 이미 어느 정도 알게 되고 그 제품을 취급하는 병원도 늘었기 때문에 판매가 급속히 증가한다. 이때는 이미 경쟁병원들이 시장에 들어와 경쟁이 심해지기 시작한다. 그러나 병원 관리자는 경쟁병원의 출현을 반드시 부정적으로 볼 필요는 없다. 왜냐하면 제품을 조금씩 개선하는 등의 경쟁병원들의 활동으로 시장의 크기 자체가 커질 수도 있기 때문이다.

이 시기에는 경쟁이 치열해지므로 병원은 광고 판매 촉진비를 계속 높은 수준으로 유지하되, 광고의 내용을 경쟁병원 제품에 비해 자기 병원제품이 좋은 점을 강조하는 방향으로 바꿔야 한다. 가격은 현 수준을 유지하거나 혹은 경쟁병원을 의식해서 조금 떨어뜨릴 수도 있다. 병원은 새로운 유통경로나 의료세분시장을 개척하고 의료상품의 질을 조금씩이나마 꾸준히 개선함으로써 판매가 성장하는 기간을 늘릴 수 있다.

이 시기에는 높은 광고 · 판매 촉진비, 제품개선, 새로운 유통경로 · 세분시장의 개척 등으로 계속 많은 비용이 지출되지만, 판매가 급격히 늘고 경험곡선효과로 인해 생산원가가 감소하므로 이익은 급상승하게 된다.

3) 성숙기(Maturity stage)

성숙기에는 판매의 증가율이 현저히 줄어들기 시작하고 마침내는 판매가 일정한 수준을 맴돌게 된다. 성숙기는 도입기나 성장기보다 오래 지속된다.

일반적으로 접하는 대부분의 제품은 성숙기에 있으며, 따라서 마케팅관리자가 하는 일의 대부분은 성숙한 제품을 관리하는 일인 것이다.

이 시기의 가장 큰 특징은 병원들 사이에 경쟁이 아주 치열하다는 것이다. 왜냐하면 의료시장의 전체 수요는 더 이상 늘지 않는데 이미 많은 경쟁병원이 시장에 들어와 있어 전체생산량이 전체판매량을 능가하기 때문이다.

이 시기의 광고는 자사제품의 독특한 점을 부각시켜 자기 병원제품이 경쟁제품과 구별되도록 하는 데 주안점을 둔다.

이 시기는 다른 어느 때보다도 경쟁을 이겨낼 수 있는 창의적이고도 혁신적인 마케팅전략이 필요한 때이다. 따라서 병원관리자는 다음에서 제시한 방안을 모색하여 의료상품의 판매와 이익을 올릴 수 있는 모든 방법을 체계적으로 검토해야 한다.

① 새로운 세분시장의 개척가능성

② 의료제품을 더 자주 쓰게 하는 방안

③ 의료제품의 새로운 용도의 창출

④ 고객으로 하여금 제품을 쓸 때마다 한층 더 많이 쓰게 하는 방안

⑤ 의료제품의 품질/디자인의 개선방안

⑥ 새로운 유통경로의 가능성

⑦ 고객에 대한 각종 부가 서비스(문자서비스, 기술지원)의 강화방안

4) 쇠퇴기(Decline stage)

의료서비스의 이용량 감소는 주로 의학기술의 발전과 시장의 경쟁 심화, 고객의 취향변화 등 시간이 지나면서 쇠퇴기를 맞아 서비스 이용이 감소하게 된다.

일반적으로 기업은 쇠퇴기 단계가 되면 신속한 의사결정으로 서비스 제공량을 줄이거나 퇴출을 생각한다. 하지만 의료기관의 경우 일반기관과 달리 법적 제약, 윤리적 측면, 공공성 등에 의해 신속한 의사결정과 전략을 수립하기 어렵다. 특히 의료기관 서비스 특성상 다른 진료과목이나 다양한 검사서비스와 서로 연관되어 있는 경우가 많아 전략 시행 시 다른 서비스와의 연관성을 고려하여 의사결정을 해야 한다.

의료기관의 서비스 중 경쟁력이 낮은 서비스에 대해서는 고객이 원하는 것이 어떤 것이지 분석하여 존폐를 신중하게 검토해야 한다.

지금까지 제품수명주기별로 내용에 대해 살펴보았다. 이러한 내용을 정리한 〈표 6-1〉은 제품수명주기 단계별 특징을 나타낸 것이고, 〈표 6-2〉은 제품수명주기 단계별 마케팅전략에 대해 정리한 것이다.

5) 제품수명주기 개념의 문제점

제품수명주기개념은 아직도 마케팅 분야에서 적용하고 있지만, 마케팅관리자가 이 개념을 마케팅 업무를 계획하고 통제하는 데 제대로 활용하려면 이 개념의 문제점들을 확실히 알아야 한다.

〈표 6-1〉 제품수명주기 단계별 특징

PLC 요인	도입기	성장기	성숙기	쇠퇴기
전략의 초점	시장의 확대	시장침투	시장점유율의 방어	하락생산성 향상
제품	문제점 보완	차별화	새로움 강조 원가절감	철수, 회수
가격	높다	높지만 낮아지기 시작	낮다	낮다
유통	제한	거의 표적시장 전체 걸쳐	표정시장 전체	유통망의 축소
마케팅예산	많다	많다	적어진다	적다

〈표 6-2〉 제품수명주기단계별 마케팅 전략

PLC 요인	도입기	성장기	성숙기	쇠퇴기
매출	적음	고성장	저성장	하락
원가	높음	하강	낮음	낮음
이익	손실	상승	최대	손실
고객	혁신층	조기수용자	후기다수자	보수층
경쟁자	소수	증가	다수	감소

첫째, 앞의 〈그림 6-3〉에서 본 바와 같이 전형적인 S자 모양을 하고 있지 않은 PLC 곡선도 많을 뿐더러, 어떤 제품은 아예 쇠퇴기에 들어서지 않을 것처럼 보이기도 한다. 수십 년 이상 시장에서 지도적인 위치를 차지하고 있는 '아스피린'이 그 좋은 예이다. 따라서 경영자는 PLC의 각 단계가 고정된 순서로 전개되고 시간이 지나면 불가피하게 다음 단계가 온다는 고정관념을 버려야 한다.

둘째, 제품수명주기의 모양은 조직의 적극적인 마케팅활동에 따라 크게 달라질 수 있다. 다시 말하면, PLC는 각 단계에서 조직이 취해야 하는 마케팅전략을 제시해주는 독립변수가 아니라, 조직이 어떤 마케팅전략을 취하느냐에 따라 그 결과가 달라지는 종속변수로 보아야 할지도 모른다. 사실 조직의 판매량을 결정하는 요소에는 그 조직의 마케팅전략 외에 여러 가지 변수가 있으므로(예 : 경쟁병원의 활동, 경기, 물가변동 등), PLC와 마케팅전략은 독립변수적인 면과 종속변수적인 면을 모두 갖고 있다고 보아야 할 것이다.

셋째, PLC모델은 그 대상이 전체 제품부류(예 : 성형수술), 제품형(예 : 얼굴성형), 혹은 특정상표(예 : 눈성형, 코성형, 지름성형)냐에 따라 그 의미가 달라진다.

PLC에 관한 마케팅문헌은 대체로 제품부류를 대상으로 하여 각 단계에서의 마케팅전략을 논하고 있다. 그러나 조직의 주요 관심대상은 제품유형이나 자사상표를 위한 마케팅전략이므로 제품부류를 대상으로 한 마케팅전략을 그대로 쓸 수는 없을 것이다. 이러한 PLC개념의 이러한 한계점들을 명확히 인식하고, 그것을 실제상황에 응용할 때는 각 의료상품 처해 있는 특수한 상황 즉, 경쟁병원상황, 환경변수, 고객행동 등을 충분히 고려해야 한다.[4)]

---

4) 김성홍 외(2008), 전게서, pp.207-214.

#8 가상화폐로도 진료비 수납한다

의료기관에 지불해야 하는 진료비를 가상화폐로 수납하는 서비스가 국내에서 시작됐다.

최신의 블록체인기술을 활용해 의료서비스를 보다 다양한 계층과 해외환자들에게 널리 알리려는 취지로 의료서비스에 특화된 가상화폐인 LCGC(Life Care Global Coin: 발행처 GCM)를 현금 대신 수납할 수 있는 시스템을 구축했다.

가상화폐인 LCGC를 사용해 병원진료비 등을 납부하려는 고객은 LCGC의 거래소인 Coingenes에 가입하고 거래소 내 전자지갑을 생성한 다음 LCGC코인을 전자지갑에 보유한 상태에서 KMP헬스케어서울의원을 내방할 경우 사용이 가능하다.

가상화폐의 P2P거래 시 거래시간지연 문제를 해결하기 위해 LCGC를 취급하는 거래소 내 전자지갑을 통한 거래를 이용할 수 있다.

또 가상화폐를 통해 납부 가능한 의료서비스비는 본인납부진료비로만 한정한다.

의료서비스 가격관리 7장

학습목표

제 7 장

- 의료서비스가격의 개념에 대해 알 수 있다.
- 의료서비스가격의 특성에 대해 이해할 수 있다.
- 의료수가제도에 관해 설명할 수 있다.
- 우리나라 의료수가 형태에 대해 구분할 수 있다.
- 건강보험 급여제도에 관해 설명할 수 있다.

1. 의료서비스 가격의 개념

1) 의료서비스 가격의 의의

가격이란 판매자로부터 제공받은 재화나 서비스에 대하여 구매자가 지급하는 재화나 서비스의 양을 화폐가치로 나타낸 것이다. 그러므로 소비자의 입장에서 보면 가격이란, 재화나 서비스의 획득 또는 사용을 통해 얻게 되는 가치에 대해 지불하는 대가라고 할 수 있다.

가격은 일상적으로 생산자와 소비자 사이에 재화나 서비스의 제공과 그 대가의 지불이라는 교환과정을 통하여 결정된다. 따라서 자기가 생산하여 자기가 소비하는 자급자족의 생활에서는 가격이라는 개념이 있을 수 없는 것이다. 이러한 면에서 볼 때 가격이란 생산자와 소비자 간의 교환과정에서, 생산자가 생산한 제품의 가치와 소비자가 지불하려는 화폐의 가치가 동일하다고 상호 간에 의견이 일치되는 교환비율이라고 할 수 있다.

또, 자신의 필요와 욕구 충족을 위해 제품을 구입하려 할 때 소비자는 그에 상응하는 대가를 지불하게 되는데, 이러한 금전적인 대가가 곧 조직이 제시한 가격이라 할 수 있다. 서비스 가격은 시장에서 서비스의 교환가치로 볼 수 있으며 보다 구체적으로 구매자들이 특정 서비스를 구매함으로써 얻게 되는 효용에 부여된 가치라고 할 수 있다.

한편, 가격은 교환당사자 간의 교환가치를 나타내고 있으므로 사람들은 제품에 대해 잘 모르고 있을 때 가격을 통하여 제품의 가치를 나타낸다. 그러므로 사람들은 제품에 대해 잘 모를 때, 가격을 통하여 제품의 가치를 평가하기도 한다. 그러나 가격은 상당히 주관적이고 임의적인 측면도 있으므로 제품의 평가를 가격에만 의존하는 경우에는 오류를 범할 가능성이 많다.

제품의 가격은 단순히 유형적인 실체제품 그 자체의 품질이나 성능 등에만 국한하여 결정되는 것이 아니다. 제품의 배달 · 설치 서비스, 애프터서비스, 관련 용품의 공급 등을 포함하는 확장제품의 개념 아래서 결정된다고 할 수 있다.

뿐만 아니라 조직의 구색, 구매의 편리성, 광고를 통한 친숙도 및 신뢰성 등에 의해서도 가격은 영향을 받게 되는 것이다. 따라서 조직의 가격결정은 일반적으로 눈에 보이는 유형적인 제품뿐만 아니라, 눈에 보이지 않는 편익 등이 포함되는 확장된 제품, 그리고 다른 마케팅믹스 요소들의 수준 등이 복합적으로 고려되어 이루어지게 되는 것이다.

그러나 병원에서 제공되는 가격은 대부분 서비스의 성격을 띠고 있어 의료서비스 가격이라고 지칭한다.

서비스가격은 제공하는 서비스의 종류에 따라 매우 다양한 용어로 불리고 있다. 병원에서 제공하는 서비스에 대한 가격으로는 통상적으로 진찰료, 검사료, 수술료, 마취료, 촬영료, 판독료, 약제료, 주사료, 선택진료료 등 서비스행위에 따라 가격의 용어가 달라진다. 이를 통상 의료수가 혹은 의료비 등으로 사용하고 있다.

의료서비스에서는 대부분 보건복지부장관이 고시하는 건강보험수가에 의해 의료비가 결정된다. 그러나 고시에 의해 보험급여 원리에 적용되지 않는 항목으로, 이용자 본인이 전액 부담하는 경우가 있다.

전액본인이 부담하는 경우로는 신의료 기술을 적용한 치료, 건강보험의 횟수 제한을 초과한 검사나 투약, 건강보험 재정 여력 때문에 아직 급여로 전환하지 못하는 항목, 병실 차액 같이 진료와 관련 없이 높은 수준의 서비스를 요구하는 경우가 해당된다.

즉, 직접적인 질병치료가 아닌 미용과 건강증진 목적의 진료에 해당되는 항목인 코성형술, 예방접종, 보철, 건강진단, 초음파검사, 라식, 새로운 의료 기술과 관련된 로봇 수술 등의 의료비는 병원이 임의로 의료비를 결정할 수 있다. 아울러 최근 블루오션으로 떠오르는 해외의료관광 환자들을 대상으로 산정하는 의료비도 병원에서 임의로 산정하여 이용자에게 직접 부담시키는 항목이다.

의료서비스는 인간의 신체에 직접적인 진료행위에 의해 발생하는 의료제품으로써 귀중한 인간의 생명에게 제공되는 특수한 서비스제품이기 때문에 의료서비스는 서비스가격과 생명을 바꿀 수도 있다는 고관여 제품이므로 가격에 비탄력적인 부분이 많다.

2) 가격결정의 중요성

어느 조직을 막론하고 가격에 관한 의사결정은 최고 경영자나 마케팅관리자가 당면한 가장 중요하고, 복잡하면서도 어려운 문제이다. 왜냐하면 조직체의 가격결정 문제는 다른 마케팅요소들의 의사결정에 비해 상대적으로 외부환경요인에 의해 많은 영향을 받기 때문이다. 환언하면 가격이 미치는 경제적 · 사회적 영향이 그만큼 크고 중요하다는 의미이다.

가격은 고객이나 제품제공자뿐만 아니라, 국가경제 전체에서도 중요한 역할을 하고 있다. 경제적 측면에서의 가격은 각종 생산요소와 그 산출물의 수요와 공급을 조정하며 균형 상태를 이루도록 작용한다.

정상적인 시장 하에서의 가격은 수요와 공급이 일치하는 점에서 결정되기 때문이다. 만일 가격이 합리적으로 결정되어 있다면 그 가격에는 구매자들의 자원에 대한 필요의 정도가 반영되어 있다고 할 수 있다. 구매자들은 자신들의 필요에 비해 가격이 낮다고 생각되면 구매를 증가시킬 것이고, 자신의 필요에 비해 가격이 높다고 생각되면 구매를 포기할 것이다.

그 결과, 경제 전체에서 자원의 공급에 비해 수요가 많으면 가격이 상승하고 공급에 비해 수요가 적으면 가격이 하락할 것이다. 이와 같이 수요와 공급이 일치되는 수준에서 형성되는 가격을 균형가격 또는 시장가격이라 부르며, 이러한 면에서 정부나 경제학자들은 가격을 경제의 맥락으로 보고 있는 것이다.

산업소비자 입장에서의 가격은 교환의 대상에 부여한 가치 추구나 만족이나 효용을 얻기 위해 희생한 재무적 대가이며, 이것은 그들의 구매력에 영향을 주는 요인이 되는 것이다. 즉, 제품의 시장가격은 임금 · 임차료 · 이자 그리고 이익에 영향을 주게 되며, 곧 기업의 노동 · 토지 · 자본 · 기업가활동 등 생산요소에 지불되는 가격에 영향을 주게 된다는 것이다.

가격은 이러한 작용을 통해 경제의 전반적인 면에서 자원을 효율적으로 배분하는 기능을 하므로 정부에서는 가격의 통제를 통해 경제정책을 시행하기도 하며, 이러한 정책은 병원이나 최종소비자의 경제활동에 많은 영향을 미치게 된다.

최종소비자들의 입장에서도 가격은 중요한 의미를 갖는다. 현대의 소비자들은 대부분 자급자족보다는 구매에 의존하여 소비생활을 영위하고 있으므로, 제품의 가격은 소비의 양과 질에 직접적인 영향을 미친다. 소비자들은 제품의 소비를 통해 얻을 수 있는 가치 또는 편익이, 그 대가로 지불하는 화폐가치에 비해 최소한 같거나 높다고 판단될 때 제품을 구매하게 된다. 그러므로 특정한 제품의 가격이 상승해도 제품의 가치가 크다고 판단되면 계속 그 제품을 구매하지만, 제품의 가치보다 가격이 비싸다고 판단되면 구매를 중단하게 된다.

산업구매자의 입장에서는 구매하는 제품의 가격이 바로 그들 제품의 원가로 나타난다. 다시 말해서 산업구매자들이 구매하는 원료, 부품, 설비 등의 가격상승은 그들이 생산하는 제품의 생산원가를 높이는 요인이 되는 것이다. 만일 산업구매자들이 다른 비용의 절감을 통해 원가상승을 흡수하거나 마케팅활동을 통해 판매량을 늘려서 제품의 단위당 생산원가를 그대로 유지할 수 없다면, 결과적으로 최종소비자들에게 판매되는 제품의 가격상승을 초래하게 된다.

기업의 입장에서도 가격은 대단히 중요하다. 가격은 기업의 총수익에 영향을 준다. 가격은 마케팅믹스 요소 중 판매수익을 생기게 하는 유일한 요소이며, 다른 요소들은 모두 코스트를 발생시키는 요인이 되는 것이다. 그러므로 적정한 가격을 설정한다는 것은 매우 중요한 일이다. 또한, 제품의 가격은 제품의 시장수요를 결정짓는 중요한 요인이고 기업의 경쟁적 지위와 시장점유율에 결정적인 영향을 미치게 된다. 가격은 또한 기업의 마케팅 프로그램 전체에도 영향을 준다. 기업이 기존 제품의 품질을 개선하거나 특성을 추가하려고 계획하고 있다면, 그에 필요한 비용으로 인한 가격의 상승에 대한 시장의 수용 여부를 먼저 확인해야 한다. 그뿐만 아니라 가격은 곧 기업의 이익수준을 결정하는 요인이 되고 있으며, 다른 마케팅믹스 요소와는 달리 시장 환경의 변화에 따라 가장 신속히 조정될 수 있다는 점에서 마케팅활동의 가장 능률적인 수단이 될 수 있다.

아울러 가격결정에 있어서도 고객의 복리증진과 장기적 적정 이윤의 추구라는 현대마케팅의 이념에 상응하는 마케팅 컨셉의 적용이 필요하다. 다시 말해서 조직이 단기적으로는 손실이 예상되더라도 소비자가 원하는 가격 즉, 고객의 지불능력을 벗어나지 않는 가격으로 제품을 공급하는 것이, 곧 조직의 장기적인 이익을 달성하는 중요한 수단의 하나이다.

그러나 의료서비스는 소멸성을 가지고 있기 때문에 수요와 공급이 조화를 이루는 것이 매우 중요하다. 이러한 수요관리에서 가장 중요한 요인이 가격이다. 서비스 제공자는 가격을 조정함으로써 수요량을 증가시키거나 감소시킬 수 있다.

의료기관에서 서비스가격의 임의 적용범위는 매우 낮지만, 자체에서 조정 시행이 가능한 서비스가격의 경우는 중요성이 매우 높다. 예를 들어, 종합검진의 경우 여름에는 검진자가 많아 정상 검사비용을 산정할 수 있지만, 겨울철에는 검진이용자가 줄어드는 경우가 많다.

의료서비스가격의 조정은 다른 마케팅믹스 요인 중에서 서비스제품, 촉진, 유통, 프로세스, 물리적 증거, 사람 등의 변수와는 다르게, 쉽게 변화시킬 수 있고 신속하게 그 효과를 알 수 있다.

2. 의료서비스 가격의 특성

서비스와 제품의 가격을 판단할 때에는 고객 각자가 가지는 고유의 특성 때문에 서비스와 제품을 다르게 파악한다. 이러한 차이가 발생하는 구체적인 배경은 다음과 같다.

1) 마케팅 믹스 변수로서 가격

가격은 조직의 모든 활동을 위한 자금공급원이 된다는 점에서 특별한 중요성을 가진다. 판매수입은 가격에다 판매량을 곱한 것이기 때문에 제품의 가격은 판매수입을 결정하는 중요한 요인이 된다. 만약 판매량과 비용은 동일한데 가격이 인상된다면, 매출과 수익은 증대될 것이다. 이러한 이유 때문에 가격이 중요하지만, 또 다른 이유도 있다. 다른 마케팅 믹스 변수들과 같이 가격은 단위판매량에 영향을 주기 때문에 제품 혹은 서비스에 대한 적절한 가격결정은 수요를 증대시킬 수 있다. 가격은 환경변화에 반응하여 신속히 변화될 수 있기 때문에 마케팅믹스 변수들 가운데서 가장 신축적인 요소이다.

가격은 재화 혹은 서비스에 상징적 가치를 부가할 수도 있다. 고급 의료서비스 이용은 높은 신분을 암시하며, 저가 의료서비스는 할인판매를 암시할 수도 있다. 그리고 할인쿠폰 혹은 할인환불은 그러한 것이 제공되지 않았다면, 제품을 구매하지 않았을 사람들에 대한 구매를 촉진한다. 이처럼 전체 마케팅 프로그램은 가격을 중심으로 작성된다.

2) 의료서비스 준거가격의 조건

대부분의 고객들은 준거가격을 근거로 제품을 선택하고 그에 대한 가격을 지불한다. 준거가격이란 소비자가 상품의 가격을 평가할 때 그 기준으로 삼는 가격을 통칭하는 것이다. 또한 제품에 대한 준거가격을 평가할 때 그 기준으로 삼는 가격을 통칭하는 것으로, 제품에 대한 준거가격은 대부분 명확하지만 서비스에 관한 준거가격은 상황에 따라 매우 다르게 나타날 수 있다.

특히, 의료서비스에서 이러한 현상들이 많이 나타나게 되며, 고객마다 상이한 진료와 처치가 이루어지기 때문에 가격을 일률적으로 결정할 수 없고, 또 그 서비스의 가치를 돈으로 따질 수도 없는 경우가 많아 진료비를 기억하는데 어려움이 있다. 그 이유를 살펴보면 다음과 같다.

첫째, 무형적인 서비스의 다양성에 있다. 예를 들면 연령, 진료방법(예 : 위내시경검사시 수면내시경 여부), 재이용 여부 등에 따라 의료비가 다르게 산정되므로 반복적으로 이용하기 전에 의료비를 기억하는 것이 어렵다.

둘째, 진료 상황에 따라 가격이 다르게 제공된다. 의료서비스에서는 동일한 상병이라도 의료기관 종별, 이용시간대, 응급상황 여부, 진료내역에 따라 상이한 가격이 적용된다.

셋째, 고객 욕구의 다양성이다. 예를 들면 특실 사용여부 등 부가적인 서비스를 이용하거나, 종합 검진시 고객의 요구에 따라 추가하는 항목, 종류 등에 따라 가격이 모두 다르게 적용된다.

넷째, 정보탐색에 한계가 있다. 의료서비스는 주로 의사의 판단에 따라 검사의 종류나 항목이 결정되는 고도의 전문적인 영역이기 때문에 이에 대한 이용자의 정보를 고객이 파악하기는 쉽지 않다.

3) 의료서비스 질을 제시하는 기준

의료서비스 가격은 진료의 수준을 명확하게 인식하기 어려울 때나, 진료상황에 따라 품질이나 가격이 상이할 때는 가격이 서비스의 질을 제시하는 기준이 되는 역할을 한다.

일반적으로 제품의 품질은 가격이 기준이 되는 것과 동일하게 의료 서비스에서도 구매와 관련된 위험이 큰 경우에는 가격이 품질의 지표가 된다.

의료서비스는 전문적이고 신속성이 요구되는 고위험의 서비스이므로 가격이 높을 때는 의료서비스의 질이 양호하다고 판단한다. 고객들이 가격을 품질의 지표로 이용하는 이유는 과거 경험에 비추어 낮은 가격보다 높은 가격으로 진료를 받을 때 보다 나은 품질을 제공받았다고 생각하므로, 가격의 수준은 서비스제공자가 고객에게 제시하는 품질수준의 정도를 나타낸다고 보기 때문이다.

그래서 서비스품질을 평가할 정보가 적은 경우에는 동일한 상품을 서로 다른 가격으로 소비자에게 제시하였을 경우, 가격을 통해 품질을 평가하는 경향이 있다. 그러나 고객들이 서비스에 대한 정보를 많이 알게 되면, 서비스 품질을 평가하는 기준에 가격의 중요성은 상대적으로 낮아지게 된다.

이와 같이 의료서비스 가격은 고객의 기대를 포함하고 있기 때문에 신중하게 결정되어야 하며, 따라서 너무 낮은 가격은 서비스품질에 대해 적절하지 못하다는 인식을 줄 수 있고, 너무 높은 가격은 그만큼 고객의 기대를 너무 높게 설정하거나 지불여건이 안 됨으로 인해 고객을 확보하지 못할 상황이 발생할 수도 있다.

4) 비금전적 비용의 영향

고객은 서비스를 이용할 때 금전적 가격만을 고려하는 것이 아니라 시간적 비용, 물리적 노력, 감각적 비용, 심리적 비용 등의 비금전적 비용도 서비스구매에 중요한 영향을 미친다. 이에 대한 내용을 살펴보면 다음과 같다.

(1) 시간적 비용

의료 서비스가 가지는 비분리성 때문에 의료서비스에서는 필수적으로 고객이 직접 참여해야 한다. 의료서비스에 참여하는 고객은 시간을 소비하게 되며, 고객은 의료서비스를 제공받는 시간외에 이를 받기 위한 대기시간을 필요로 하는 경우가 많다. 대기시간이 길어지면 고객은 그 병원을 이용할 때 불만요인이 되어 다른 병원으로 이동할 가능성이 있다. 따라서 고객이 대기하는 시간은 비용으로 환산될 수 있기 때문에 이에 대한 적절한 관리가 필요하다.

(2) 물리적 비용

의료서비스는 고관여 서비스로 의료기관을 선택하는데 소요되는 의료정보 탐색비용이 발생된다. 이 탐색비용은 고객이 요구하는 서비스를 확인하고 선택에 필요한 노력을 말하며, 일반제품이나 서비스 보다 의료서비스가 매우 높게 나타난다. 일반 제품의 경우 제품을 직접 만져보거나 이용을 통해 바로 확인이 가능하지만, 의료서비스는 사전에 확인할 수도, 만질 수도 없는 오로지 이용을 해보아야 사후평가가 가능한 서비스이다. 의료서비스를 사전에 탐색해서 어느 정도 정보를 파악할 수 있지만 이를 위한 물리적 비용이 발생할 수 밖에 없다.

(3) 감각적 비용

이 비용은 오감을 통해 알 수 있는 다양한 감각적 요소 즉, 소음, 불쾌한 냄새, 느낌, 환경상태, 맛 등과 관련하여 발생한다. 병원에서 소독 냄새 제거를 위한 향기, 클래식 음악, 그림전시, 고객인 환자들이 친근감을 갖도록 하는 의사들의 다양한 가운 착용 등은 감각적 비용 요소에 해당되며, 이러한 비용 지불을 통해 고객에게 편안하고 좋은 이미지를 구축하게 함으로서 고객을 보다 더 많이 확보하려는 자세가 필요하다.

(4) 심리적 비용

환자에게 제공되는 부적절한 서비스, 공포와 같은 정신적 부담 등과 관련된 비용이다. 병원을 이용하면서 전염병 감염, 중병에 대한 두려움, 주사 공포, 통증에 대한 걱정, 검사장비로부터 전염 등 의료서비스 이용자가 심리적으로 부담을 느끼는 비용이다. 병원은 가능한 이러한 비용을 경감시키기 위한 노력이 필요하다.[1)]

5) 다른 마케팅믹스 요소와의 관계

가격은 다른 마케팅변수들과 밀접히 관련되어 있어서 4P 중 제품 · 경로 · 촉진에 영향이 크지만 다른 요소에 의해서 특히 경쟁관계에 의해 변수가 생길 수 있다.

오늘날에는 비가격경쟁이 주류를 이루고 있지만, 여전히 가격경쟁이 존재한다.

예를 들면, 타이레놀(Tylenol)이 위장에 장애가 없다는 사실을 강조하는 상표명을 소비자에게 인식시키며 시장에서 판매되고 있을 때, 대트릴(Datril)이란 모방제품은 소비자 편익으로 저가격을 강조하면서 시장에 진출하였다. 대트릴은 단기적 이익을

1) 김수배, 전게서, pp.93-98.

희생하면서까지 집중적으로 촉진활동을 전개하였다. 이때, 광고캠페인의 주제는 대트릴의 가격은 타이레놀보다 저렴하다는 것이었다. 그러나 불행하게도 타이레놀은 대트릴이 무서운 경쟁자라는 사실을 알게 되어 타이레놀의 가격을 대트릴의 수준으로 인하시켜 버렸다. 따라서 대트릴의 최대 강점인 저가격은 더 이상 효과적인 소구의 수단이 될 수 없게 되었다.

이러한 예에서 나타나는 것처럼 가격은 상황에 따라 극도로 신축적이게 될 수 있다. 따라서 가격결정에 있어 중요한 것은 가격을 둘러싼 제반 상황을 잘 이해하고 있어야 한다는 사실이다. 즉, 가격은 변화하는 경쟁상황 혹은 생산원가상의 변화, 정부의 정책 등에 따라 조정될 수 있다.

6) 가격과 마케팅의 유효성

특정 제품에 대해서 상대적으로 높은 가격을 구사할 수 있는 능력은 그 제품에 대한 마케팅계획이 경쟁에 대해 건전하고 효과적으로 수립되었다는 사실을 의미한다. 가격은 종종 전반적인 마케팅활동의 유효성에 대한 지표가 된다.

예를 들면, 화이자의 비아그라는 다른 제약회사의 동종제품보다 높은 가격을 설정하는 데도 경쟁자들보다 더 많이 판매되고 있다. 이는 화이자의 전반적인 마케팅조직이 경쟁자들보다 우수하다는 증거이기도 하다. 치열한 경쟁에 직면해서 판매량과 가격을 지속적으로 유지할 수 있는 능력은 선점의 효과도 있지만 뛰어난 마케팅조직을 보유하고 있다는 의미가 된다. 비가격경쟁을 통해서 마케터들은 단순히 저가에만 의존하기 보다는 다른 마케팅 믹스 요인들을 강조할 수 있다.

적절한 가격결정은 모든 마케팅활동을 촉진한다. 만약 제품의 가격이 너무 높게 설정되었다면, 다른 마케팅변수들은 그것에 따라 영향을 받는다. 예컨대, 촉진활동의 효과가 감소된다든지 아니면 바람직한 유통경로를 확보하지 못할 수도 있다.

3. 의료수가 제도

의료수가는 건강보험공단과 환자가 의사나 약사 등의 의료서비스 제공자에게 제공하는 돈을 말한다.

의료수가는 환자에게 제공되는 서비스의 정도, 서비스 제공자의 소득, 물가상승률 같은 경제지표 등을 토대로 건강보험정책심의위원회에서 심의하여 결정하게 된다.

건강보험정책심의위원회는 보건복지부장관 자문 및 의결기구로 정부(8명), 사용자단체(8명), 가입자단체(8명) 대표 등 모두 25명으로 구성되어 있다.

의료수가 제도와 관련된 방식은 각 나라마다 상이하게 적용하고 있는데, 이와 관련된 형태인 의료 지불형태, 행위별 수가제, 인두제, 봉급제, 포괄수가제, 총액계약제, 일당진료비 방식에 대해 살펴보기로 한다.

1) 의료수가 지불형태[2)]

의료수가 지불형태는 진료비지불제도로서 진료의 대가로 의료공급자에게 지불되는 보상 방식을 말하는 것이다. 일반적으로 지불제도는 의료의 질, 의료비, 진료비 심사 및 관리방식에 결정적인 영향을 미치게 된다.

이는 크게 의료공급자에 대한 것(의사 등)과 의료기관에 대한 것으로 구분되는데 일반적으로 의료공급자에 대한 보수 지불은 주로 의료행위라는 전문기술에 대한 보상을 목표로 하고, 의료기관에 대한 보수지불은 시설, 장비, 물자, 운영비용 등 투입비용에 대한 보상을 의미한다.

대체로 한 나라의 지불제도는 지불제도의 기본형 하나에 속하기보다는 그 나라의 실정에 맞게 변형된 것이나 혼합 형태로 존재한다.

(1) 행위별 수가제(Fee-for-Service)

행위별수가제는 진료에 소요되는 약제 또는 재료비를 별도로 산정하고, 의료인이 제공한 진료행위 하나하나마다 항목별로 가격을 책정하여 진료비를 지급하도록 하는 제도이다.

---

2) 건강보험심사평가원(2012년), http://www.hira.or.kr

가장 보편적이고 시장접근적인 방법으로서 대부분의 자본주의 경제체제를 가진 국가에서는 이 행위별 수가제를 많이 채택하고 있다. 의료인이 제공한 시술내용에 따라 값을 정하여 의료비를 지급하는 것으로서 전문의의 치료방식에 적합하다. 즉, 위중하거나 진료에 시간이 많이 걸리며 특별한 기술을 요하는 질병이나 진료재료가 많이 소요되는 질병에 대하여는 정확히 그만큼 많은 진료비를 의료인에게 지급하게 된다. 이는 일반 상행위의 원칙이 가장 많이 적용되는 방식으로서 의료인이 가장 선호하는 방식이기도 하다. 또, 적은 횟수의 철저한 검사보다는 짧고 빈도가 많은 진료를 유도하게 된다.

(2) 인두제 (Capitation)

인두제는 문자 그대로 의사가 맡고 있는 환자 수, 즉 자기의 환자가 될 가능성이 있는 일정지역의 주민수에 일정금액을 곱하여 이에 상응하는 보수를 지급받는 방식이다.

주민이 의사를 선택하고 등록을 마치면, 등록된 주민이 환자로서 해당 의사의 의료서비스를 받든지 안 받든지 간에 보험자 또는 국가로부터 각 등록된 환자 수에 따라 일정수입을 지급받게 된다.

인두제는 기본적이고 비교적 단순한 1차 보건의료에 적용되며, 의료전달체계의 확립이 선행되어야 한다. 따라서 주치 의사 또는 가정의의 1차 진료 후에 후송의뢰가 필요한 경우에만 전문의의 진료를 받을 수 있다. (영국의 일반가정의에게 적용되는 방식)

(3) 봉급제 (Salary)

사회주의국가나 영국과 같은 국영의료체계의 병원급 의료기관의 근무의에게 주로 적용되는 방식으로 농 · 어촌 등 벽 · 오지에 거주하는 국민이라도 쉽게 필요한 때 의료서비스를 제공받을 수 있으나 그 진료수준은 낮은 편이다.

법 · 제도상으로 공공의료의 혜택을 모든 국민이 받을 수 있게 되어 있으나, 제한된 의료시설 및 인력 때문에 의사의 윤리적 기준이 낮은 나라의 경우 개인적인 친밀관계나 뇌물수수관계에 따라 의료혜택의 기회가 부여될 여지가 많다.

봉급제의 단점은 의사의 관심이 환자진료보다는 승진 또는 더 높은 보수를 위해서 승진결정권을 가진 상사나 고위공직자의 만족에 맞추어진다는 것이다.

(4) 포괄수가제 (Case-Payment)

포괄수가제는 한 가지 치료행위가 기준이 아닌, 환자가 어떤 질병의 진료를 위하여 입원했는가에 따라 "DRG"라는 질병군(또는 환자군)별로 미리 책정된 일정액의 진료비를 지급하는 제도이다. 즉, DRG(Diagnosis Related Groups) 분류체계[3]를 이용하여 입원환자의 진료비를 보상하는 제도로서 입원기간 동안 제공된 검사, 수술, 투약 등 의료서비스의 종류나 양에 관계없이 어떤 질병의 진료를 위해 입원했었는가에 따라 미리 책정된 일정액의 진료비를 보상하는 제도이다.

미국에서 의료비의 급격한 상승을 억제하기 위하여 1983년부터 DRG 분류체계에 기초를 둔 선불상환제도로 개발하였고 연방정부가 운영하는 메디케어 환자의 진료비지급방식으로 사용되고 있다.

이 제도는 의료비용의 사전예측이 가능하기 때문에 장기입원에 대한 인센티브를 제거할 수 있다.

DRG지불제도하에서는 현재와 같은 행위별 심사는 약화되는 대신에 의료기관들의 진단명조작이나 의료의 질 저하를 방지하기 위한 활동(모니터링 등)을 담당하는 기능이 필요해지며 이것을 다음과 같이 현재의 심사기구가 수행하게 된다.

첫째, DRG코드의 조작에 대한 감시와 조정은 포괄수가제의 안정적인 정착을 위해 꼭 필요한 조치이다.

둘째, Upcoding 등 방지를 위하여 각 의료기관의 입원율, 재원일수, 입원건수, 중증도지표 등의 지속적인 모니터링을 통해 문제의 소지가 있는 의료기관이 포착되면, 이에 대한 정밀심사를 하는 방안 등 보험심사기구에서 설정한 종합적인 감시방안이 병행된다.

현행 건강보험의 행위별 수가체계를 보완하기 위해 마련됐으며, 포괄수가제 시행 질병군은 정상 분만, 제왕절개분만, 백내장수술, 탈장수술, 맹장염수술, 항문 및 항문주위 수술, 편도선수술, 자궁수술 등 8개 다빈도 외과시술이다. 환자가 치료를 받으면 입원일수와 중증도에 따라 미리 진료비가 정해져 있기 때문에 의료기관의 과잉진료 등을 막을 수 있지만 의료서비스의 질적 저하도 우려된다.

---

3) DRG분류체계에서는 모든 입원환자들이 주진단명 및 기타진단명, 수술처치명, 연령, 성별, 진료결과 등에 따라 진료내용이 유사한 질병군으로 분류되는데, 이때 하나의 입원환자 분류군을 DRG라고 한다.

① 적용대상 질병군 : 현재는 4개 진료과 7개 질병군

- 안과 : 백내장수술(수정체 수술)
- 이비인후과 : 편도수술 및 아데노이드 수술
- 외과 : 항문수술(치질 등), 탈장수술(서혜 및 대퇴부), 맹장수술(충수절제술)
- 산부인과 : 제왕절개분만, 자궁 및 자궁부속기(난소, 난관 등)수술(악성종양 제외)

수정체수술(백내장수술), 서혜 및 대퇴부 탈장수술(장관절제 미동반), 치열수술 등 간단한 항문수술의 경우에는 6시간 미만 관찰 후 당일 귀가 또는 이송시에도 포괄수가제(DRG)가 적용되어 본인부담금은 입원부담률인 20%로 적용받게 된다. 2012년 7월부터 전국 병원과 의원으로 확대되었다.

② 보험급여(적용)

- 입원치료에 필요한 의료행위, 치료재료, 약제비용이 포괄수가가 적용된다(7개 질병군으로 입원한 환자의 수술과 관련된 진료뿐 아니라, 수술로 인한 합병증이나 환자가 입원 당시 같이 앓고 있던 질병의 치료까지 포함됨).
- 환자가 전액 부담하는 항목인 단순피로 등 일상생활에 지장이 없는 질환, 미용목적, 본인희망의 건강검진 등 예방진료, 상급병실료 차액, 선택진료료 등을 제외하고는 20%만 부담한다.

③ 신포괄수가제

행위별수가제와 7개 질병군포괄수가제의 대안적 모델로 포괄지불방식(기준수가+일당수가)과 행위별 지불방식을 병행하는 것으로 대부분의 의료서비스를 포괄로 묶고, 진료비 차이를 유발하는 고가 서비스를 행위별수가제로 보상하는 제도이다. 특히 고가의 의료서비스 등의 남용을 방지를 위해 약제나 치료재료 단가의 80%만 별도로 책정하고 20%는 수가 책정시 포괄수가에 포함한다. 또한 입원 일당수가를 실제 발생 진료비의 80%로 책정, 20%는 기준수가에 포함하여 보상함으로써 입원일수 단축에 대한 인센티브도 부여하는 제도이다.

- 특징 : 진료비 지불에 포괄수가제와 행위별수가제 병행, 기본진료 포괄수가, 고가서비스 및 의사 시술행위 행위별수가
- 건강 포괄방식에 일당수가 개념을 도입 : 입원기간에 따른 진료비 차이 감안

입원일수에 따라 진료비 가감 방식

- 초음파 등 진료 필수 비급여항목의 급여화

(5) 총액계약제 (Global Budget)

보험자측과 의사단체(보험의협회)간에 국민에게 제공되는 의료서비스에 대한 진료비 총액을 추계하고 협의한 후, 사전에 결정된 진료비총액을 지급하는 방식으로(의사단체는 행위별 수가기준 등에 의하여 각 의사에게 진료비를 배분함) 독일의 보험의에게 적용되는 방식이다.

총액계약제는 전체 보건의료체계 또는 보건의료체계의 특정 부문에 국한하여 적용이 가능하다.

전체 보건의료체계 또는 총액계약제가 적용되는 보건의료 부문의 비용에 대한 효과적 조정이 가능하므로, 진료의 가격과 양을 동시에 통제 및 조정함으로써 진료비지출 증가 속도를 조절하고 예측할 수 있다. 그러나 이 제도는 의료서비스 제공자가 과소진료를 제공하거나 건강상태가 좋지 못한 환자를 기피하는 현상으로 발생할 수 있다.

(6) 일당진료비 방식 (Daily charge or per diem fee)

주로 병원의 입원진료에 적용되는 방식으로 투입자원이나 서비스강도의 차이를 두지 않고, 진료 1일당 수가를 책정하여 진료기간에 따라 진료비총액이 결정되는 제도이다. 따라서 일당진료비 방식도 일종의 포괄수가제로 보는 경우가 있다.

※ 일당진료비의 종류

- 의사의 보수를 포함한 전체비용을 포괄하는 방식으로 질병의 종류나 전문분야 등을 구분하지 않고 모든 입원환자에게 동일한 일당 진료비를 부과하는 방법
- 의사의 진료서비스에 대한 보수를 제외한 병원의 전체비용을 포괄하는 방식(의사의 진료비는 행위별수가제를 적용하고 병원에 대한 진료비 상환은 일당으로 산정하여 지불)
- 의사의 보수를 포함한 전체 비용을 포괄하여 일당진료비를 산정하되 전문과별 또는 특별진료서비스에 대해 차별 수가를 적용하는 방식

총액예산을 토대로 일당진료비제가 채택될 경우, 병원은 정해진 기간 내의 총비용을 늘려 일당진료비를 높이도록 하거나, 환자 진료일수를 늘려 병원의 수입을 증가시킬 우려가 있다. 또한 비용절감을 위해 서비스의 질을 낮추거나, 환자진료 일수를 늘려 수입을 극대화할 수도 있다. 수가표나 제공되는 서비스 항목에 관한 표도 불필요하기 때문에 진료비의 지불을 위한 행정관리비용이 비교적 적게 지출되는 이점이 있다. 병원측면에서는 일당진료비 협상을 위한 상세한 회계체계만 갖추면 된다. 다만, 모든 병원의 회계시스템이 동일해야만 보험자가 병원 간의 비용을 비교할 수 있다

4. 우리나라 의료수가 유형

우리나라의 의료수가는 보건복지부 장관이 고시하게 되어 있어 의료기관에서 새로운 서비스나 제품에 대한 수익의 실현을 위해 임의로 가격을 산정할 수 없다.

우리나라의 의료수가제는 행위별수가제가 주류를 이루고 있으며 부분적으로 포괄수가제를 병행하고 있다.

건강보험 행위별 수가제(fee-for-service)는 의료기관에서 의료인이 제공한 의료서비스(행위, 약제, 치료재료 등)에 대해 서비스별로 가격(수가)을 정하여 사용량과 가격에 따라 진료비를 지불하는 제도로 의료보험 도입 당시부터 채택하고 있다.

또한, 행위별 수가제의 보완 및 의료자원의 효율적 활용을 위하여 질병군별 포괄수가제(DRG)와 정액수가제(요양병원, 보건기관 등)도 병행하여 실시하고 있다.

1) 건강보험수가

전 국민건강보험이 실시된 우리나라의 의료수가는 보건복지부장관이 고시한 요양급여수가에 대하여 의료기관에서 제공한 각각의 의료서비스에 의료비를 계산하는 행위별수가제를 채택하고 있다.

아울러 이를 적용하는 대상은 국민건강보험, 의료급여, 자동차보험, 산재보험, 공무상 요양대상 환자에 기본적으로 적용되고 있다.

행위별수가의 모순점을 보완하기 위하여 병행시행 중인 포괄수가제는 질병군별로 일정수가를 포괄적으로 적용하는 것으로 수정체수술(백내장), 편도 및 아데노이드 수술, 항문 및 항문주위수술(치질), 서혜 및 대퇴부 탈장수술, 충수절제술(맹장염), 자궁과 자궁부속기 수술(악성종양 제외), 질식분만(정상 분만), 제왕절개분만 등의 상병에 대하여 시행하고 있다.

2020년 건강보험공단이 지출한 보험급여 현황을 보면, 보험급여비 총액은 69조 3,515억으로 전년도 68조 7,286억 대비 6,299억 원 증가하였다. 또한 2018년 상반기(288,920억)와 2019년 상반기(328,460억)를 비교하면 13.7% 증가한 것으로 나타났다. 유형별 보험 급여비로는 아래와 같다. 〈표 7-1〉과 〈그림 7-1〉 참조

- 현물급여(요양급여비, 건강검진비) : 67조 1,034억 원
- 현금급여비(요양비, 장애인 보장구), 본인부담액상한제사후환급), 임신 · 출산 진료비 등) : 2조 2,482억원

또, 1인당 연간보험료 및 연간급여비는 1990년 적용인구 1인당 연간보험료는 31,080원에서 2018년 1,056,782원으로, 연간급여비는 48,678원에서 1,238,582원으로 증가하여, 보험료 대비 급여비 혜택률은 1.17배로 나타났다. 〈표 7-2〉 참조

〈표 7-1〉 보험급여 현황

(단위 : 억 원, %)

구 분	2015	2016	2017	2018	2019	2020	증감률 (%)
보험급여비 계	457,299	508,907	546,249	616,696	687,286	693,515	0.9
현물급여비	445,820	497,055	533,217	601,411	668,308	671,034	0.4
– 요양급여비	433,404	483,239	518,255	585,836	651,674	654,742	0.5
(본인부담액상한제사전지급)	(1,822)	(2,216)	(2,540)	(2,834)	(2,596)	(1,728)	-33.5
– 건강검진비	12,416	13,816	14,922	15,575	16,634	16,292	-20
현금급여비	11,480	11,852	13,032	15,285	18,978	22,482	18.5
– 요양비	236	539	768	1,004	1,459	1,838	26.0
– 장애인 보장구	463	1,101	1,065	1,192	1,105	852	-22.9
– 본인부담액상한제사후환급 (본인부담액보상금 포함)	8,479	8,058	9,331	11,201	141,440	17,801	23.3
– 임신 · 출산 진료비	2,301	2,154	1,868	1,888	1,973	1,990	0.9

출처_국민건강보험, 2020 건강보험주요통계

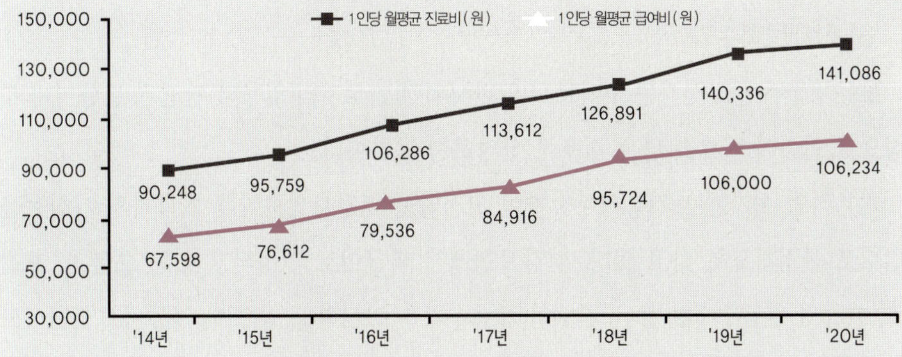

〈그림7-1〉 연도별 1인당 월평균 진료비 및 급여비 추이

자료원_2020 건강보험통계연보

〈표 7-2〉 연도별 건강보험료 대 급여비

(단위 : 원, %)

구 분	2011년	2012년	2013년	2014년	2015년	2016년	2017년	2018년
1인당 연간 보험료(A)(원)	670,072	735,220	783,306	829,302	878,963	939,996	991,349	1,056,728
1인당 연간 급여비(B)(원)	729,262	259,290	796,199	853,900	907,324	1,079,340	1,079,340	1,238,582
급여비율(B/A)(%)	108.8	103.3	101.6	103.0	103.2	108.9	108.9	117.2

주) 1. 결산기준 2. 1인당 연간보험료는 개인 및 사업주가 부담한 보험료 기준
3. 국고지원금, 담배부담금 제외

자료원_2018 건강보험통계연보

2) 자동차보험수가

국토해양부장관의 고시에 의하여 자동차사고 피해자에게 적용하는 수가이다. 의료기관에서는 가해자가 가입한 손해보험회사나 자동차공제 조합으로 진료비를 청구하고 수령한다.

기본적인 수가는 보건복지부장관이 고시하는 건강보험수가를 기초로 하되, 가산율을 별도로 산정하도록 하고 있다. 1995년 8월 1일 이후 손해보험협회와 요양기관 간의 협약에 의해 건강보험수가를 기준으로 요양기관 종별에 따라 항목별로 일정한 가산율을 적용하고 있다.

3) 산재보험수가

노동부장관이 고시하는 수가로서 일반사업장 근로자의 업무와 관련된 질환이나 부상으로 인하여 진료를 받은 경우에 산정하는 수가이다.

기본적인 수가는 보건복지부장관이 고시하는 건강보험수가를 기록하되 가산율을 별도로 산정하도록 하고 있다. 건강보험에서 비급여로 인정되고 있는 초음파, 보철료, 제증명 발급수수료 등은 별도의 급여수가를 고시하고 있으며, 자동차보험에서도 동일하게 적용하고 있다.

4) 일반수가

병원이 자체적으로 임의로 결정한 수가로서 보험에서 급여로 적용되지 아니하는 수가이다.

건강보험에 적용되지 아니하는 비급여 질환(성형수술 등)이나 법적 비급여에 해당하는 병실료 차액, 초음파 촬영 등 비급여 대상항목 등에 적용되는 수가이다. 다만, 산업재해보상보험이나 자동차보험이 적용되는 환자가 부상이나 질병과의 인과관계가 상당한 경우에는 별도의 고시된 수가를 적용해야 한다.[4]

---

4) 국민건강보험공단(2012), http://www.nhic.or.kr

#9 고객만족을 넘어 환자경험의 시대로

그렇지 않아도 어려운 병원경영은 병원 간에 경쟁이 심화되고 병원에서 제공되는 서비스에 대한 기대수준이 높아지면서 경영의 어려움은 가중되고 있다.

최근의 병원경영은 본질적으로 제공되는 의술의 서비스 외에도 의료와 연관된 서비스의 질에도 심혈을 기울여야 하는 시대로 변하고 있다.

최근 의료계에 제기되고 있는 관련 평가를 보면 의료기관평가인증제도 2주기시행, 수련병원신입평가제도 강화, 요양급여 적정성평가, 환자경험평가 등을 들 수 있다.

이러한 평가들은 일정병상 이상 의료기관의 역할과 기능에 따라, 의무적 또는 자발적으로 평가를 받아야 한다.

또한 평가의 결과는 수련병원지정, 상급종합병원지정, 전문병원지정, 의료질향상지원금의 차등지급 등의 시행에 활용되고 있다.

그래서 병원은 이 모든 평가제도의 시행에 긴장하고 대응하지 않을 수 없다.

이와 같은 평가제도 중에서도 최근에 발표된 환자경험평가제도는 환자의 경험을 직접 듣고 평가하여 차등 결과를 도출하는데 의미가 있다.

환자경험평가는 건강보험심사평가원 주관으로 금년(2017년)은 500병상 이상의 종합병원을 대상으로 시행되며 향후 점차 확대될 것이다.

환자경험평가의 조사내용은 입원 중 환자가 경험한 의사/간호사서비스, 투약 및 치료과정, 병원환경, 환자권리보장 등 총 24개 문항으로 구성됐다.

또한 평가방법은 평가대상자명단을 의료기관으로부터 제공받아 전화번호를 수집한 후에 전화설문조사로 시행하게 된다. 조사 대상은 각 병원에서 퇴원 이후 8주 사이에 있는 퇴원환자(19세이상)본인을 대상으로 하며, 500병상에서 1000병상 미만 규모의 병원일 경우, 150명을 대상으로 한다. 자료의 분석은 성별, 연령별, 진료과목별, 병상규모별 등으로 분석되며, 평가결과는 소정의 과정을 거쳐 공개 또는 차등지원 등을 검토하게 된다.

그동안 병원은 내원하는 고객환자 및 보호자의 기대에 부응하는 만족스러운 서비스를 제공하고자 노력했다.

그러나 이제는 고객의 만족을 넘어 환자의 경험을 증진하는 시대로 변화하고 있다. 즉 고객의 니즈에 맞게 대상과 범위 그리고 개념을 확대하고 고객만족에서 환자경험의 시대가 개막된 것이다.

환자경험증진의 첫 단계는 마음에서 우러나오는 진정한 배려이며, 상대방 입장에서 생각하고 행동하는 역지사지의 마음이다.

설명을 잘하고 친절한 간호사도 중요하지만 환자의 고통을 같이 해주는 찡그린 간호사의 얼굴이 진정 환자의 마음에 와 닿을 수 있기 때문이다.

그럼 이와 같은 환자경험의 증진 및 향상활동을 추진하려면 무엇을 어떻게 추진해야 하는지를 보면 다음과 같다.

첫째, 환자경험증진 및 향상을 위한 비전, 전략, 목표, 과제 등의 실행체계를 구축해야 하며 환자대상 서비스를 디자인해야 한다.

병원에 제공되는 서비스를 디자인하기 위해서는 우선 서비스제공 정도를 진단해야 한다. 서비스를 진단하기 위해서는 서비스제공방법에 따른 프로세스별로 시설 및 비품의 선택, 배치 그리고 서비스제공방법, 과정 등의 요소를 진단하고 환자 니즈에 적합한 서비스 제공과 환자 입장에서의 서비스정도, 궁금증 및 불편해소, 편의제공 등을 위한 요소를 도출하고 요소와 연관된 서비스를 디자인해야 한다.

둘째, 환자접점의 모든 서비스에 대한 모니터링과 코칭이다. 스탭(의사)의 외래진료, 입원환자회진, 검사, 치료과정을 모니터링하고 그 외 간호사, 의료기사, 사무원 등의 환자접점에서 제공되는 서비스를 모니터링 하여 새로운 서비스를 디자인하고 코칭 하여야 한다. 또한, 환자입장에서 주차장에서부터 귀가시까지의 모든 과정을 모니터링 하여 환자 위주로 서비스가 디자인 되어야 한다.

셋째, 환자경험의 증진은 고객만족을 넘어 환자의 마음을 헤아려 향상해야 하는 감동이다. 따라서 이제까지 병원에서 시행했던 고객만족활동 및 교육의 차원을 넘어, 부서별로 환자경험관리매니저를 중심으로 자발적, 지속적으로 표준 응대 매뉴얼을 디자인하고 실천하는 활동을 추진해야 한다. 병원에서 서비스를 디자인 할 때에는 다음과 같은 물음에 답을 하면 디자인 컨셉이 쉽게 보일 수 있다.

· 입원환자는 왜? 병원 로고와 병원명이 앞 뒤로 디자인 된 환의를 착용해야하는지? 환의를 입지 않으면 안되는지?
· 래진료시에 환자는 꼭 스툴의자에만 앉아야 되는지, 하물며 요양병원에서의 상담도 딱딱하고 불안한 스툴의자에 앉아서 해야하는지?
· 입원환자는 꼭 침상에서 식사를 해야하는지? 또한 식사는 선택할 수 없는지?
· 환자의 진료비는 꼭 수납창구에 가서만 납부해야하는지?
· 병원의 화장실은 항상 지저분해야 하는지?
· 병원의 침대 높이는 낮출 수 없는지?
· 입원환자를 면회할 때 꽃은 왜 반입이 안 되는지?

이와 같이 환자입장에서 불편하고 개선해야할 사항을 스스로 질문하고 답하는 과정이 필요하며 환자경험증진활동은 관행과 상식을 초월하여 획기적이고 크게 변화하는 사고의 전환에서 시작되어야한다.

병원경영층 및 전 직원의 변화는 관심과 가능성을 확신 할 수 있는 경영층의 인적·물적 지원이 수반되어야 실행이 가능하다. 따라서 전 직원이 환자의 입장에서 생각하고 경험하여 미흡한 것을 바꿀 때만이 만족한 환자경험의 증진·향상 시대를 열 수 있을 것이다.

의료서비스 유통관리

8장

학습목표

제 8 장

- 의료서비스 유통관리의 의의와 특징에 대해 이해할 수 있다.
- 의료서비스 유통관리상 고객과의 접근방법에 대해 설명할 수 있다.
- 의료서비스의 과정체계, 운영체계, 전달체계 등을 구분할 수 있다.
- 의료서비스의 접근성에 대해 설명할 수 있다.

1. 의료서비스 유통관리 개념

1) 의료서비스 유통경로의 의의

서비스조직에 있어서 유통경로는 어떤 제품이나 서비스가 사용, 또는 소비에 이용될 수 있도록 하는 과정과 관련된 상호의존적인 체제이다. 유통경로상 구성원은 생산자로부터 소비자에게로 제품을 전달하는 일을 수행하며 정보의 수집 및 제공, 제품에 대한 판매촉진, 협상, 주문, 금융, 위험부담, 물적 유통, 지급, 소유권이전과 같은 일련의 기능들을 수행한다. 의료서비스에 있어서 유통은 일반적인 제품과는 달리 생산과 소비가 동시에 발생하는 특수한 형태를 가진 체계를 가지고 있어 일반제품과는 구별된다.

의료서비스 유통경로는 의료서비스를 생산하여 소비자에게로 전달하는 과정에 참여하는 중간상의 집합이라 할 수 있다. 의료서비스의 전달과정에 참여하는 중간상은 의료기관 또는 의료인인 의사나 간호사들이 해당된다. 따라서 유통경로는 의료서비스의 전달을 가능하게 해주는 수단이라고 할 수 있고, 의료기관이나 의료인들이 존재하기에 의료서비스의 전달이 가능하게 된다.

의료기관은 그들의 의료제품과 의료서비스를 표적시장에 어떻게 접근시킬 것인가를 결정하여야 한다. 의료서비스에서 유통경로는 의료서비스의 전달 체계이며, 이를 구축하는 목적은 자원의 획득과 이용을 편리하게 하는데 있다. 이를 위하여 병원 간 네트워크 시스템을 구축하거나 프랜차이즈 시스템을 활용하기도 한다.

의료기관이 시장세분화를 통하여 표적시장을 선정하면, 그 표적시장에 적합한 의료서비스를 전달시켜야 하고, 의료 서비스를 표적시장에 어떻게 접근시킬 것인가를 결정하여야 한다. 이것을 가능하게 해주는 것이 유통경로인 것이다.

2) 의료서비스 유통경로의 특징

의료서비스 활동의 목적을 달성하는데 표적시장에의 접근가능성은 매우 중요하다. 표적시장 접근을 용이하게 해주는 것이 원활한 유통경로이다. 즉, 의료서비스의 유통경로는 의료서비스의 전달체계이며, 이의 관리가 유통관리이다. 특히, 의료기관에서 표적시장 의료서비스의 접근가능성은 유통관리의 핵심이다. 왜냐하면, 의료서비스는 의료의 생산과 소비가 거의 동시에 이루어지고, 의료인과 고객의 상호작용에 따라서 의료서비스의 질이 결정되기 때문이다.

따라서 시장세분화에 의하여 하나의 매력적인 표적시장을 선정하여 표적고객의 욕구를 충족시킬 수 있는 의료서비스를 개발하였다 하더라도, 그것을 표적시장에 접근시킬 수가 없다면 그 의료서비스는 상품으로서의 의미를 상실한 것이다.

이러한 의미에서, 의료의 전달은 의료서비스와 진료비를 매개로 하는 의료기관과 고객 간의 상호전달 과정이라고도 할 수 있다.

의료서비스의 유통경로상 특징을 살펴보면 다음과 같다.[1)]

첫째, 의료서비스 전달과정이 단순하다.

의료서비스는 생산과 소비의 동시성으로, 의료서비스의 생산자인 의료인과 소비자인 고객에게 직접 전달한다. 따라서 의료서비스는 의료인과 고객 간에는 중간상이 존재하지 않지만, 의료기관과 고객 간의 관계에서 보면, 의료인은 고객에게 의료서비스를 전달하는 중간상에 해당한다. 그래서 일반적인 조직의 유통경로와 비교해보면,

1) 박주희, 전게서, PP.268-268.

의료서비스 전달체계인 의료서비스의 유통경로는 단순하다고 할 수 있다.

둘째, 고객과의 근접성이 용이하다.

의료서비스는 의료의 생산과 소비가 동시에 이루어지고 무형의 서비스인 관계로 의료의 질적 관리가 어렵다. 의료 질의 관리를 용이하게 하기 위해서는, 의료인의 직접 의료서비스가 고객에게 쉽게 전달되도록 의료서비스를 전달하는 의료기관이 고객의 근거리에 위치해야 한다. 즉, 의료수요가 있는 곳에 의료기관이나 의사가 다가가서 의료서비스를 전달하여야 한다. 대부분의 경우, 의료서비스는 의료기관이나 의료인이 고객에게 접근이 용이할 때 효율적으로 의료서비스가 전달될 수 있다.

셋째, 의료서비스 전달방법이 다양하다.

의료서비스는 MOT가 고객과 참여한 자리에서 직접 의료가 생산되고 전달되기 때문에, 의료기관은 의료서비스를 의사, 간호사, 의료기사, 병원코디네이터, 행정요원 등 다양한 방법을 통하여 전달하고 있다.

서비스를 제공하는 조직의 입장에서 볼 때, 어떤 유통경로에서 서비스를 제공할 것인가를 결정하는 것은 단순히 비용의 문제뿐 아니라, 고객의 서비스 체험에 중요한 영향을 주기 때문에 고객특성에 따라 어떤 방법을 선호하는가를 파악하는 것도 중요한 문제이다. 예를 들면, 서비스가 제공되는 경로에 신뢰감을 가지고 있고 지식이 많은 고객은 비접촉 경로와 셀프 서비스 경로를 더 선호할 수 있다. 또, 대다수의 고객에게 편의성은 채널 선택의 가장 중요한 핵심 요소로 여겨지고 있는데, 이는 서비스의 핵심적인 부분뿐 아니라 서비스 예약, 대기시간 단축, 주차시설의 편리성, 문제발생시 해결방안 등 보조적인 부분까지 고객에게 편리하게 전달되어야 한다.

특히, 의료기관의 경우 표적시장 접근에 있어서 일반서비스와 달리 생산과 소비가 동시에 이루어지는 서비스이고, 의사와 고객의 상호작용에 따라 서비스 품질이 달라지기 때문에 합리적인 유통경로 선택은 매우 중요하다.

3) 고객과의 접근방법

유통경로는 고객이 원하는 제품이나 서비스를 제공받을 수 있도록 유통경로상의 여러 요소들을 적절히 배열하여 구성하는 것을 말한다. 그러나 의료서비스는 유형의 일반 제품과는 달리 생산과 소비가 동시에 이루어지는 무형의 제품으로 품질관리가 어렵다. 품질관리를 용이하게 하기 위해서는 서비스의 생산자인 의료기관이 직접 의료서비스를 고객에게 제공하든지, 혹은 중간상이 고객에게 서비스를 제공하더라도 소비자와 근접하여 있어야 한다. 즉, 의료수요가 있는 곳에 서비스의 생산자나 중간상이 다가가서 서비스를 제공하여야 한다.

유형제품의 경우에는 고객이 생산자 인근으로 접근이 용이하지만, 의료 활동과 같은 서비스의 경우에는 생산자가 고객 가까이 접근하지 않으면 서비스의 효율적인 전달이 어렵게 된다. 고객의 입장에서 언제, 어디서, 어떻게 서비스를 전달 받았나 하는 것은 서비스 체험에 있어 매우 중요하다.

서비스 유통경로관리에서 중요한 것은 제공되는 서비스의 특징, 또는 조직의 포지셔닝 전략을 고려했을 때, 서비스가 제공되는 곳으로 고객의 직접 방문여부나, 서비스가 제공되는 채널 지점을 어떻게 선정할 것인가에 대한 결정이다. 이에 대한 방법은 살펴보면 다음과 같다.

첫째, 고객이 서비스 조직인 의료기관을 찾아가는 것이다.

이 유형은 입지선정과 운영 스케줄의 결정이 고객의 서비스 체험에 중요한 영향을 미친다. 예를 들어, 의료기관의 위치가 고객이 접근하기 용이하다거나, 명의로 알려진 의사의 진료를 받고자 하는 경우나, 진료를 받고자하는 의사가 근무하는 일정에 따라 고객이 방문하는 경우가 해당된다.

둘째, 의료기관이 고객에게 다가가는 방법이다

서비스조직 입장에서 시간과 물적 자원이 더 많이 소비되는 유형으로 점차 확대되는 추세이다. 고객 개개인을 방문하기보다는 집단형태의 고객, 즉 고객을 방문하는 형태가 확대되고 있는 상황이다. 그러나 더 많은 비용을 지불하고서라도 개인서비스를 받고 싶어하는 고객을 대상으로 하는 틈새시장이 발생될 수 있다.

의료서비스에 있어 서비스를 이용하고자 하는 가정을 방문하여 진료를 해주는 출장 진료, 장기요양 환자를 위한 가정간호사나 요양보호사 등이 시행하는 방문간호서비스, 간병서비스, 요양서비스, 목욕서비스 등이 있으며, 많은 이용자를 대상으로 하는 출장검진이나 건강강좌 등이 일반 서비스시장과는 다르게 의료시장이 점차 확대되고 있다. 현재 정부에서 시행하고 있는 노인 장기요양 보험제도의 활성화로 이러한 방법은 계속해서 확대될 것으로 예상된다.

셋째, 원격진료 접촉이다

원격진료는 컴퓨터와 데이터 통신 기술을 이용해 의학영상, 동영상, 환자기록 등 각종 데이터를 주고받고 의료서비스를 전달하는 기술을 통칭한다.

고객과 의료기관이 원거리에서 접촉하는 경우로, 고객이 서비스제공자의 설비나 직접적인 대면을 통하는 것이 아니라, 대부분 콜센터나 이메일 및 SNS 등을 통하여 서비스제공자와 접촉할 기회가 늘어나고 있다.

이 유형은 정보통신의 발달에 의해 보다 더 확대될 것으로 예측되며, 의료서비스에서 입원환자의 퇴원 후 요양상태를 확인하기 위해 전화를 이용한 접촉이나 화상을 통한 판독, U-health 장비를 이용한 환자 건강상태의 파악이나 온라인을 통한 건강교육이나 정보의 제공이 해당한다. 고객과 의료기관 간에 이용되고 있는 의료서비스 유통경로는 다음과 같이 다양한 방법이 있다.[2] 〈표 8-1〉참조

〈표 8-1〉 의료서비스 유통경로

구 분	의료서비스 제공 분야	
	단 일	복 수
고객에서 의료기관	의료서비스	질병교육
의료기관에서 고객	출장진료, 방문간호, 간병, 요양	출장검진, 건강강좌
원격진료 접촉	퇴원환자 콜 서비스, U- 판독, 모니터	U- 교육, 건강정보제공

2) 김수배, 전게서, pp. 275-289.

2. 의료서비스의 전달시스템

1) 의료서비스의 과정체계

의료기관은 의료서비스를 생산하여 환자에게 전달하는 장소이다. 의료인이 환자에게 전달하는 의료서비스는 환자의 증상이나 문진을 통해 진단을 하고 이에 근거하여 적절한 진료를 실시한다. 그래서 의료인의 진료는 대상이나 사물이 아니라, 무형성을 띤 진료행위인 것이다.

이러한 진료의 행위는 하나의 시스템으로서 투입과 변환, 그리고 산출이라는 3과정으로 이루어진다. 구체적으로는 환자가 병원에 도착하면 접수, 진료, 처치, 처방전 수령, 수납을 거치게 된다. 이중 핵심적인 과정은 의사가 환자의 증상이나 호소, 과거의 병력 등을 문진을 통해 진단하는데 이용하게 되는 정보처리 과정을 거친 다음 증상이나 병력을 고려하여 적절한 처치를 행하게 된다. 이 때, 진료를 행하는 의료서비스의 생산을 의미하는 물질적 처리과정과 환자에게 적절한 서비스가 전달되는 인적 처리 과정을 거치게 된다.

의료기관에서 이루어지는 과정들은 거의 동시에 이루어진다. 즉, 의료서비스는 의료인과 동일한 자리에서 인적 처리과정, 물질적 처리과정, 정보 처리과정이 거의 동시에 이루어진다. 다시 말하면, 환자에게 직접적으로 의료인, 의료장비, 의료기술 등의 투입요소가 행해지고, 경영활동인 원무관리, 인사관리, 재무관리 등의 지원활동이라는 변환과정을 반드시 거쳐, 진료서비스가 산출된다.

산출된 진료서비스는 의료기관의 내 · 외부로 다시 투입된다. 변환과정을 거쳐 산출된 진료서비스를 통하여 환자만족, 의료진의 기술향상, 건강증진, 지역사회에서의 공헌 등 의료기관의 외부환경에 영향을 미치게 된다. 한편 내부적으로는 의료진, 환자의 진료계획, 진료의 지원 및 조정업무가 향상되어 의료기관의 내부에 영향을 미친다. 〈그림 8-1〉 참조

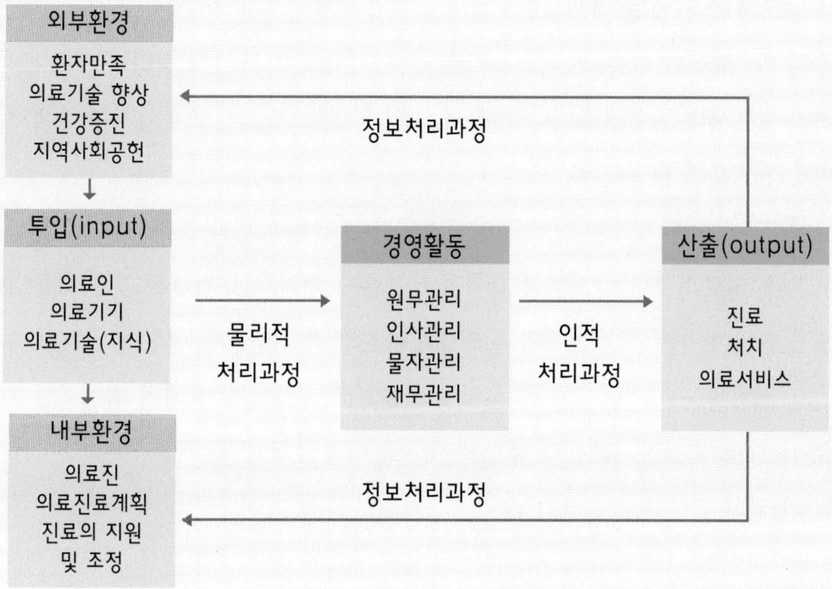

〈그림 8-1〉 과정으로서의 의료서비스[3)]

2) 의료서비스의 운영체계

의료서비스의 운영체계에서는 생산요소의 투입과 변형이 이루어진다. 의료서비스의 생산은 고객이 함께 한 자리에서 물적 자원과 의료인을 통하여 생산요소가 투입되고 변형된다. 이러한 의료서비스의 운영체계는 유형적인 부분과 무형적인 부분이 있다. 고객의 눈에 보이는 가시적 부분은 의료서비스 생산의 유형적 요소이고, 고객의 눈에 보이지 않는 무형적인 부분을 기술적 핵이라고 한다.

의료서비스는 물적 지원과 의료인에 의하여 고객과의 상호작용 속에서 생산이 이루어진다. 생산된 의료서비스가 고객에게 유용한 정보의 형태가 되기 위해서는, 투입요소의 물질적 처리와 정보처리가 이루어져야 한다. 물질적 처리는 가시적 부분인 물적 지원과 의료인에 의하여 이루어지며, 정보처리는 비가시적 부분인 기술적 핵에 의하여 이루어진다. 즉, 정보처리는 소비자가 요구하는 정보의 형태로 가공되는 것으로, 이것이 고객인 환자에게 전달되는 무형의 의료서비스 핵심이 된다.

3) 박주희, 전게서, p. 271.

3) 의료서비스의 전달체계

기술적 핵, 물리적 환경, 서비스 제공자의 투입요소가 물리적 처리와 정보처리가 이루어져 의료서비스가 창출된다. 이들 요소의 최종적 조립이 이루어지는 곳에서 의료서비스가 고객에게 전달된다.

의료서비스의 전달체계는 의료 운영시스템의 가시적 부분과 고객과의 상호작용이 이루어진다. 의료의 운영시스템의 가시적 부분은 고객과 의료기관을 찾은 다른 고객에게도 노출되어, 이들의 상호작용은 의료서비스의 전달에 많은 영향을 미친다. 의료의 전달시스템에는 고객이 요구하는 정보의 형태로 정보처리가 되기 위해서는 가시적 부분과 고객과의 직 · 간접의 상호작용을 통하여 고객의 입장을 충분히 반영하지 않으면 안 된다.

3. 의료서비스의 접근성

의료서비스는 표적시장에 제대로 접근할 수 있도록 하는 것이 무엇보다 중요하다. 의료서비스 상품이 아무리 매력적이라 하더라도 고객에게 필요한 시간과 장소, 그리고 어필할 수 있는 정보로 도달하지 못한다면 의료상품으로서 가치를 상실하게 된다. 즉, 시간적 효용과 장소적 효용 그리고 효율적인 정보전달이 이루어졌을 때 의미가 있는 것이다.

이러한 시간과 장소의 효용 창출을 가능하게 하는 것이 유통경로이고, 이의 수단의 접근 가능성으로서 관련 내용은 다음과 같다. 〈그림 8-2〉 참조

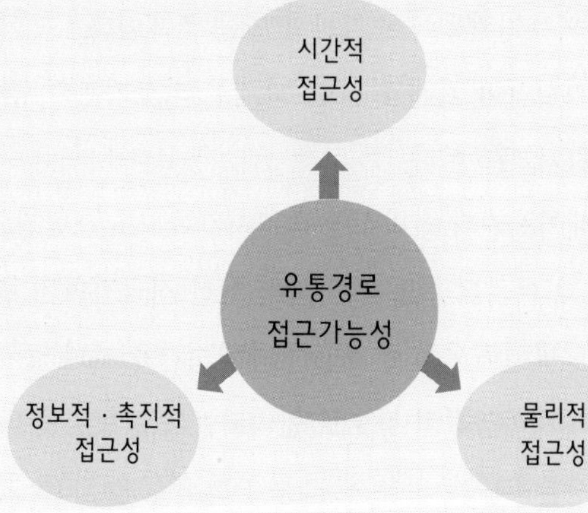

〈그림 8-2〉 의료서비스 접근성

1) 시간적 접근성

의료서비스 제공과정에서 고객에게 제공되는 진료시간의 적절성은 고객만족에 중요한 요소가 되고 있다. 의료기관 이용 시 오랜 대기시간은 고객으로 하여금 불만족의 대명사가 될 정도로 문제가 되어 왔으며, 이러한 요인이 의료기관의 접근을 어렵게 만들고 있다.

시간적 접근의 장애가 되고 있는 여러 가지 문제들을 개선하기 위해서는 많은 새로운 유통경로가 개발되고 있다. 예를 들면, 24시간 진료, 진료시간 연장, 시간적 부담을 심리적으로 경감시키는 프로그램 운영(어린이 놀이터, 레크레이션 활동제공 등) 등을 하고 있다. 시간적 접근에서 다룬 문제는 서비스가 제공되는 시간, 대기실에서의 대기시간, 진료시간 지정까지의 지연시간 등이다.

그러나 시간적 접근에서 가장 중요한 것은 진료시간과 대기시간일 것이다. 의료서비스는 불특정의 시간에 이용할 수 있기 때문에, 고객들은 언제라도 자유롭게 의료기관을 이용할 수 있어야 한다. 실제로 대부분의 의료기관들은 고객에게 편리한 시간적 접근을 제공하지 못하고 있다. 이들은 담합의 형태로 일정한 진료시간을 설정하여 특정적으로 진료시간을 제한해 온 것이다.

그러나 최근에는 병원들의 고객만족을 위한 방법으로 예약진료 확대 및 주타겟 고객층에게 맞춘 탄력적 진료시간, 야간진료, 휴일진료 등을 통하여 고객의 시간적 접근을 편리하게 해주는 의료기관들이 증가하고 있는 추세이다.

시간적 접근에서 대기시간이 길게 된 주요 배경은 의료기관의 공급능력이 의료수요를 충족시켜주지 못하기 때문이다.

고객들은 실제적인 대기시간과 심리적인 대기시간까지도 포함된 개념의 대기시간에 불만족도가 매우 크기 때문에 이를 해소하기 위한 적극적인 노력을 해야 한다.

우리나라의 일부 대형병원에서는 환자들의 대기시간을 보다 즐겁고 편리하게 해주기 위해 문화공간이나 생활공간의 장으로 인식되는 노력으로 금융기관, 서점, 미용실, 커피점, 레스토랑, 생활용품점, 의류점, 각종 잡화점 등을 입점시켜 대기시간에 이들을 활용할 수 있도록 하여, 고객의 편의를 제공할 뿐 아니라 의료기관의 수입원으로 활용하고 있다.

2) 물리적 접근가능성

의료서비스를 제공하는 의료기관은 고객과 근접한 곳에 있어야 한다는 물리적 접근성과 의료기관의 유지 · 발전에 밀접한 상관관계이다. 지역적으로 분산된 고객과의 접촉을 위해서도 지점과 같은 형태로 의료기관을 여러 곳에 위치하여야 한다. 의료기관을 여러 곳에 위치하기 위해서는 분원이나 가맹점을 활용한다.

그러나 고객의 물리적 접근을 용이하게 하기 위하여 지리적으로 가까운 여러 지역에 의료기관이나 의료시설을 입지시키면, 서비스 시설의 이중성이 비용을 상승시키는 요인으로 작용한다. 그 결과, 서비스의 생산성이 낮아진다면, 여러 곳에서 운영되는 서비스를 한 곳으로 모아서 중앙 집중적으로 운영하지 않으면 안 된다.

이를 위하여, 의료기관은 분원이나 가맹점의 수를 줄이거나, 보조적 서비스를 중앙의 시설에 병합시키는 전략이 필요하다. 먼저, 분원의 수를 줄이게 되면, 소비자는 서비스 시설과의 지리적 거리가 멀어서 장거리를 이동하여야만 서비스를 이용할 수 있다. 따라서 의료기관이 환자들로 하여금 장거리를 이동하여 찾아오도록 하기 위해서는, 다양한 인센티브 제도를 활용하거나 양질의 서비스를 제공할 수 있어야만 한다. 최근, 의료기관은 분원을 여러 곳에 설치하지 않고 소수의 한정된 곳에서만 운영하는 경우가 많다.

고객의 물리적 접근을 용이하게 하기 위해 보조적인 서비스를 중앙시설에 병합시키는 전략도 유용하다. 보조적 서비스를 중앙 시설에 병합시키면, 서비스 시설을 여러 곳에 입지시킬 수 있다. 종합병원에서 적용할 수 있는 경우로 의료서비스의 제공자인 각 전문의들은 중앙시설의 분담된 비용에서 이점을 누릴 수 있다. 즉, 다수의 지역에 분원이 아닌 진료소를 설치하면, 보조적 서비스는 중앙 시설을 이용하게 함으로서 시설의 설치로 인한 고정비를 절감할 수 있다.

이와 같이 의료기관의 위치선정은 의료마케팅의 중요한 결정사항이다. 왜냐하면, 환자의 시장은 의료기관과의 접근성에 따라 세분화되기 때문이다. 특히, 응급실을 이용할 때 최우선적으로 물리적 접근성이 가장 중요한 요인이다.

한편, 의료기관의 위치선정에 있어 고객과의 접촉 거리는 중요하지만, 의료기관과 지리적 거리의 중요성은 소비자의 교육수준이나 소득수준에 반비례하는 경향이 있다. 즉, 소비자의 교육수준이나 소득수준이 향상됨에 따라, 소비자들은 의료기관과의 지리적 거리를 중요하게 여기지 않을 수도 있다. 그래서 교육수준과 소득수준이 높은 소비자들은 장거리를 이동하여서라도 의료기관의 지명도가 높은 특정 병원을 찾아간다는 것이다.

3) 정보적 · 촉진적 접근성

의료서비스는 소비자가 의료인이나 의료기관을 찾아가야 접근이 가능하다. 일반적으로 환자는 1차 의료기관, 2차 의료기관 그리고 전문의를 거쳐 3차 의료기관으로 접근하게 된다. 〈그림 8-3〉 참조

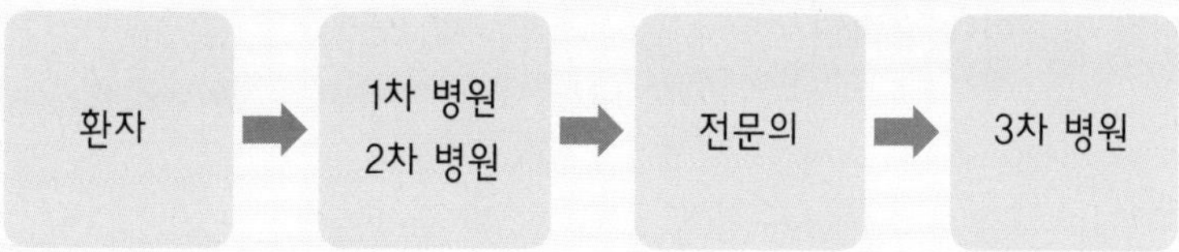

〈그림 8-3〉 의료서비스의 접근과정

의료서비스는 생산과 소비의 동시성과 저장이 되지 않는 관계로, 고객은 의료기관을 직접 찾아가야 한다. 그렇기 때문에 고객이 의료인에게 어떻게 다가갈 수 있느냐, 혹은 고객이 의료기관에게 어떻게 다가오게 하느냐 하는 것은 양쪽 다 중요한 문제이다.

일반적인 제품은 생산이 이루어진 다음에 유통경로를 거쳐 소비가 순차적으로 이루어지지만, 의료서비스는 유통과정상의 마지막에 이르러서야 생산과 소비가 이루어진다. 즉, 의료인과 고객이 함께 하는 자리에서 의료서비스가 생산되고 소비된다. 이때, 의료인의 정보전달과 촉진이 환자의 서비스 이용에 영향을 미치게 된다.

의료서비스과정에서 중간상은 의사이기 때문에 의사에게 의존하여 의료서비스를 환자에게 전달하고 촉진한다. 의사들은 또한 제약회사의 중간상이기도 하다. 제약 회사들은 그들에게 의존하여 약품을 환자에게 촉진하고 처방하도록 한다.

실제 대부분의 의료기관은 중간상의 역할을 하는 의사들을 이용하여 의료서비스를 촉진하는 형태인 인적판매나 푸쉬전략을 활용한다고 할 수 있다.

이와 같이 의사의 조언이나 권고는 환자로 하여금 의료서비스를 이용하도록 함에 있어서 중요한 역할을 한다. 조언이나 권고를 효과적으로 하기 위해서는 그 과정을 의식적으로 개발할 필요가 있다. 따라서 의사들은 그들이 제공하는 정보적 · 촉진적 접근을 통하여 의료기관의 이익을 가져다줄 수 있어야 하고, 의료기관은 그들에게 가치를 제공해 주어야 한다.

결국, 의료기관은 고객에게 자기 병원의 이용을 재고시키는 유통관리를 효과적으로 수행하기 위해서 고객에게 유용한 정보를 제공하는 의사의 역할을 확대해 나가야 한다. 그리고 다양한 정보매체를 활용하여 병원을 재이용하고 충성고객으로 만들기 위한 촉진적 접근이 필요하다.

#10 고객편의 위해 병동 병실명 개선

충남대학교병원은 고객들이 더욱 쉽고 편리하게 환자들이 입원하고 있는 병동 및 병실을 찾을 수 있도록 2016년 1월 1일(금)부터 병동 및 병실번호를 변경하기로 했다.

이번 병동 및 병실 번호의 새로운 모델은 기존 병동 및 병실번호가 고객들에게 쉽게 인식되지 못하여 고객들이 병동 및 병실을 찾는 어려움을 해소하고자 마련되었다.

2016년 1월 1일부터 변경되는 병동 및 병실명은 '건물+층수+순서'를 기반으로 해 예를들면 141병동은 1번건물 4층에 첫 번째 병동으로 병동위치를 따로 외우거나 메모할 필요 없이 누구든지 쉽게 찾을 수 있다.

또한 231_01 입원실을 찾으려고 하면 2층 건물 3층 첫 번째 병동 01호실로 어느 건물 몇층에 있는지 쉽게 인식해 고객들이 편리하게 병원생활을 할 수 있도록 했다.

새로운 병동명을 개발하는 프로세스 혁신 활동에 적극 동참해 주신 직원들에게도 노고를 치하했다.

한편, 충남대학교병원은 고객들의 대기시간을 줄이기 위해 '하이패스 서비스' 및 무인수납기 대상자 범위를 확대 실시했다.

또한 병원 각각의 건물들의 명칭 간소화와 건물별 고유 숫자 표기 및 색상을 부여해 고객들이 보다 알기 쉽고 편리하게 원하는 목적지를 찾을 수 있다.

뿐만 아니라, 지역번호를 누르지 않고 전국 어디서나 연결 가능한 대표번호 '1599-7123' 운영 및 말로 거는 전화서비스 '1636+음성 충남대학교병원' 를 실시해 고객들이 조금 더 편리하게 콜센터에 접근 할 수 있도록 했다.

이외에도 고객 중심의 병원정책 구현을 위해 '고객행복위원회'를 출범했으며, 다양한 예술작품 전시와 음악회 등을 개최해 고객들과 소통의 장을 마련했다.

충남대병원은 2015년도 국가고객만족도 조사(NCSI) 병원의료서비스업 부문에서 지방국립대병원 1위(전국 6위)를 차지했다.

의료서비스 촉진관리 9장

학습목표

제 9 장

- 의료서비스 촉진관리의 의미, 중요성, 기능, 배경에 대해 설명할 수 있다.
- 의료서비스 촉진관리 수단을 구별하고 이해할 수 있다.
- 병원홍보의 개념, 중요성, 과정, 대상에 대해 설명할 수 있다.
- 병원홍보의 문제점에 대해 제시할 수 있다.

1. 의료서비스 촉진관리의 개념

1) 의료서비스 촉진관리의 의미

촉진관리는 고객들에게 자신의 제품을 알리고 고객들이 자사의 제품을 선택하게 하는 마케팅 커뮤니케이션이다. 촉진관리는 잠재적 고객들에게 자사제품에 대한 정보를 제공하고 우호적인 태도를 가지도록 설득하며 궁극적으로 자사의 제품을 구매하도록 유도하는데 목적이 있다.

서비스조직은 기존 고객뿐 아니라, 잠재고객에게도 서비스가 존재한다는 것을 알리고 언제, 어디서 이용이 가능하며 서비스이용을 통해 얻는 혜택이 무엇인지, 어떻게 서비스를 이용하는지를 알려야한다. 고객을 설득한다는 것은 경쟁브랜드가 아닌 자기병원의 서비스제품을 구매하고 사용함으로써 만족과 효용을 얻을 수 있음을 고객이 깨닫게 하는 것을 말한다.

서비스조직은 제조 기업에 비해 다양한 커뮤니케이션 수단을 가질 수 있으며, 서비스 촉진매체로는 인터넷, 신문, 잡지, 라디오 TV, 판매촉진, 홍보, 인적판매 등 다양한 커뮤니케이션 수단이 있다. 또한 서비스가 제공되는 장소인 의료기관이 건물의 디자인, 분위기 등 물리적 환경 또한 커뮤니케이션 수단이 될 수 있다.

구체적인 서비스 촉진활동의 목적은 서비스제품이나 서비스조직에 대한 지각이나 관심의 형성, 경쟁병원과 자기병원의 서비스 및 조직의 차별화, 이용 가능한 서비스 편익을 구체화하고 고객에게 전달, 조직에 대한 긍정적 이미지와 명성 구축 및 유지, 고객으로 하여금 서비스를 구매하도록 설득시키는데 있다.

촉진수단은 고객의 심리변화에 따라 다르기 때문에 어떻게 사용하는 것이 좋은지를 관리하여야 한다. 대부분 의료기관에서 판매촉진 활동이 아직은 소극적이지만, 최근 지하철, 버스, 인터넷, SNS 등 여러 매체를 이용한 의료기관의 촉진활동이 두드러지게 나타나고 있다.

서비스촉진 활동은 마케팅 환경이 급변함에 따라 환경변화에 적절한 활동이 제공되어야 한다. 이러한 마케팅 환경 변화의 측면을 살펴보면 다음과 같다.

첫째, 광고 외 촉진활동의 중요성이 증대되고 있다.

과거에는 커뮤니케이션 프로그램이 광고 중심이었으나 최근에는 판매촉진이나 이벤트 기획, 홍보, 직접우편, POP 광고, 전자우편, SNS 등과 같은 다양한 커뮤니케이션을 이용하는 촉진활동으로 변화하고 있다. 의료기관에서도 의료서비스에 대한 다양한 기사를 언론매체에 제공하여 기사화하고, 지역사회 주민의 건강강좌나 무료검진, 공공서비스 제공, 환자위안의 행사, 각종 전시회, 초청 강연회 등을 활용하여 고객들에게 다양한 정보를 제공하고 있다.

둘째, 매체시장이 세분화되고 있다.

과거 매체는 주로 TV, 라디오, 신문, 잡지에 집중되었으나 케이블 TV, 인터넷, 모바일, 홈페이지, SNS 등 전문화된 쌍방향 매체의 등장으로 매체시장이 점차 확대 세분화되고 있다. 의료기관의 입장에서는 다양한 매체활용의 변화에 적극 도입할 필요가 있다.

셋째, 세분화된 고객층의 등장이다.

미래시장의 유망소비자층이 신세대, 독립생활자, 취업주부, 실버세대 층으로 구분될 것으로 예상하고 있다. 이로 하여금, 고객층이 세분화되고 다른 소비욕구를 형성할 것으로 판단되어 도달범위가 넓은 대중적 커뮤니케이션 도구와 선별성이 우수한 커뮤니케이션 도구를 통합적으로 운영할 필요가 있다. 예를 들어, 성형수술의 경우 주로 젊은 층이 많이 이용하므로 이들이 편리하게 접근할 수 있는 인터넷이나 SNS 등의 매체가 효과적이다.

넷째, 데이터베이스 마케팅의 도입이 가속화되고 있다.

고객의 욕구가 다양해지고 병원 간 경쟁이 심화되면서 목표시장의 고객에게 개별적으로 접근하여 서비스를 이용하도록 유도하는 마케팅 노력이 확산되고 있다. 의료기관도 고객의 정보를 정확히 파악하고 고객과의 개별적인 관계형성을 위해 직접 우편이나 문자서비스를 통해 정보를 전달하고, 이에 대한 고객의 반응을 세분화하는 움직임이 나타나고 있다.

2) 의료서비스 촉진관리의 중요성

촉진활동은 수행에 따른 경비의 부담, 과대 허위광고, 불필요한 상품의 강매행위 등의 문제로 비판과 비난의 대상이 되기도 한다. 그러나 촉진활동에 관한 관리는 모든 조직에서 뿐만 아니라 경제 · 사회 전체적인 관점에서 볼 때 분명 중요성이 있다.

첫째, 자원(自院)의 측면에서 보면, 단기적인 수익의 확보는 물론, 장기적으로도 추가수요를 창출하여 조직의 계속적인 유지 발전에 중요한 역할을 하고 있다.

둘째, 경제면에서 보면, 촉진활동은 고용효과를 창출한다. 촉진활동은 새로운 혜택을 사회에 파생시키며, 수요 창조를 통해 규모의 이익을 실현시키므로 가격을 인하할 수 있는 기회와 고객에게 유용한 정보를 제공한다.

셋째, 사회적인 면에서 보면 촉진은 선택의 자유를 확장시켜 준다. 고객들에게 서비스의 선택에 관한 광범위한 정보를 제공하고 약품의 남용을 방지하는 것과 같은 사회적인 목적의 실현을 위해 활용되기도 한다.

아울러, 이러한 촉진활동의 중요성은 다음과 같은 이유로 점점 증대되어 가고 있다.

첫째, 고객이 세분화되어 가고 있고 잠재고객의 수는 점점 증가되고 있는 상황에서 고객과의 심리적 거리를 단축시킬 필요가 있다.

둘째, 정보전달의 필요성은 비단 의료기관과 고객뿐만 아니라 의료기관과 중간상 및 의료기관의 이익집단 사이에서도 밀접한 관계형성이 요구되고 있다.

셋째, 의료기관 간의 경쟁이 극심하게 되었다는 점이다. 소득수준이 향상됨에 따라 고객들은 단순히 기본적인 욕구의 만족에 그치지 않고, 양질의 의료서비스를 저렴한 가격으로 원하고 있기 때문에 자원 서비스에 대한 경쟁우위적인 정보전달이 강조되고 있다.

3) 의료서비스 촉진관리의 기능

촉진관리는 고객과의 설득력 있는 커뮤니케이션을 통해 매출액을 증대시키고자 하는 조직의 활동이다. 따라서 고객이 제품이나 서비스의 필요성을 분명히 인식하고 있는 경우에도 병원의 수요를 창출하기 위해서는 잠재적인 수요를 적극적으로 자극하여 유효수요로 전환시키기 위한 촉진활동이 전개되어야 한다. 의료수요를 창출하기 위한 기능을 살펴보면 아래와 같다. 〈그림 9-1〉 참조

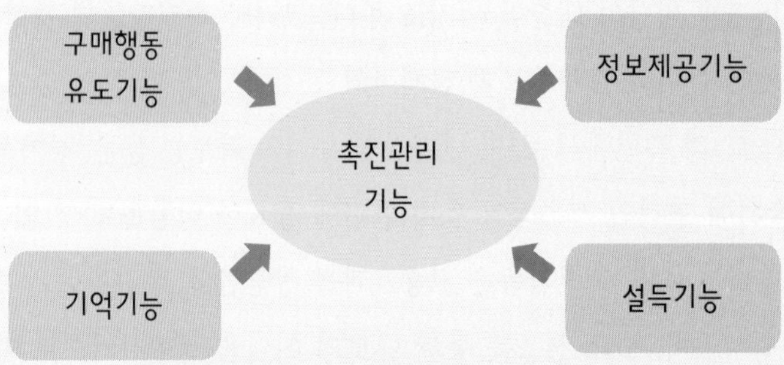

〈그림 9-1〉 촉진관리의 기능

첫째, 정보제공 기능이다.

정보제공의 기능은 의료시장의 불투명성을 극복할 수 있게 해 주는 기능으로서, 조직의 이윤동기에서뿐만 아니라 사회 경제적으로도 필요한 기능이다. 촉진은 대량생산과 대량소비를 원활하게 연결시킴으로써 비용절감에 따른 저가격을 실현할 수 있게 한다. 촉진활동을 통한 대량소비는 대량생산의 바탕을 제공하여 줌으로써 원가절감이라는 사회적인 효과를 거둘 수 있게 하는 것이다.

또한, 소득의 지출을 위한 유용한 정보를 제공하여 줌으로써 소득의 낭비를 방지하기도 한다. 따라서 이러한 촉진의 정보제공기능은 상품이나 서비스를 판매하기 위한 역할 외에도 사회 경제적인 목표를 실현시키는 역할도 함께 수행하고 있는 것이다.

둘째, 설득 기능이다.

촉진의 설득 기능이란 새로운 수요를 환기시켜 상품을 구매하게 하는 역할을 말한다. 이러한 설득 기능은 사회적 논란의 대상이 되기도 한다. 그것은 촉진의 정보제공기능보다는 상품수요를 환기시켜 시장점유율을 유지 · 확대시키는 데 역점을 두기 때문이다.

그러나 기술혁신에 의한 신제품이 계속적으로 출현하고 있는 오늘날의 시장상황에서 촉진에 의한 새로운 수요의 자극은 궁극적으로 국민소득의 증가로 연결될 수 있다는 점에서 그 의미가 있다. 촉진되지 않은 상품이나 서비스가 제대로 팔릴 수 없는 오늘날의 시장상황 아래서, 촉진은 이러한 기능을 통해 어떤 형태로든 수요를 증대시키게 된다. 따라서 촉진전략이 오늘날의 마케팅 전략에서 차지하는 중요성은 매우 크다.

셋째, 제품이나 서비스의 기억 기능이다.

광고는 제품에 관한 특정 요소들을 노출시킴으로 인해 브랜드나 조직에서 생산된 제품의 기억을 강화시킨다. 제품이나 서비스의 특징적인 부분을 고객에게 강하게 어필시키는 것이 중요하므로 사용되는 메시지는 단순하게 하여 고객 마음속에 강하게 각인시켜야 한다.

넷째, 구매행동의 유도기능이다.

광고는 고객의 마음을 설득시켜 제품과 서비스를 구매하게 하거나 관심을 갖도록 유도하는 기능을 한다. 보통 이런 목적의 광고는 부가적인 판촉수단 즉, 할인쿠폰이나 프리미엄, 마일리지 등을 결합하여 실시하는 경우가 많다.

의료서비스 광고와 관련된 광고의 유형은 〈표 9-1〉과 같다.

〈표 9-1〉 의료서비스 광고의 유형

구분		내 용
Off-line	대중교통	지하철, 버스, 택시
	매체	신문, 잡지, 카탈로그, 병원협회지
On-line	키워드	CPC(종량제형), CPM(정량제형)
	배너	포털사이트, 제휴사
	SNS	카페, 블로그, 트위터, 유튜브, 페이스북, 인스타그램

자료원_ 김수배, 전게서, p.137. 재인용 수정

4) 의료서비스 촉진관리의 배경

판매촉진은 단기간에 즉각적으로 고객이나 중간상을 상대로 반응을 유도하는 비인적 수단의 촉진활동이다. 예를 들면, 가격할인이나 환불, 샘플 제공, 쿠폰, 경연대회나 추첨 등이 해당한다. 판매촉진은 일시적인 수요가 감소하는 경향을 보일 때 판매를 증가시키는 역할을 수행하며, 외부고객은 물론 직원이나 중간상에게 가능한 활동이다.

판매촉진 활동들은 의료기관에서 아직은 많이 도입하는 편이 아니지만, 최근 병원의 운영이 힘들어지고 병원 간 경쟁이 심화되면서 의료수요를 창출하기 위해 적극적으로 실행하는 사례도 늘어나고 있다. 종합검진과 같이 계절적인 이용도에 많은 영향을 미치는 경우에는 비수기인 동절기에 직원이나 직원가족을 대상으로 가격할인을 제공하는 경우나, 건강강좌 등에 많은 참여를 유도하기 위해 건강 검진권을 제공하는 것이 해당된다. 의료기관에서 판매촉진 지향적인 방법을 도입하는 배경을 살펴보면 다음과 같다.

첫째, 단기적 매출증대 효과가 있다.

의료서비스에서 홍보가 매출에 직접적인 영향을 미치기 위해서는 오랜 시간이 필요한 반면, 판매촉진은 매출에 단기적이고 즉각적인 영향을 미친다. 적절한 판촉활동은 단기매출에 극적인 영향을 가져올 수 있어 단기적 현금 흐름이 중요한 경우라면 이 방법이 필요하다. 종합검진센터에서는 비수기를 이용한 현금흐름을 위하여 가격할인을 하거나 직원을 대상으로 판촉활동을 시행하는 방법이다.

둘째, 서비스브랜드 간 차이가 작다.

종합검진에 있어 의료기관 간의 차이는 낮은 편이어서 브랜드 전환이 쉽게 이루어질 수 있다. 이때, 이용고객에게 할인혜택을 부여하거나 서비스이용에 따른 혜택을 부여한다면 다른 의료기관으로의 전환이 쉽게 이루어지지 않게 된다.

셋째, 촉진에 민감한 고객이 증가할 수 있다.

일반적으로 의료서비스에 있어서 기본적인 의료서비스는 불시에 이용할 수 밖에 없는 특수한 상황이지만, 종합검진의 경우에는 예측이 가능하고 유동적이어서 비수기 할인을 제공할 때까지 기다리는 고객이 있을 수 있다.

셋째, 광고의 역할이 감소하는 추세이다.

시간적인 제약을 많이 받고 있는 현대인들은 신문광고를 간과하기 쉽고, TV광고는 채널을 바꾸는 경우가 많다. 광고의 홍수로 어떤 광고가 어느 브랜드인지 혼란스러운 경향을 가져오는 경우가 많아지고 있다.

판매촉진이 매출을 자극하는 좋은 수단이고 그 비중이 계속 증대하고 있지만 너무 많은 판촉활동은 오히려 조직과 브랜드에 나쁜 영향을 미칠 수 있다. 서비스 충성도는 제공되는 서비스에 대해 상대적으로 좋은 태도를 가지고 계속적으로 이용하도록 하는데 있다.

그러나 의료서비스는 기존 의료기관이 고객의 정보를 가지고 있어 좋은 진료를 제공할 것이라는 믿음과 의사 및 서비스제공 체계를 알고 있기 때문에 다소 불만이 있더라도 계속적으로 이용하게 된다. 이런 경우 반복적인 구매가 이루어지고 있어 충성도가 높은 것으로 판단할 수 있으나, 경쟁 의료기관이 비슷한 전략을 쓰거나 대체서비스가 등장하면 고객은 바로 다른 의료기관으로 이동할 수 있다. 따라서 서비스조직은 각 판매촉진 활동의 장 · 단점을 파악하여 최적의 수단을 선정하고, 충성고객을 확보할 수 있도록 촉진활동을 수행해야 한다.

2. 의료서비스 촉진관리의 수단

촉진수단은 광고 · 인적판매 · 판매촉진 · 홍보 및 PR 등으로 크게 분류될 수가 있는데, 이들은 각기 상이한 특성을 가지고 있다.

1) 광고

광고는 광고주에 의한 아이디어나 상품 혹은 서비스를 말한다. 그리고 마케팅 커뮤니케이션 활동의 하나로 다양한 미디어를 활용하여 잠재적 고객에게 다양한 상품이나 정보를 전달하고 판매촉진활동으로 인적판매와 구분되는 비인적 유료촉진수단이다. 또한 많은 사람들에게 짧은 시간 내에 접근할 수 있고, 고객 당 촉진비용이 저렴하다는 장점이 있는 반면에, 전달할 수 있는 정보의 양이 제한되어 있고 메시지를 고객에 따라 개별화할 수 없다는 단점이 있다. 일반적 광고는 다음과 같은 특징을 가지고 있다.

첫째, 대중적인 제시를 한다.

광고는 대중적 커뮤니케이션을 위한 수단으로서, 이러한 대중성은 제품이나 서비스에 대한 합당성과 보편성을 부여해 준다고 볼 수 있다. 즉, 누구나 똑같은 메시지를 접하기 때문에 고객들은 구매동기가 불합리한 것이 아니라고 인식한다.

둘째, 침투성이 있다.

광고는 메시지의 계속적인 반복이 가능하여, 침투성이 높은 촉진수단이다. 고객의 입장에서는 여러 경쟁업체의 메시지를 수신하여 서로 비교할 수가 있다.

셋째, 과장된 표현 가능성이 크다.

광고는 인쇄 음향 색채 등을 교묘히 사용함으로써 제품이나 서비스에 대한 묘사를 확대 과장할 여지가 많다. 따라서 메시지가 과장 표현되는 경우가 많으므로 사실 그대로 전달되지 않는 경우가 생긴다.

넷째, 비인적 성격이다.

광고가 대중적 침투성이 높은 커뮤니케이션이기는 하지만, 판매원에 의한 인적판매에 비해서는 소구력이 약하다. 다시 말해서 광고란 청중으로부터 주의를 기울이거나 반응을 보일 의무감을 얻어낼 수가 없기 때문에 청중과는 대화가 아닌 일방적인 전달에 그치고 만다.

특히, 현행 의료법에 의하면 "특정 의료기관이나 특정 의료인의 기능, 진료방법이나 경력 또는 약효 등에 관하여 대중광고 암시적 기재, 사진, 유인물, 방송, 도안 등에 의하여 광고를 하지 못한다."라고 명시하고 있다. 허용되는 의료광고의 범위는 외형적인 사항인 전문과목과 진료과목, 소재지, 진료일과 진료시간 등에 한정하고 이러한 광고는 일간신문 등에 월 1회를 초과할 수 없도록 하고 있다. 이와 같이 의료행위의 광고가 상당한 제한을 받고 있고 의료광고를 보는데 소비자들이 익숙하지 않은 실정이다.

2) 인적판매

인적판매는 판매를 위해서 하나 혹은 그 이상의 잠재고객과 직접 대화를 통해 제시되는 판매소구이다. 그래서 판매원을 매개로 하는 촉진수단으로서 판매원 판매라고도 한다.

인적판매는 고객을 일일이 만나 정보를 주고 설득하기 때문에 촉진속도가 늦고 고객당 촉진비가 높다. 반면에 고객이 원하는 종류의 정보를 필요한 만큼 줄 수 있기 때문에 설득력이 높다. 따라서 인적판매의 장 · 단점은 광고의 특성과 반대로 나타나는 것이다. 인적판매의 경우 많은 양의 전문적인 정보를 요구하는 산업용품의 촉진이나 대중 간 촉진에 특히 그 효과가 높게 나타난다.

인적판매의 특징을 살펴보면 다음과 같다.

첫째, 특정 고객욕구에 유연하게 대응한다. 고객과 판매자 사이에 적극적인 상호작용이 존재하므로 특정한 고객의 욕구에 유연성있게 적응할 수 있다.

둘째, 고비용이 발생한다. 유능한 판매원의 선발, 교육, 훈련 등에 많은 비용이 든다. 제품이나 서비스에 대해 전문적인 지식을 가진 판매원을 확보하거나 유지하기 어렵다.

셋째, 장기적 관계 구축이 가능하다. 즉각적인 피드백을 얻을 수 있어 시간의 낭비가 적고 고객과 장기적인 관계를 유지할 수 있다.

3) 판매촉진

판매촉진은 상품이나 서비스의 즉각적인 구매 혹은 판매를 유도하기 위해 수행되는 단기적 자극행위이다.

판매촉진은 제품이나 서비스의 판매나 구입을 촉진하기 위한 단기적인 자극을 말한다. 판매촉진에는 즉각적이고도 강력한 시장반응을 자극하기 위해 여러 가지 수단들이 이용되고 있는데, 크게 고객 촉진, 거래 촉진, 판매원 촉진 등의 세 가지로 나눌 수 있다.

고객 촉진에는 소비자의 즉각적인 구매를 유도하기 위한 샘플, 경품, 쿠폰, 리베이트, 가격할인, 콘테스트 및 시음, 시식 등이 있으며, 거래 촉진에는 거래점의 구매를 유도하기 위한 구매할인, 상품할인, 협력광고, 푸시머니 등이 있다. 또한 판매원 촉진에는 판매원의 성과 증진을 유도하기 위한 보너스, 콘테스트 등이 있다.

판매 촉진은 다음과 같은 특성을 가지고 있다.

첫째, 강한 소구력이 있다.

대부분의 판촉수단은 특정 상품에 대한 고객의 기존의 구매 관습을 파괴할 수 있을 정도로 강렬한 것으로서, 소비자의 주의력을 집중시킨다. 판매촉진이 단기적인 효과에 목표를 두긴 하지만, 가격할인의 기회를 제공하는 것 등은 특히 절약형 소비자들에게 강한 소구력을 가질 수 있을 것이다.

둘째, 제품의 품위손상 가능성이 있다.

판매촉진은 판매에만 역점을 둔 나머지 지나치게 자주 사용하거나 부주의하게 적용하게 되면, 소비자가 제품의 품질이나 가치를 의심하게 되어 결과적으로 제품의 품위를 떨어뜨릴 수가 있다.

4) 홍보

홍보는 상품이나 서비스 혹은 조직에 관한 내용을 매체에 기사화함으로써, 잠재고객의 수요를 자극하거나 대중으로부터 우호적인 반응을 얻을 수 있도록 하는 비인적 촉진행위로서, 대금이 지불되지 않는다.

즉, 매체가 특정 기업이나 제품에 관한 정보를 뉴스나 교양프로그램의 형태로 취급함으로써 결과적으로 촉진의 효과를 내는 것을 말한다. 광고를 비롯한 여타의 촉진수단을 그 비용을 추진하는 조직이 부담하는 데 비해, 홍보는 그 부담을 매체 스스로가 한다는 점에서 차이가 있다.

일반적으로 기업이 돈을 주고 방영하거나 게재하는 광고 등이 그 상업성으로 인하여 일반적인 신뢰도가 낮은 것과는 대조적으로 홍보의 신뢰도는 대단히 높다.

그러나 높은 신뢰도 때문에 촉진효과가 큰 반면에, 조직이 자신이 원하는 대로 통제할 수 없다는 데 문제가 있다. 이 방법을 유용하게 이용하려면 평소 매체와의 관계를 좋게 유지해야 할 뿐만 아니라, 홍보에 유리한 정보를 창출하고 이를 제공해 주어야 한다. 홍보는 다음과 같은 특성을 가지고 있다.

첫째, 신뢰도가 높다.

대부분의 고객들은 신문이나 뉴스 등의 언론 매체를 통해 전달되는 내용은 중립적이며 진실 된 정보로 받아들이는 경향이 있다. 특히 비용이 지불된 광고보다 높은 신뢰성을 갖는다.

둘째, 경계심이 배제된다.

판매원이나 광고에 의한 커뮤니케이션에 대해서는 회피하는 고객들도 홍보에는 경계심을 갖지 않고 접근한다. 그 이유는 메시지가 판매 중심적인 커뮤니케이션이 아니라 뉴스화된 커뮤니케이션으로 발신되기 때문이다.

셋째, 각색 가능성이 있다.

광고와 마찬가지로 홍보활동도 조직이나 제품을 각색하거나 극적으로 표현할 수 있는 가능성이 있다.

5) PR

PR은 public relation이라는 뜻으로 대중이라는 뜻의 public과, 관계라는 의미의 relation이 어울려서 '대중과의 관계'로 표현할 수 있다.

일반적으로 PR의 개념은 한 조직체와 관계된 대중의 이해와 협력을 얻고자 그 조직이 지향하는 목표와 정성을 매체라는 수단을 동원하여 이해하도록 설득한다. 그러면서 조직 자체도 태도를 교정함으로써 대중과 통합, 일치시켜 가는 과정으로 정의된다.

자사에 대하여 좋은 이미지나 호의적인 여론을 조성함으로써 제품의 판매나 기타 조직 활동을 지원할 목적으로 대중관계를 증진하기 위한 노력을 PR활동이라 한다. PR은 그 활동범위가 매우 광범위한데, 자사의 활동을 알리기 위한 각종 간행물의 발간, 교육기관 또는 자선단체 등의 지원, 정부기관에 대한 재정적 · 정보적 · 기술적 지원, 심지어는 방문객의 안내, 일반인에게 시설이나 장비를 대여해 주는 등, 고객을 포함한 일반대중에게 제공하는 일체의 편익과 관심이 모두 PR활동의 범주에 속한다. PR은 그 효과가 아주 다각적인 반면에, 간접적이고도 장기적으로 수익의 창출에 기여한다는데 그 특징이 있다. PR과 관련된 전략에 대해 살펴보면 다음과 같은 방법이 있다.

(1) CI(Corporate identity)전략

조직이 목표로 하는 이미지와 고객에게 투영되는 조직의 이미지를 일치시키기 위하여 커뮤니케이션을 통해 조직을 둘러싸고 있는 모든 환경과의 관계를 개선하기 위한 문화전략의 하나이다.

대외적인 이미지를 개선함으로써 고객의 신뢰도 상표충성심 호감 등을 강화하고, 대내적으로도 사내의 의식개혁, 단합화 등을 통해 조직이미지를 개선함으로써 우수사원의 유치, 자금조달의 용이, 경쟁력 강화 등은 물론, 나아가 해외시장의 개척을 도모하고자 하는 것이다. 의료기관들도 새로운 로고를 개발하거나 심벌마크를 변경하는 등의 방법으로 병원을 적극적으로 PR하는 사례가 늘고 있다.

(2) PI(President identity)전략

이는 CI전략이 진일보한 것이다. 조직의 이미지에 부합하도록 CEO의 이미지를 관리하여 대표자의 이미지가 조직의 특성에 맞도록 형성하기 위한 CEO의 이미지전략을 말한다. 최고경영자가 주도하여 건전하고도 독특한 조직문화의 필요성을 인식시키고 이러한 조직문화를 전파하는 활동을 전개하는 것이다. 최근 의료기관의 원장이 직접 광고에 출현하여 자기병원의 서비스나 조직문화에 대해 광고하는 사례가 이에 해당된다.

3. 병원홍보

1) 병원홍보의 개념

병원은 지역사회와 주민들의 병원에 대한 인식의 정도를 평가하여 병원경영정책에 반영한다. 또한 지역사회와 상충되는 견해의 폭을 조절하고 일치시키도록 매체를 이용하여 실천하는 영리기능을 병원홍보로 해석할 수 있다. 병원은 허위광고 또는 과대광고 행위를 금지하도록 규제하고 있으나 병원의 기능 및 그 기능이 행하여지는 방법에 대한 정보는 대중에게 홍보해야 하는 책무가 있는 것이다.

병원은 선한 일을 수행하고 본연의 모습 그대로를 거짓없이 자유롭게 알려야 한다는 보도성이 병원홍보에 내포되어야 한다. 즉, 사실성, 보도성, 자유성, 인도성이 병원홍보의 근간이 되는 것이다.

상업주의가 팽배한 오늘의 자본주의 사회는 물질적인 사용 가치뿐만 아니라 교육, 예술, 사상, 도덕 및 인간 존재영역에까지 최대의 실현이라는 수단이 작용한다. 상업주의는 거대한 매스미디어의 출현으로 사회기구와 인간 활동, 문화구조 심층부까지 침투하고 있으며, 심지어는 적자생존을 위하여 책임질 수 없는 수단까지 동원하는 일과성 현상까지 드러내고 있는 실정이다. 이 같은 상업 활동은 의료의 영역까지 작용함으로써 의료를 점차 상업적 시각으로 인식하려 하고 있다.

그러나 의료의 본질과 의료인의 사명감을 광고인 상업적 수단으로부터 비영리 공익단체에서 공리적 목표를 선의적으로 표현하는 PR과 구별함으로써 병원의 사회적 역할을 재인식할 필요성이 있다.

병원이 의료사업의 사회적 중요성과 희생적 활동을 홍보하지 않거나 지역주민과의 좋은 관계를 유지하지 못하는 것은 병원의 운영을 안일하게 생각하거나 병원 자체의 의무를 망각하고 있는 것이다. 병원이 지역사회 주민들과의 사이에 불편한 관계로 놓일 때는 병원에 대하여 비판적이거나 악의를 품는 경향까지 조성될 수 있다. 극한 상황에 따라서는 보도매체까지 등을 돌리게 되어 의료사고나 의료소송관계를 다루거나 지역주민에게 나쁜 이미지를 조성하게 하여 병원의 운영을 힘들게 하는 경우도 발생한다.

2) 병원홍보의 중요성

병원이 일반적인 서비스업에 비해 윤리적인 면이 더 강조된다는 점 등은 서비스업과 차별화가 될 수 있겠지만 병원도 이윤이 있어야 운영이 가능하다는 점은 부인할 수 없는 일이다.

특히, 의료기관을 바라보는 일반사회의 시각은 이미 병원이 이윤을 추구하는 기관으로 인식되고 있고, 정부의 조세정책을 비롯한 의료정책도 병원을 일반기업과 같은, 수익성의 추구를 중요한 목표중의 하나로 취급 하려는 경향으로 변화하고 있다.

따라서 병원은 공익을 추구할 뿐만 아니라, 의료라는 상품을 파는 기관이며, 이것을 통하여 이윤을 얻어내야 하는 기관이라는 점을 병원인들이 인식하는 것이 필요하기 때문에 병원도 홍보활동을 해야 하는 것이다.

특히 최근에는 병원의 홍보가 매우 중요하게 강조되고 있는데 그 배경은 다음과 같다.

첫째, 의료기관에 대한 대중의 이미지가 퇴색되고 있다.

우리나라에서 의료는 심약하고 병든 사람을 치료해 주는 의료인들의 희생적 시술로 인식되어 왔다. 그러나 치료와 건강은 고도 경제성장을 거치면서 국민의 기본권으로 발전되기 시작하였고, 국민복지적 사회보장의 일환으로 전환되었다. 이는 폭발적인 의료수요를 창출했지만, 의료에 대한 대중의 이미지를 급속도로 퇴색시키기도 했다.

의료는 더 이상 은혜가 아니며, 국민들은 전 국민 건강보험의 실시로 적은 부담으로 병원을 방문할 수 있게 되었다. 또 마음에 드는 병원과 의사를 골라 그들로부터 의료상담을 할 수 있는 시대가 되었다.

또한, 과거 병원의 공익적 이미지의 퇴색은 의료분쟁, 진료비의 과잉청구, 병원의 일반적인 비리 등 병원과 일반 대중 간의 갈등을 증폭시켰으며, 이와 관련된 사건이나 사고가 언론에 계속 회자됨으로써 사회적 지지도를 떨어뜨리고 있다.

따라서 의료서비스업은 퇴색된 이미지와 떨어진 사회적 지지도를 얼마만큼 다시 회복하느냐에 성패가 달려있다고 해도 과언이 아니다. 그렇기 때문에 일반대중의 지지와 이해를 얻기 위한 홍보활동을 적극적으로 전개해야 할 필요성이 커지고 있다.

둘째, 건강정보에 대한 수요가 증가하고 있다.

건강에 관한 욕구가 증대됨에 따라 국민들의 건강에 관한 정보도 그 수요가 대폭 증가하고 있다. 이에 따라 신문, 방송, 인터넷을 비롯한 각종 매스컴들은 건강에 관련된 지면과 시간을 할애하는 등 건강관련 보도의 비중을 높이고 있다.

이러한 경향은 역동적으로 병원의 홍보에 더 많은 기회를 제공하는 것이기도 하지만 지나치게 전문적인 부분까지 일반 대중에게 공개함으로써 오히려 건강에 해를 줄 수도 있다는 비판도 있다. 한편으로는 전문분야에 지식이 부족한 언론인들에 의해 기사가 취급됨으로써 건강정보가 잘못 전달될 수도 있다는 우려도 없지 않다.

잘못된 건강정보 때문에 일어나는 해악을 예방하고 정확한 정보전달을 통해 고객이 합리적이고 편리한 의사결정을 하기위한 병원 홍보가 강조되고 있다.

셋째, 병원시설과 인력이 증가되어 경쟁이 심화되고 있다.

의료인력 증가에 따른 개원의 증가, 대형 종합병원들의 출현, UR, FTA 등에 의한 의료시장의 개방 등은 병원들로 하여금 지속적인 경쟁을 하지 않을 수 없게 하고 있다(2장, 의료기관의 환경변화에서 자세히 다룸).

이러한 추세는 앞으로도 계속될 것으로 전망된다. 특히 의료시장의 개방은 앞으로 외국자본 및 기술과의 치열한 경쟁을 예고하고 있다. 이에 따라 병원들은 경쟁력을 강화하기 위한 홍보활동을 강화할 수밖에 없다.

넷째, 병원 내 구성원 간의 의사소통 필요성이 증대되고 있다.

병원은 다양한 직종의 많은 사람들이 환자의 진료를 위해 협력하는 노동집약적 산업이다. 그러나 지금까지 거의 모든 병원들이 특정한 의료인을 중심으로 병원을 운영해왔고, 현재에도 그러한 경향이 농후하다. 병원운영의 중심이 의사임은 부인할 수 없지만 원활한 환자진료를 위해서는 다른 여러 사람의 협력이 필요하다는 점 또한 부인할 수 없다. 그러므로 병원도 다른 기업이나 단체처럼 원내의 직원 간 의사소통을 통한 협력관계가 반드시 필요하다.

병원 내부 구성원의 상호 이해를 위해서는 경영자의 방침과 경영의 내용에 대하여 직원들을 잘 이해시킬 필요가 있기 때문에 홍보업무가 중요하게 되었다.

3) 병원홍보의 과정

(1) 병원홍보의 요소

병원홍보 활동에서의 3요소는 홍보의 주체(홍보 커뮤니케이션)와 객체(수용자) 및 전달 매체로 구성한다. 병원홍보의 주체는 병원을 말하며, 일반적인 홍보의 주체는 사회의 공공 이익을 위하여 존재한다고 생각되는 개인이나 조직체를 말한다.

병원홍보의 객체는 병원홍보의 대상이 되는 환자, 지역주민, 의료인, 직원, 의료관련 단체 등을 말한다. 그리고 병원홍보의 매체는 병원홍보의 객체에 대하여 실제 실시하는 경우에 사용되는 수단이다. 이러한 매체는 반드시 물리적으로 행하여지는 수단만을 뜻하지는 않는다. 직접 환자를 대하는 의사와 직원의 응대태도가 병원홍보의 역할을 하는 것이라면, 그러한 응대 또는 의사와 직원 자신이 매체가 되는 것이다.

병원홍보의 실천 과정은 병원홍보의 주체와 객체를 매체로 결합시키는 것이다. 오늘날 병원홍보의 실전 수단으로서 가장 중요시되는 것은 병원신문 · 잡지 · 뉴스레터 · 팜플렛, 인터넷 등의 매체이다. 그러나 오늘날에 있어서 홍보 매체인 매스컴은 일반 홍보 실전에 필수 불가결한 것이며 오히려 그 주류를 이루고 있다.

(2) 병원홍보의 전개 과정

병원홍보는 매체를 통하여 병원홍보의 주체와 객체를 결합시킴으로써 실천에 옮겨지는 것이다. 이러한 병원홍보의 활동을 전개하기 위해서는 대체로 다음과 같은 단계를 거쳐야 한다. 〈그림 9-2〉 참조

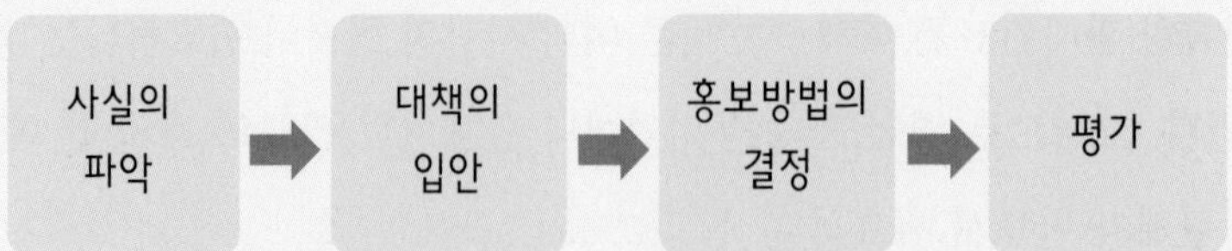

〈그림 9-2〉 병원홍보의 전개 과정

① 제1단계 : 사실의 파악

병원홍보의 활동은 우선 병원홍보의 주체와 객체에 대한 사실의 파악으로부터

시작된다. 즉, 병원홍보 주체인 병원의 활동이나 방침에 의하여 영향을 받는 환자들의 의견 · 태도 반응들을 조사하고 분석한다. 또한 병원 자체의 문제와 사실을 발견하는 과정이다.

다음으로는 병원홍보의 객체인 환자 및 지역주민 등의 의견, 기본적인 태도 및 구성원의 성격을 파악 · 규명하여야 한다. 이러한 조사 활동은 보통 사실조사와 여론조사 및 태도조사 등의 공식적 방법에 의하여 이루어진다.

또한, 신문 · 잡지 · 라디오 등의 매스 미디어를 통한 내용 조사와 같은 비공식적 방법으로도 사실을 파악할 수 있다. 병원홍보의 과정은 이와 같은 공식적 · 비공식적 수단을 통하여 얻은 병원홍보 객체의 여론과 자기분석으로부터 시작된다.

② 제2단계 : 대책의 입안

제1단계의 사실 파악을 기초로 병원홍보의 대책을 입안하는 단계이다. 전 단계의 조사내용에서는 병원홍보의 방침과 목표를 세우기 위하여 검토 · 평가되어져야 한다. 또한 그러한 목표를 달성하기 위한 계획이 마련되어져야 한다.

이 단계는 현실적인 목적에서 출발하여 병원홍보 활동을 위한 방침 및 전략을 결정하고 장기적 또는 단기적 목표를 설정하게 되는 것이다. 따라서 현실에 기초를 두고 구체적이고 현실성이 있는 비전을 제시함으로써 비로소 병원의 홍보계획이 수립된다고 볼 수 있다.

일단 병원 홍보의 방침과 목표가 정해지면 여러 의견을 조정하고 반대의견을 완화시킬 수 있도록 조정하고, 수집된 자료를 병원의 목적에 비추어 합리적인 방법에 의한 계획이 수립되어야 한다.

병원의 홍보계획은 보통 장기계획과 단기계획으로 구분한다. 장기계획은 병원의 기본방침에 의하여 수립되고, 단기계획은 장기 계획의 범위 안에서 당면 문제를 해결하기 위하여 수립된다. 다시 말하면, 장기계획은 병원의 이익과 공익의 합치점에서 사회적 책임을 달성함으로써 병원홍보 객체와의 호의 · 호감의 관계를 유지해 나가려는 목표아래 수립되는 것인데 대하여, 단기계획은 어떤 문제 또는 중대 사태가 일어났을 때 이에 대처하고 시정하기 위한 것이다. 병원홍보 과정에 있어서의 계획은 병원의 기본방침의 수립과도 표리의 관계에 있으므로 최고관리자층에서 작성하여야 한다.

③ 제3단계 : 홍보방법의 결정

이 단계는 입안된 병원의 홍보계획을 병원홍보의 객체에게 설득시키는 단계이다. 병원홍보 객체의 태도를 병원홍보 주체에 대하여 호의 · 호감을 가질 수 있도록 포괄적인 병원의 홍보계획을 수립하는 것은 병원홍보 객체와의 커뮤니케이션으로, 병원의 홍보활동에 있어서 중요한 부분이라 하겠다.

커뮤니케이션에는 개인과 개인 간의 직접적인 전달을 의미하는 퍼스널 커뮤니케이션과 병원신문 · 잡지 · 뉴스레터 · 팜플렛 · 영화(VTR)등과 같은 매스 미디어와 병원 자체에서 만드는 하우스 미디어가 있다. 하우스 미디어에는 월보 · 연감 등을 비롯한 대소 간행물과 그 밖에 게시판 · 서신 등 특정한 병원홍보의 객체를 위한 것들이 있다. 이 단계에서 이러한 매체의 선정을 비롯한 커뮤니케이션의 방법을 구체적으로 결정하게 되는 것이다.

먼저 병원홍보 객체의 유형과 성격을 파악하고 매체의 효과 정도를 고려한 후, 구체적인 병원홍보의 방법을 결정하여야 한다. 따라서 병원홍보의 방법은 병원홍보 객체의 유형이나 성격, 매체의 선정방법에 따라 다양하게 구사할 수 있는 것이다.

그러므로 병원홍보 방법의 수단으로서는 시각에 호소하는 매체를 통한 방법인 신문 · 잡지 · 인쇄물 · 회화 · 사진 · 가두행진 · 전시 · 전람회 등이 있다. 또한 성인병 등 의료관련 설명회 또는 강연과 같은 청각에 호소하는 매체를 통한 방법이 있으며, 시청각에 호소하는 매체를 통한 방법으로는 영화, VTR, 연극, 대면적 접촉, 인터넷, SNS 등을 들 수 있다. 기타 홍보지와 사회봉사 및 자선사업도 홍보활동의 수단이 될 수 있다.

④ 제4단계 : 평가

이 단계에서는 병원의 홍보활동 계획의 결과와 사용된 기술의 효과를 평가하는 단계이다. 병원홍보 객체의 구성원의 태도나 의견은 거의 정태적으로 남아있지 않고 시간이 흐름에 따라 변한다. 또한 다른 입장으로부터의 정보를 갖게 될 수 있으므로 그들의 태도나 의견은 변화할 수 있다.

현재의 호의적인 관계가 장래에도 계속 유지될 것인지는 확신할 수가 없다. 따라서 환경의 변화와 고객의 욕구에 대응하는 홍보 전략을 평가를 통해 수정 · 보완작업을 거쳐 의료 고객에게 강하게 어필될 수 있도록 효과적이고 지속적인 홍보가 수행되어야 한다.

4) 병원홍보의 대상

병원의 이해자 집단은 질병에 걸려 고통을 당하는 환자와 가족, 병원에 종사하는 의료인 및 내부 구성원, 병원과 직 · 간접으로 연관된 단체와 지역주민들이 해당된다. 병원의 홍보는 이들을 대상으로 이루어진다.

(1) 환자에 대한 홍보

환자에게는 병원의 계획적인 홍보가 아니더라도 환자가 필요로 하는 다양한 의료정보가 홍보의 대상이 된다. 병원은 환자의 치료내용과 활동에 대해 알려줌으로써 환자가 마음의 준비와 편안하게 병원생활을 하도록 안내하여야 한다.

병원홍보는 소비자들 입장에서는 필요로 하며 원하고 있다. 하지만 반면에 의료인들은 사업적 동기를 공익을 위한 윤리적인 측면을 강조하여 적극적인 병원홍보가 그들의 이미지에 손상을 준다고 생각한다.

그러나 병원도 수익을 간과해서는 운영이 불가능하기 때문에 이윤추구에 대한 의료인의 인식이 필요하고 이에 따른 적극적인 홍보활동이 요구되는 시대가 된 것이다. Cowell이 주장한 전문적인 의료서비스의 효율적인 병원홍보를 위한 지침을 보면 〈표 9-2〉와 같다.[1)]

---

1) 병원코디네이터연구회(2005), 병원코디네이터 이해, 현문사, p.245.

〈표 9-2〉 병원홍보의 지침

지 침	의 미
명백하고 분명한 메시지를 사용하라	무형의 의료서비스를 소비자에게 알리기 위해서는 명백하고 분명한 메시지 사용
편익을 강조하라	특정의 의료서비스를 이용함으로써 어떠한 효과와 편익이 있는지를 강조
제공 가능한 서비스만을 약속하라	의료서비스는 고객과의 상호작용에 따라 가변성이 있으므로 최소 가능한 수준의 서비스만을 약속
의료인에게 먼저 광고를 하라	외부 고객에게 서비스의 광고를 행하기 전에 내부 고객에게 먼저 광고를 행함으로써 고객만족을 줄 수 있다
구전 커뮤니케이션을 활용하라	과거 이용해 본 경험이 있는 사람들이 다른 사람들에게 전달함으로써 기존고객과 잠재고객과의 상호접촉관계 강화
유형의 실마리를 제공하라	의료기관의 물리적 환경의 요소를 강조함으로써 구매 위험을 줄일 수 있다
광고를 지속적으로 하라	의료기관의 심벌이나 테마, 형식 등을 광고에 지속적으로 이용하여 의료기관의 특정 이미지를 구축하고 차별화
구매 후의 두려움을 제거하라	의료기관 이용 후 아무런 문제가 없다는 믿음을 줄 수 있는 내용의 광고를 수행

(2) 병원 이해관계자의 프로그램 참여

병원홍보는 병원자체 프로그램과 병원의 단체나 협회에서 대행하여 수행한다. 병원의 외부홍보가 효과적으로 수행되면 병원의 공익적 활동이 지역인사들에게 선의로 받아들여진다. 병원활동을 이해하고 지역주민들이 도울 수 있는 여건들이 병원을 돕고자 하는 마음으로 이어져 지원활동이 자연적으로 발생된다. 지역의 봉사에너지원이 병원 활동에 협력체제로 수립될 때, 자원이 풍족해지고 진료권 지역이 광역화되어지는 것이다.

병원 외부홍보의 대상은 지역주민, 각종 사회단체, 보도기관, 지역보건소와 의료기관, 인접병원, 의사단체와 감독관청 등이 될 수 있다. 그 밖에도 병원 진료예방 및 재활사업과 관계되는 단체와의 관계개선이 필요한 곳이 홍보의 대상으로 고려된다.

홍보방법에는 특수 클리닉 가이드, 병원 전시회, 원내 전시회, 자원봉사대 활동 등이 있다.

(3) 내부구성원 홍보

환자 또는 병원 외부의 지역사회에 대해 성공적인 홍보를 수행하기 위하여, 우선 병원의 내부 구성원에게 홍보의 목적을 이해시키고 협조를 구하여야 한다. 병원에 종사하는 구성원은 무엇보다 병원에 애정을 가져야 하고, 병원 활동에 사명감과 긍지를 지녀야 한다. 병원 설립주체와 목적이 비영리성의 환자 제일주의여야 하고, 지역에서의 병원은 공익성이 풍부하여 성숙한 사회의 구성원이 되는 점을 구성원 모두가 인식하는 것이 중요하다. 병원 종사자는 이에 대한 인식이 부족하면 채산성이 타업종과 비교하여 낮아지고 직원의 후생복지 역시 뒤떨어질 경우 병원이직이 늘어나 병원존립이 어려워지게 된다.

병원 내부 종사자들의 사명감을 고취시키기 위해 병원의 설립정신, 병원의 역사, 병원의 경영실적, 지역사회의 역할과 공헌도, 지역사회 단체와 협동성 등을 인식할 수 있어야 한다.

병원 내 정보를 적절하게 주지시키는 미디어로서 원보, 안내게시판, 강연회, 직원연수회, 병원신문, 체육대회 및 직원 단합회 등을 통하여 병원 최고경영자는 리더십을 발휘하여 직원 간의 인화와 단결, 원만한 대인관계를 유지하여 병원의 발전을 도모하여야 한다.[2)]

5) 병원홍보의 문제점

(1) 병원홍보의 한계성

의료는 고도의 윤리가 필수적이다. 관련 법률이나 선언들이 병원의 홍보활동에 제한을 둔 것은 바로 이러한 윤리성을 감안한 것이라고 할 수 있다. 이러한 윤리적인 면에만 초점을 맞춘다면 경쟁과 개방의 시대에도 불구하고 의료기관만은 여전히 공익을 추구하는 기관으로 존재해야 할 것이다.

그러나 병원에서 노사문제가 일어나거나, 사건이나 사고가 발생했을 때, 법인세나 지방세 등의 문제가 대두했을 때 국가나 사회가 의료업을 보는 시각은 일반적인 기업적 영리행위와 다름없이 취급하는 경향이 뚜렷해진 것이 현실이다. 그렇기 때문에

---

2) 김성홍, 전게서, pp.298-314.

과연 계속해서 고도의 윤리성만을 강조해야 할 것인지는 갈등으로 남아 있다.

아울러 건강정보에 대한 일반대중의 욕구가 증가하고 있다고 해서 의료의 전문성을 고려하지 않고 매우 전문적인 분야까지 공개해야 하느냐 하는 문제를 생각하지 않을 수 없다. 지나치게 전문적인 분야를 기사화함으로써 오히려 자가진단에 의한 위험이 늘어나고 있는 현상을 무시할 수 없기 때문이다.

어떠한 기준으로 일반대중에게 건강에 관한 정보를 전달해야 하는가, 어떠한 기준으로 병원의 마케팅과 윤리성이 서로 대칭되는 모순을 조정하는가 하는 문제는 논의의 필요가 있다.

즉, 병원들은 생명존중의 차원에서 계속해서 의료윤리를 제고함과 동시에 경영의 차원에서 홍보활동을 해야 하는 이율배반적 상황에 놓여있다는 점이 일반 기업과 크게 다르다. 병원의 홍보업무는 이러한 특성 때문에 매우 까다롭고, 병원 내부와 의료계에서의 이해와 지지를 받기도 어렵다. 아주 오랜 기간 병원들은 홍보활동에 적극성을 갖지 못한 한계가 있다.

(2) 홍보전문 인력의 부족

병원의 홍보는 마케팅 차원에서 이루어지는 일반 기업의 홍보활동과 매우 다르다. 그리고 의료자체가 가지는 고도의 전문성과 윤리성이라는 특징 때문에 홍보활동을 수행할 전문 인력을 확보하는 데에 어려움이 많다.

전문지식과 의료윤리에 뚜렷한 의사나 간호사 등 전문인이 이를 맡는 것이 바람직하기는 하지만, 사회전반에 걸쳐 폭넓은 지식과 현상을 이해하는 능력에 있어야 하는 홍보담당자로서 적격자를 찾기는 쉽지 않다.

병원들은 적정한 홍보활동을 위해서 전문 인력의 양성에 힘써야 할 것이다. 특히 비교적 낮은 수준에 있는 병원의 임금체계는 우수한 인력을 확보하는데 어려움을 가중시키는 요인이 되고 있다.

(3) 병원홍보의 인식 부족

병원홍보의 한계성으로 인해, 병원홍보에 대한 병원경영자들의 인식은 매우 부족한 상태에 있다. 고객이 확보되고 있는 상황에서는 홍보의 필요성이 없다고 인식한다면, 앞으로 병원 간 경쟁은 더 심화될 것으로 예상된다. 병원들이 전문성으로 차별화해가고 있는 추세에, 현재에 안주한다면 병원의 운영을 담보하기 힘든 환경에 접어든 것이 현실이다.

품격을 지키고 의사의 윤리를 준수해야 할 의사가 신문이나 방송 등 언론 매체에 홍보목적으로 공개한다는데 바람직하지 못하다는 생각을 하는 경우가 많이 있다. 그러나 홍보업무에 대한 이러한 기본적인 인식부족이 개선되어야만 병원의 홍보활동이 원만히 수행될 수 있을 것이다.

#11 병원의 감성경영 사례

1. 이성과 감성 사이

이성은 조직에서 합리주의, 성과주의를 의미한다. 상대적으로 감성은 온정주의, 오감만족을 통한 인간적 경영을 연상시킨다. 기업에서 서구주의 경영방식인 성과평가, 연봉계약제 방식의 인적자원관리가 도입되어 병원경영에서도 의료인은 물론 행정지원 조직에서도 채택되고 있다.

Taylor의 과학적 관리법인 합리주의(이성) 경영방식 보다 Daniel Goleman이 언급한 감성경영방식이 병원경영에서 더 타당한가, 아니면 이성과 감성경영의 혼합이 타당한가? 의 논의가 있다.

이성에 따른 합리주의 방식 찬성 입장에서는 일정한 원칙에 따라 일사분란한 군대식 수직적 조직으로 일 중심의 성과주의만이 병원의 경쟁력을 높일 수 있느냐 하는 의문도 들게 된다.

한편, 일 보다 인간관계에 중심과 감정의 논리에 의해 따뜻한 감성경영이 장기적으로 생산성이 높다는 이론이 있다.

성공한 사람은 EQ 의존도가 70%, IQ 의존도가 30%이다.

병원 조직은 다양한 인력이 구성된 오케스트라와 같은 조직체이다. 대부분 매일 환자나 환자 가족을 대면하게 되는 감정근로자들이다. 인술을 다루는 직종 특성상 항상 긴장 속에서 스트레스의 위협요인이 작용하게 된다.

이를 풀어주기 위해서는 우선 정서관리에 의한 신바람나는 일터의 조성이 중요하다. 구성원에 대한 칭찬과 밝고 활기가 충만한 감성 바이러스의 전파가 된다면 더욱 생산성이 향상하게 될 것이다.

이를 위해 감성콘텐츠의 기획이 중요하다. 이는 구성원에 대한 깊은 관심에서 시작하여 어려워하는 것은 알기 쉽게 이야기 해주고, 공동체로서 참여의식을 높이고 동의를 구하도록 한다. 급변하는 의료 ICT 융합 환경에서 SNS 게시물, 배너, 명함, 동영상, 플래카드 등으로 잘 표현하도록 한다. 조직 구성원과 외부 고객인 환자나 환자보호자를 대상으로 감성경영방식이 적용될 수 있다.

2. 병원 감성경영 사례

(1) 힘찬병원

감성서비스를 추구하고 있다. 즉 의료진의 친절한 말투와 경청, 의료진 외 병원 구성원들의 친절한 태도와 안내서비스를 제공하고 있다. 이를 위해 병상별로 개인 전용 스마트TV를 통해 의료정보 이외에 병원 생활에 필요한 다양한 정보를 제공하여 환자 만족을 극대화하고자 스마트케어시스템을 도입하고 있다.

(2) 동서한방병원

1971년 설립된 한ㆍ양방협진병원으로 '항상 웃으면서 친절하자' 라는 원훈을 고수하고 있다. 원장은 고령임에도 불구하고 왕성한 사회활동과 건강한 활동을 전개하고 있다. '사고를 긍정적으로 하라', '항상 웃고, 포용할 수 있는 정신적 여유를 가져라', '양보하고 욕심부리지 말아라'는 것이다. 결국 과욕이 스트레스가 유발되어 곧 병이 된다는 것이다. 다문화카페 '알이랑' 을 운영하고 있으며, 치료하고, 연구하고 인턴 레지던트 교육병원으로서 후학을 양성하고 많은 젊고 우수한 의사를 배출함이 과제로 여기고 있다.

그간 무료진료 누적인원이 90만명으로 매월 정기적으로 가수를 초대하여 환우들을 위한 문화예술공연을 실행하고 있다.

(3) 서울시립 서북병원

은평천사원 근처에 위치하고 있으며, 휴&락 런치타임 미니 콘서트를 열어 감성을 자극했다. 16병동 무비데이, 보호자 없는 병동을 운영하고, 25병동 음악요법으로 피아노 연주에 맞추어 노래 부르기, 칭찬코너 운영, 환자서비스 헌장을 제정해 실천하도록 했다.

(4) 김포나리병원

편안하고 안락한 진료 서비스와 효율적인 진료 시스템으로, 산모가 포기하지 않고 긍정적인 자신감을 가질 수 있도록 끊임없이 노력하는 의사가 되려 함이 원장의 목표이다. 감성출산을 통해 모두맘산모교실을 운영하고 있다.

병원에서는 일생에 가장 중요하고 행복한 임신과 출산의 과정을 전담 간호사가 관리하며 아기와 엄마, 아빠가 첫 대면을 하는 순간까지 함께한다.

특히 나리병원은 '자유진통실'과 '감성분만실'은 산모와 아기를 위한 최적의 시스템을 갖추고 있으며, 침대에 누워서 분만의 순간을 기다리는 것이 아니라 진통의 과정을 의료인의 관찰 아래 보호자와 함께 하며 진통 과정을 일생일대의 최대의 행복 이벤트가 되도록 배려하고 있다.

나리병원만의 행복이벤트 하이라이트는 '감성분만'이다.

아기의 인격 형성과 함께 감성적인 부분에 영향을 미칠 수 있는 출생 후 30분.

영원히 잊지 못할 아기 탄생 순간을 의료진의 분주한 행위로 흐트러트리지 않고 아기와 산모, 보호자가 함께 하면서 그 순간을 충분히 만끽하도록 시간적 배려뿐만 아니라 조명, 음악, 탯줄자르기, 아빠가 목욕시키기, 탄생순간 촬영 등 다양한 이벤트를 실시하고 있다.

산부인과는 임신, 출산만을 위한 병원이 아니라 감성을 그릇에 담는다는 것이다.

(5) 인덕의료재단

행복나눔 125 운동을 통해 직원 만족도가 높아지면서 새 전환기로 도약하고 있다.

'4無(무) 2脫(탈)' 존엄케어 그리고 감사나눔을 표방하고 있다.

"존엄케어는 '4무 2탈'로 설명할 수 있는데, 냄새, 낙상, 욕창, 신체구속을 없애고 침대를 벗어나 기저귀를 차지 않는 관리를 하겠다는 목표로서, 손발을 묶는 것은 인생은 묶어 버리는 행위가 될 수 있다는 문제를 인식해야 할 필요가 있어 존엄성을 확보하려는 의미이다.

즉 존엄케어를 본격적으로 실시하기 전에 중환자실의 환자 반 이상에게 억제대를 사용했다고 털어놨다.

이사장은 환자들을 위한 존엄케어에 이어 직원들의 만족도를 올리기 위한 방법으로 행복나눔125 운동도 시작했다. 하루에 1가지 선행하기, 한 달에 2권 책을 읽고 토론하기, 하루에 5가지 감사 쓰기를 생활화하자는 것이었다.

"처음에는 직원들의 불만이 있었지만 지금은 그렇지 않죠. 숨쉬는 것, 아프지 않은 것, 가족과 여행과 가는 것, 직장생활을 하는 것 이런 당연한 모든 것들에 감사를 느끼게 됐죠. 점차 밝아지는 직원들의 모습을 보면 저 역시 행복감에 젖어들게 됐습니다."

이처럼 경영방침은 돈벌이보다는 휴머니즘에 입각했고, 그 승부수는 통했다.

(6) 강북삼성병원

서비스 디자인에 의해 지속적으로 작은 변화를 통해 고객만족경영을 추구하고 있다. 보통 환자들은 23개월에 1회 병원을 찾는다. 이들은 올 때 마다 병원이 바뀐다 한다. 피아노 계단이 생기고, 입구 계단에 장미아치가 생겼다. 로비에 카페트가 깔리고, 우산을 무상으로 제공하기도 한다. 로비에서는 책을 볼 수 있고 커피숍이 생겼다. 대기의자가 카페의자로 바뀌고, 화장실 입구가 이쁘게 가려졌다. 계단걷기 어플이 생겼고, 주차라인이 편하게 변했다. 작은 정원이 조성되고 발렛파킹 서비스도 이루어진다. 여성 전용 주차장이 생겼고, 그네가 있으며, 정원에는 클래식 음악이 흐르고 포토존이 있고, 봄이면 영산홍 축제를 열기도 한다.

(7) 포천 새맘요양병원

포천실버타운 옆에 자리하여 조용한 산책로, 맑은 시냇물이 주변에 흐르고 명상센터가 있어 명상을 가질 수 있는 진정한 자연치유의 공간을 보유하고 있다. 이에 따라 풍부한 숲은 피톤치드, 테르펜, 음이온으로 자연 항암 성분의 효과가 있고, 일반적으로 환자나 고객들의 표정이 밝다는 평판이 있다.

새맘암환우 댄스교실을 운영하여 활동성에 즐거움을 더해주고 있다.

미소를 주고, 가족 같은 기쁨이 되는 병원을 모토로 하고 있다. '한번의 미소가 한 알의 진통제보다 낫다' 라는 동기에 의해 환우들에게 친절, 봉사 실천이 이루어지고 있다. 1년에 2회 오랜 항암치료와 심신이 지친 환우들을 위한 '환우의 밤', 국악 공연을 열어 생기를 감돌게 한다. 암 환우가 많아 특별히 뷔페식, 강황밥, 태양초 김장, 발효 고추장과 된장, 항암성분 함유 음식, 제철음식, 면역 향상식단, 항산화 식단 등 항암식단을 제공하고 있다.

또한 환우들을 위한 찜질방을 통해 뭉친 근육을 풀어주고 오리지널 맥반석과 강화도 항아리 시설을 갖추고 있다.

직원들을 위한 복지와 사기 앙양의 하나로 마니또행사 즉, 가장 사랑하는 사람들에게 10만원 상당의 핑크 봉투를 통해 선물을 지급하고 있으며, 휴가비를 지급하고 있다.

(8) 캐나다 Cleveland Clinic

Healing Services로서 기치료, 심상 유도 요법, 아로마테라피, 정신적 수행, 가벼운 마사지 프로그램을 환자와 보호자에게 무료로 제공하여 고객만족도를 높이고 있다. 직원을 위한 교육 프로그램으로 모두 'caregiver' 라는 호칭을 부여하고, 비전과 미션 공유 및 서로를 이해하는 과정으로 운영하고 있다. 또한 섬기는 리더십 과정과 조직문화를 조성하기 위한 행동에 대한 연구, 성과, 보상에 대한 교육으로 이루어진다. 신규 고객에 대한 표준 대화 지원 프로그램으로 Smile and greet warmly(따뜻하게 웃으며 인사하기)을 운영하고 있다.

마무리하면서

성과주의에 매몰된 합리성만이 능사가 아니다. 칭찬과 격려의 말한마디는 직위와 무관하게 누구나 즐겁게 해준다. 이는 감성바리어스가 되어 새 에너지를 움직이게 한다. 즉 신바람이 나 단단한 팀워크로 조직가치가 창출되는 것이다.

조직에서 인간을 기계 부속품처럼 다루는 경우는 피해야 한다. 상급병원일수록 내부 직원에 대한 보상 수준도 높지만 전반적으로 의료기관 공급과잉 현상도 있어 하급병원으로 갈수록 치열한 경쟁으로 제살 깍기가 많아 보수와 환경이 열악하여 이직률이 상대적으로 높게 된다.

우선적으로 구성원에 대한 감성적 관리로 리더는 더욱 낮은 자세로 눈높이를 맞추고 구성원도 한 가족처럼 대할 필요가 있다.

일반적으로 인간관계에서도 첫인상, 고객과 첫 접점에서 MOT(Moment of Truth)가 중요하듯이 이미지를 좌우하게 되며, 인간은 인사를 할 때 가장 밝은 표정을 짓는다. 미소를 짓고 표정이 밝고 깨끗하고 환한 시설에서 환자들에게도 따뜻한 감성바이러스를 전파하게 된다.

인간미(Compassion)로서 타인의 어려움을 이해하고 사회복지에 기여와 경제적으로 어려운 점이 있더라도 윤리원칙을 준수한다는 성실성 원칙이 요구된다.

고가 장비, 기술경쟁은 시간이 흐를수록 경쟁력 차이가 완화하게 된다. 이에 인간적이고 따뜻하고 편안한 오감 자극을 통한 감성서비스의 질, 구성원 지향의 배려, 인센티브 제공이 더욱 중요한 것이다.

단순하게 이벤트형 감성경영보다 지속성이 중요하고 리더 1인만의 과시성의 감성경영 구호 보다는 공감의 사다리가 필요하며, 중요 의사결정에 있어서는 현장의 소리를 경청하고 반영하는 조직문화가 중요하다.

감성시대의 리더는 소통을 바탕으로 공감을 촉진할 수 있는 방향으로 조직을 이끌어 나가야 한다. 리더는 감성지능의 4가지 영역, 자기인식, 자기관리, 사회적 인식, 관계관리 중 하나 이상의 탁월한 능력을 가지고 있어야 한다. 감성지능은 지속적인 학습을 통해 조직의 공통적인 자산으로 개발될 수 있다. 현장에서 간호사, 간호조무사, 요양보호사, 간병인, 주차관리인, 청소와 경비 용역직의 조직 내 역할도 중요하다. 특히 감성적인 조직이 그대로 고객에게 서비스의 질로 표출되므로 중요하며, 일 중심보다 인간 중심의 리더십을 키워야 할 것이다.

결국 다음과 같이 3공으로 요약되는 최근 경영환경 트렌드를 기반으로 감성경영을 추구할 필요가 있다.

① 공감 : 직원과 외부고객이 공감하도록 함. 감성표현, 아래에서 위로 모여 소통하여 화합(팀워크), 협동하여 서비스 생산, 글로벌 의료서비스 경쟁을 공감

② 공유 : 원장 · 구성원 · 고객이 상호 정보 공유, 공유경제, 지식과 정보, 참여, 기술, 아이디어 주면 공간에 전달, O2O(온라인과 오프라인 비즈니스의 결합)

③ 공개 : 개방, Open Platform Policy, 경영성과, 데이터, SW 활동, 얼굴인식, 음성인식

의료관광마케팅

10장

학습목표

제 10 장

- 의료관광의 본질에 대해 설명할 수 있다.
- 의료관광의 형태를 분류할 수 있다.
- 한국 의료관광의 특성에 대해 설명할 수 있다.
- 의료관광마케팅 환경요인에 대해 이해할 수 있다.
- 의료관광 현황과 전망에 대해 제시할 수 있다.
- 의료관광 마케팅 활성화 방안을 제시할 수 있다.

1. 의료관광의 본질

1) 의료관광의 개념

한국의 관광산업은 외래 관광객 입국자수가 매년 증가하고 있지만 내국인 출국자가 더 많아 몇 년째 여행수지 적자가 계속되고 있다. 또한, 입국자의 1인당 지출 소비액도 점점 줄어드는 추세를 보이면서 여행수지 적자가 확대되고 있다. 따라서 과거에 비해 물가상승, 분단국가라는 정치적 안보상의 문제와 외국을 선호하는 국내관광객의 성향에 비추어 한국 관광시장의 전망이 밝지 않은 게 현실이다.

일반적으로 관광산업은 관광객에게 관광에 수반되는 재화나 서비스를 제공하는 여러 가지 영업의 총체이다. 이로써, 21세기 들어 성장 잠재력이 높은 미래 유망산업으로 부상하고 있다. 세계 여러 나라는 고용창출과 외화 획득을 위해 경쟁적으로 관광산업을 국가 전략산업으로 육성하고 있기도 하다.

새로운 관광시대를 맞이하여 생태관광, 녹색관광, 대안관광 등이 새로운 관광의 패러다임으로 등장하는 것도 미래 성장동력 산업이기 때문이다. 그래서 관광개발을 추진함에 있어서도 단순한 놀이, 볼거리, 즐길 거리를 위한 시설투자 개념에서 벗어나

고부가가치의 관광산업을 모색하기 위한 복합형 관광서비스 개발이 필요하다. 이러한 복합형 관광서비스 개발에 가장 대표적인 형태가 의료관광이라 할 수 있다.

이에 의료관광 산업에 대한 필요성과 중요성이 새롭게 인식되고 있다. 이에 대한 배경으로는 고령사회로 진입하고 있는 전 세계적인 현상과 건강에 대한 관심이 점차 고조되면서 의료서비스의 질에 대한 욕구가 증가하는 것도 한 요인이다.

의료관광의 큰 범주인 의료 산업은 고도의 의료 기술을 사용하여 질병으로 고통받고 있는 환자의 증세를 호전시켜, 삶의 질을 향상시키는 일에 관여하는 모든 제반 산업이다. 현대사회에서는 환자뿐만 아니라 이들의 보호자 그리고 관련된 인적 서비스를 제공하는 산업도 포함하는 포괄적인 개념으로서 의료시설, 보험, 의료기기, 인적자원 등의 결합을 통해서 고객에게 최선의 서비스를 제공하는 산업이다.

이러한 정의를 바탕으로 두 산업이 복합적으로 이루어진 것이 의료 관광이다. 의료 서비스를 받으면서 휴양, 레저, 문화 활동이 결합된 새로운 관광형태의 신개념이다. 성형, 미용, 건강검진 등 간단한 수술을 찾는 환자의 경우 관광을 연계하여 수준 높은 자국의 의료기술과 서비스를 접목하여 관광 상품화한 것이다. 다시 말하면, 세계적인 수준의 병원과 의사를 찾아 타국을 여행하면서 최고의 진료 서비스를 받으며, 합리적인 가격으로 골프, 스파, 리조트, 템플 및 관광명소 등을 함께 체험하는 관광형태이다. 즉, 의료산업과 관광산업을 접목시킨 새로운 산업분야이다. 특히 아시아 여러 나라 등이 국가 경쟁력을 강화하는 측면에서 적극적으로 육성하여 고부가가치 산업으로 지향하고 있다.

최근 의료관광의 수요가 증대하는 큰 요인은 선진국들의 과대한 치료비가 주된 원인이다. 무엇보다 중요한 것은 각 나라의 의료안전법이 비교적 표준화되어 의료사고나 부작용에 대한 불안감이 해소가 되었다는 점이다. 또한 세계여행이 편리해지고, 의료관련 다양한 상품이 많이 등장하여 그 선택이 용이해졌으며, 비용 또한 저렴하여 경제적인 가격으로 절약의 정도가 크기 때문이다.

세계 각국의 의료관광 경쟁국들은 국가차원에서 의료관광객 유치를 위한 과감한 투자와 홍보 활동을 펼치고 있다. 대규모 병원들도 훌륭한 의료진과 전문 서비스요원 등을 배치하여 관광객 유치에 열을 올리고 있는 추세이다.

일반 마케팅과 의료관광마케팅은 다 같이 고객의 요구를 충족시키기 위한 수단으로서의 그 원리를 적용하는 방법은 동일하다. 하지만 의료관광마케팅은 일반마케팅과 다음과 같은 차이를 보이고 있다.

첫째, 상품이 무형적이다.

둘째, 생산과정에서 소비자가 참여하여 상품의 일부분이 되어 유형에 따라 그 서비스의 경험이 결정된다.

셋째, 품질의 균질성을 유지하기 어렵다는 것이다.

넷째, 유통경로가 제조업과 본질적으로 다르다는 점이다.

따라서 의료관광마케팅의 개념을 정립하고 그 마케팅의 방향성을 잡는데 있어서도 이러한 의료관광의 특징과 의료관광 상품의 특성을 정확히 분석하여야 한다. 그래야 명확한 목표시장을 선정해서 급변하는 의료관광 기업환경 및 국제경쟁 하에서 생존하고 발전할 수 있다.

또한, 의료관광마케팅은 잠재되어 있는 관광욕구를 일으키는 활동에서부터 관광객에 대하여 관광 욕구를 충족시켜 주는 것을 목적으로 하는 의료관광사업 활동이다. 그러므로 단순한 시장조사, 계획, 홍보, 광고 등에 불과한 것이 아니고 이에 대한 모든 것들을 포함하여 전략을 구사하는 이른바 광범위한 마케팅 믹스(Marketing Mix)의 개념을 갖는다.

2) 의료관광마케팅의 과정

의료관광마케팅의 일반적인 과정은 다음과 같다.

① 시장조사를 통하여 사업 기회를 확인한다.

② 시장을 세분화하여 표적시장을 선정한 다음 포지셔닝을 한다.

③ 의료관광 마케팅믹스 전략을 구축하는 일련의 과정이다.

의료관광 마케팅믹스는 각종 의료관광 마케팅 수단들을 적절하게 배합한 것을 의미하는데, 표적시장에 대한 각종 마케팅 수단을 결합하여 그 목적달성을 극대화하는 것이다. 즉, 자사의 관광제품의 소비자에게 가장 강한 반응을 일으켜 선택될 수 있도록 마케팅 수단을 전략적으로 믹스하여 표적시장에 투하함으로써 소비자의 반응을 환기시켜야 한다.

따라서 믹스전략은 최소의 비용으로 최대의 반응을 불러일으킬 수 있도록 마케팅 수단인 4P를 통제 불가능한 환경변수인 정치적, 경제적, 사회적, 문화적 환경 등에 최적으로 혼합시키는 전략으로 마케팅 전략수립을 위한 필수 전제조건인 것이다. 의료관광마케팅에 있어서는 전통적인 마케팅 수단인 4P에 People(사람)을 추가하여 5P로, 또는 Physical environment(물리적 환경), Process(과정), Participation(참가), Packaging(패키징)과 Programing(프로그래밍), Partnership(제휴관계) 등을 포함하여 8P로 분류하는 경향이 강하게 나타나고 있다. 이는 의료관광산업의 특성상 사람, 물리적 환경, 서비스 과정 등에 의존하는 부분이 많은 만큼 이 부분에 대한 중요성이 더욱 강조되고 있다.

3) 의료관광의 방향

의료관광을 포괄하는 의료산업은 크게 전방산업인 의료 서비스 산업과 후방산업인 제약 산업 · 의료기기 산업으로 구성되며, 각 산업은 가치사슬로 연결되어 있다. 그래서 전후방 사업이 서로 긴밀한 상호작용을 통해 혁신이 진행되는 산업이라 할 수 있다.

의료관광은 해외환자유치의 방법 중 하나이다. 의료 서비스와 휴양 · 레저 · 문화활동 등 관광활동이 결합된 새로운 관광형태를 의미하며, 관광객은 의료와 관광이라는 두 가지 목적을 동시에 추구하고자 관광을 한다고 하나, 실제로는 의료행위 자체에 비중을 둔 치료 목적의 관광형태라 할 수 있다.

좀 더 구체적으로 살펴보면, 의료관광이란 건강과 관련된 서비스나 시설을 의도적으로 촉진한다. 이로써, 관광객을 끌어들이는 관광시설이나 목적지로서 특별한 흥미가 있는 관광 중 하나로 주요 동기가 건강과 관련 있는 관광이다.

한국보건산업진흥원의 경우 보건관광은 보건분야에서 관광자원으로 활용 가능한 부문을 발굴, 개발하고 관광을 상품화하여 서비스 또는 제품을 제공하는 사업이다. 우수한 보건 서비스와 관광이 결합된 보건관광 프로그램을 개발하여 외래 방문객에게 제공함으로써 관련 산업분야의 발전을 꾀하고, 아울러 외국인 유치를 통한 외화 획득 등 국가경제에 이바지하는 사업이라고 규정하고 있다.

다시 말해서, 의료관광은 의료에 관광을 접목한 것으로 환자가 치료를 목적으로 진료 · 휴양과 관련한 관광활동을 병행하는 것뿐만 아니라, 의료기술 및 서비스가 뛰어나고 가격경쟁력이 있는 국가에서 진료 및 휴양을 목적으로 여행가는 것까지 포함된다고 할 수 있다. 기존 관광자원과 의료자원의 공통된 부분을 추출하여 새롭게 복합적인 형태의 관광상품이 기존 관광산업과 의료산업과는 별개의 산업형태라 할 수 있다.

〈그림 10-1〉은 의료관광산업의 개념도로서, 관광객에게 관광에 수반되는 재화나 서비스를 제공하는 여러 가지 영업의 총체인 관광산업은 관광 사업의 하위 개념으로 관광사업의 주체로서의 의미를 지닌다.

관광 사업은 공적인 관광 사업과 사적인 관광 사업으로 나뉜다. 이중에서 사적인 관광 사업은 산업으로 인식되어지는 것이 일반적이다. 관광객의 이동에 대처하여 이를 수용하고 촉진하기 위해 이루어지는 모든 조직적 인간 활동을 말하며, 숙박, 교통, 음식, 오락시설, 토산품 판매장 등 타 산업에 비해 다양한 산업을 내포하는 복합 산업이다.

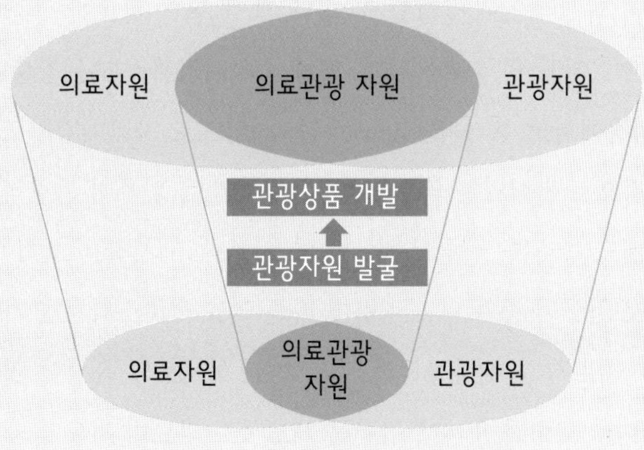

〈그림 10-1〉 의료관광산업의 개념도

자료원_경남발전연구원, '의료관광의 현황과 경남의 정책과제', 2008.

의료산업은 고도의 의료기술을 사용하여 질병으로 고통받고 있는 환자의 증세를 호전시켜, 삶의 질을 향상시키는 일에 관여하는 모든 제반 산업이다. 광의로는 환자뿐만 아니라 그들의 보호자와 관련된 인적 서비스를 제공하는 산업을 포함한다. 아울러 의료시설, 보험, 의료기기, 인적자원 등의 결합을 통해서 고객에게 최선의 서비스를 제공하는 산업이다.

우리나라도 최근 건강에 대한 관심이 매우 높아지고 있다. 또 일상생활에서도 건강을 지향하는 생활습관들이 다양하게 확대되고 있는 추세이다. 유기농 식품선호, 웰빙식단, 다이어트, 식이요법 등을 소재로 많은 매체들이 하나의 프로그램으로 선보이고 있다. 관광분야에서도 녹색관광, 생태관광 등의 새로운 패러다임의 관광행태가 등장하면서 건강과 관련한 관광활동이 부각되고 있다.

초고속 노령사회, 의료비 지출의 증가, 국민 경제수준의 향상, 인터넷의 발달 및 의료기술의 평준화 등으로 인해 의료관광에 대한 관심이 증대되고 있다. 그러면서 아시아지역에서는 선진국 수준의 의료 서비스와 휴양시설을 갖춰 의료관광으로 인한 막대한 경제적 효과를 기대하고 있다.

보통 의료관광을 목적으로 하는 관광객은 장기간 숙박할 가능성이 크고, 환자에 대한 보호자의 동반 가능성, 부모나 친지의 위문차 방문으로 이어져 환자 1인으로 인해 높은 관광수입이 파생적으로 발생할 수 있다. 또한 질병 치료에 성공한 환자의 구전효과에 따른 홍보효과도 엄청날 것이다. 따라서 의료업계는 고용창출을 기대할 수 있고, 관광산업 입장에서도 부가가치가 매우 큰 산업으로 자리매김하고 있다.

따라서 세계적으로 관심있는 의료관광분야에 초점을 맞추어 독창적이고 독특한 한국만의 관광브랜드 창조를 통한 블루오션(Blue Ocean)시장을 개척해야 한다.

전 세계적으로 인구의 증가 및 노령화에 따른 의료 서비스의 수요가 가속화되고 있기 때문에 향후 의료 산업의 성장성이 크며, 의료 허브로의 육성이 필요하다. 고령사회가 된 선진국이나 고령화 추세에 접어든 개도국도 의료비 지출 금액이 급속하게 증가 추세에 있다. 국내 의료 서비스의 성장률은 OECD국가 중 최고 수준으로, 이러한 양적 성장을 통해 국내 의료 서비스의 질적 성장도 요구된다.

아울러 의료산업의 개방이 심화되고 있고 환자의 국제적인 이동도 증가하고 있다.

이것은 무선통신 기술의 발달로 원격의료의 확대에 힘입어 국경 간 진료가 가속화되고 있는 현상이다. 또 개방 경제하에서 의료시장 개방 압력으로 인력 이동의 자유화, 아시아 국가들의 고소득층의 증가에 따른 의료관광 수요가 증가하고 있는 것이다. 즉, 병원 공급이 부족한 유럽권 및 중동권 환자들의 원정치료 증가로 국제적인 환자 이동이 확대되고 있는 현상이 이에 해당된다.

2. 의료관광의 분류

1) 의료관광의 범위

의료관광의 범위는 방문형태와 목적별로 분류할 수 있다. 방문형태는 다시 개별입국 관광객과 단체입국 관광객으로 구분할 수 있는데, 개별입국 관광객은 대부분 관광목적지에 대한 많은 사전정보를 가지고 입국하여 진료 및 치료 서비스를 받는다. 단체입국 관광객은 중간매개체를 통하여 정해진 일정에 의해 종합 진찰 및 건강진단, 의료상담을 받은 후 관광을 하며, 차후 추가적인 진료 및 치료가 필요할 때 개별입국 관광객으로 변화한다.

목적별로 구분할 때는 순수치료목적, 순수치료목적 입국자 중 응급환자, 치료와 관광목적 입국자, 비즈니스와 치료목적 입국자, 간호 및 문병을 위한 가족의 입국 등으

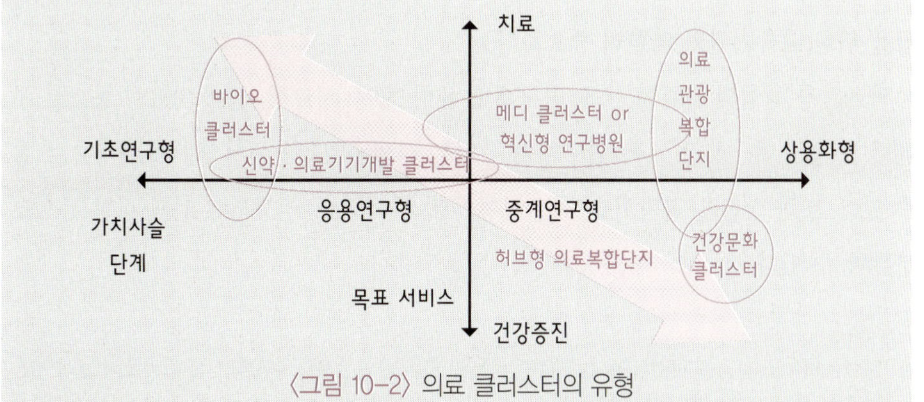

〈그림 10-2〉 의료 클러스터의 유형

자료원_ 경남발전연구원, '의료관광의 현황과 경남의 정책과제', 2008.

로 나눌 수 있다.

의료관광은 크게 3가지인 의료 클러스터[1], 의료관광산업, 의료관광 상품의 유형으로 분류된다. 〈그림 10-2〉 참조

의료클러스터는 바이오, 신약 · 의료기기 개발, 메디클러스터, 의료관광 복합단지 등의 6개 형태로 분류된다. 이 중 의료관광과 직접적으로 연관성이 있는 것과 같이 의료관광 복합단지, 건강문화 클러스터 등 가치사슬이 상용화 형태에 가까운 것과 허브형 의료복합단지 등의 목표서비스가 건강 증진에 가까운 형태로 볼 수 있다.

Harryono 등(2006)은 태국의 의료관광클러스터 경쟁력 연구에서 의료관광클러스터는 관광과 의료클러스터의 결합으로 이루어진 새로운 형태의 클러스터라고 하였다.

〈그림 10-3〉에서 보듯이 의료관광클러스터는 의료와 관광 두 개의 클러스터가 결합하는 형태로 이루어지며, 두 클러스터가 만나는 부분이 의료관광의 핵심활동이 된다. 핵심활동은 의료와 관광으로 이루어진다. 이 둘을 연결하는 역할을 제단위의 교통과 에이전트, 건강관리자, 호텔 등이 수행하며 왼쪽에 위치한 관광분야에는 지역단위 교통, 레스토랑, 관광활동, 관광 매력물, 엔터테인먼트 등이 오른쪽 분야는 의료수속, 수술, 치과, 치료, 대체 의학 등 의료서비스분야가 위치하게 된다.

의료관광클러스터에서 주요한 요인 중 하나가 국제 공인 의료인증기관의 역할이다. 의료관광은 신뢰감 있는 의료서비스 제공이 선행되어야 한다. 이를 위해서는 국제적인 의료인증을 받은 역할이 핵심적이다. 또한, 수준 높은 의료인력의 지속적 공급을 위한 교육기관의 역할이 중요하다.

의료관광 산업의 분류는 교육/연구개발 유형, 중증 치료형, 선택 치료형 등으로 분류할 수 있으며, 이 중 교육/연구개발 유형은 산업관광측면에서의 의료관광으로 볼 수 있다. 또한 상품은 질병치료, 미용성형의료, 휴양의료, 전통의료 관광 상품 등으로 분류할 수 있다.

---

1) 클러스터(Cluster)란 비슷한 업종의 다른 기능을 하는 관련 기업, 기관들이 일정 지역에 모여 있는 것을 말하는 것으로 즉, 연구개발 기능을 담당하는 대학 및 연구소, 생산 기능을 담당하는 대기업 및 중소기업, 각종 지원 기능을 담당하는 벤처캐피탈과 컨설팅 등의 기관이 한 군데에 모여서 정보 · 지식의 공유를 통한 새로운 지식과 기술의 창출 등 시너지 효과를 일으키기 위한 것을 말한다.

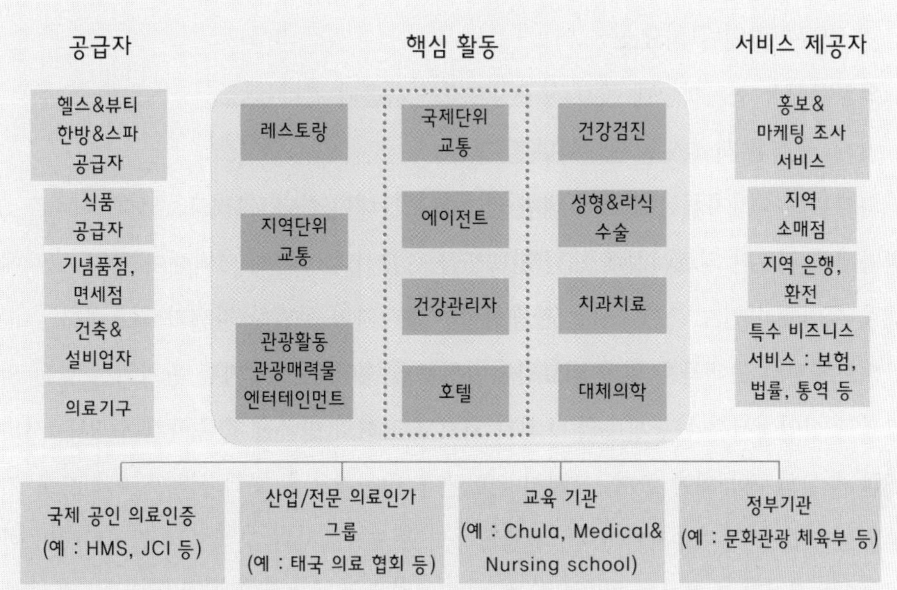

〈그림 10-3〉 의료관광의 분류

자료원_김태영, 한방의료 관광클러스터 구축 및 발전 방안에 관한 연구, 경남발전연구원, 책임연구원, 2010.1.

이와 유사하게, 정진수(2009)는 의료관광의 유형을 크게 선택치료형과 수술치료형으로 구분하였다. 선택치료형은 미용성형수술과 웰빙형으로, 수술치료형은 수술치료형과 장기재활형으로 세분화하였다. 각 분류의 내용은 다음 〈표 10-1〉과 같다.

〈표 10-1〉 의료관광 유형

유 형		육성분야	경쟁요소	국가별 대표사례
선택 치료형	미용성형 수술형	미용 및 성형 기본적 수술	가격경쟁력 관광 및 휴양 연계	동남아 국가(태국 등)
	웰빙형	온천 스파 및 테라피 휴양프로그램 한방	질병 방지 및 억제효과 전통문화의 상품화	일본 : 온천요법, 국제건강센터 중국 : 동인당, 북경대학 침술 태국 : 전통 타이치료법 명상 스파
수술 치료형	수술 치료형	중증 난치병 치료	최고 의료수준 해외네트워크 의료 세미나	미국 : MD 엔더슨 싱가포르 : 래플즈 병원 태국 : 범룽랏 병원
	장기 재활형	요양 및 재활 프로그램, 센터		

자료원_정진수, 관광과 융합된 선택형 의료관광 마케팅전략, 세미나 발표집, 2009.

2) 의료관광의 구성요소

의료관광을 실시하는데 필요한 구성요소는 다음과 같다.

첫째, 충실한 서비스 마인드이다.

의료관련 종사자들은 환자에 대한 권리를 보장해야 한다. 그리고 친절한 서비스로 환자에게 진료와 의료시설에 대한 만족도를 상승시키기 위해 노력해야 한다. 고객에 대한 서비스 마인드 측면에서는 관광시설의 종사자와 동일한 자세가 필요하다.

의료관광의 고객들은 일반 의료산업에서는 환자이다. 그렇지만 관광과 결합된 의료관광 산업에서는 관광활동의 주체가 되므로 고객의 만족을 충족시킬 수 있는 서비스를 충실히 제공해야 한다. 그래서 의료관광 종사자들은 고객 서비스 마인드를 기본으로 단순한 환자로서가 아닌, 관광활동의 주체자로서의 고객으로 인지하여야 한다. 또한 세심하고 철저한 전문적인 태도로 고객에게 관광활동과 의료서비스에 대한 만족감을 지닐 수 있도록 해야 한다.

따라서 의료시설이나 우수한 의료진외에 서비스 품질의 최고화가 요구된다. 의료계의 인력들을 서비스 교육에 투입시킴으로써 지속적인 관리 프로그램으로 품질을 고도화시키고, 관광관련 교육을 통해 우수한 인력으로 고급화해야 한다.

둘째, 개별고객에 알맞은 비용을 설계해야 한다.

의료관광이 활성화된 주요한 계기가 바로 가격경쟁에서 비롯되었다 해도 과언이 아니다. 의료관광의 성공여부는 표적고객 분석과 고객의 라이프스타일 유형 분석을 통한 홍보 전략을 어떻게 세우느냐가 중요하다. 따라서 홍보 전략을 수립함에 있어서 고객에게 적절한 가격을 설계함으로써 고가격 고품질을 원하는 고객에게는 고가격 전략으로, 일반 대중 고객에게는 자국과 경쟁력 있는 가격의 수준으로 설계해야 한다.

보통 의료관광 고객은 주로 시간적 · 경제적인 여유가 있거나, 자국의 의료서비스 질에 비해 상대적으로 가격경쟁력을 가지는 나라로 관광활동에 참가하는 경우가 많다. 그래서 일반 관광상품과 달리 각 고객의 특성에 알맞은 가격을 설계하고, 참가 목적에 적절한 의료 서비스를 구성해야 한다.

우리나라의 경우, 쌍꺼풀 수술, 주름살 제거 주사, 유방성형 수술비 등은 일본의 1/5에 불과하며, 중국의 성형수술비 반값 정도로 수술을 할 수 있다. 이러한 가격경쟁력과 우수한 의료진을 내세운다면 높은 부가가치를 기대할 수 있다.

또, 동남아시아의 의료관광 허브국으로 부상하고 있는 싱가포르, 태국, 인도, 말레이시아 등은 환율 등 여러 요인으로 인하여 미국이나 선진국에 비해 의료비용이 저렴하여 왕복 교통비용과 관광비용을 포함하더라도 선진국에 비해 1/4정도 낮은 수준이다.

셋째, 의료관광 인프라가 구축되어야 한다.

의료관광의 인프라의 기본은 병원 및 의료시설과 고객이 진료를 받는 동안 체류할 수 있는 숙박시설, 건강관리 및 요양에 필요한 각종시설 헬스기구 등과 같은 보조시설과 병원이 위치한 장소까지의 접근성이 용이하도록 해야 한다. 또, 병원시설의 진료와 치료가 무엇보다도 차별화되고 전문화되어야 한다.

그래서 우수한 해외 유학파 의료진들이 국내에 상주하지 않고 해외로 유출되고 있는 상황에서, 우수한 의료진들을 국내로 영입하고, 그들이 상주하여 얻을 수 있는 혜택을 증가시키는 것도 필요하다.

넷째, 다양한 관광자원이 구비되어야 한다.

의료관광에서 관광자원은 부수적 요소이지만, 의료시설이나 의료진과 같은 주된 요소와 함께 중요하게 인식해야 한다. 의료관광을 원하는 고객의 목적은 병원에서 치료와 동시에 관광행동을 병행하는 것이다. 그렇기 때문에 관광객의 욕구를 충족시켜줄 수 있는 의료시설이 위치한 지역의 다양한 관광자원이 구비되어야 한다. 즉, 건강과 밀접한 주변 환경 및 아름다운 자연자원, 지역사회의 독특한 문화를 느낄 수 있는 사회적 · 문화적 관광자원, 지역의 산업발전과 관련된 산업 관광자원 등이 이에 포함된다. 최근에는 병원에서의 진료 이외의 삼림욕이나 온천욕 등 자연적 체험활동을 통한 치료 서비스도 각광을 받고 있기 때문에 이와 같은 부수적인 관광자원의 개발이 이루어져야 한다.

다섯째, 먹을거리가 특색있게 구비되어야 한다.

의료관광을 목적으로 방문한 고객은 무엇보다 건강을 중요시하므로 먹을거리를 선정함에 있어 많은 신경을 쓰기 마련이다. 병원 진료와 더불어 방문지에서 관광행동을 하는 과정 중 지역적 특색을 경험할 수 있는 전통 음식이나 별미가 관광매력이 될 수 있다. 유기농의 건강식, 개개인의 체질에 맞춘 맞춤건강식, 치료를 목적으로 하는 보양음식, 한방음식 등과 같이 건강을 증진시키고 에너지를 보충할 수 있는 보양식 등 고유한 특색이 돋보이는 먹을거리는 의료관광 매력도에 크게 작용할 수 있다.

3. 한국 의료관광의 특성

우리나라 의료관광의 특성을 살펴보면 다음과 같다.

첫째, 의료산업의 성장가능성이 매우 높다.

한국의 의료관광은 성장 가능성이 대단히 크고 계속적으로 독자적인 신기술 프로그램 개발을 통해 다양한 상품을 출시하고 있다. 아시아에서도 상대적으로 치료기술 수준이 높고, 전반적으로 의료비도 낮은 편으로 의료관광으로 상품화할 경우 높은 성장 가능성을 가지고 있다.

국내에 치료목적으로 방문한 외국인 환자수는 2009년 60,201명 139개국에서 점차 증가하여 2019년 497,464명 198개국에서 우리나라의 의료를 이용하였다. 이는 전년 대비 31.3% 증가한 것으로 2009년 이후 연평균 23.5% 증가한 것이다. 〈표 10-2〉 참조

〈표 10-2〉 한국의료를 이용한 외국인환자

구분	2010년	2011년	2012년	2013년	2014년	2015년	2016년	2017년	2018년	2019년
환자수(명)	81,789	122,297	159,464	211,218	266,501	296,889	364,189	321,574	378,967	497,464
방문국가수(개국)	163	180	188	191	190	187	186	190	190	198

자료원_한국보건산업진흥원 2019 외국인환자 유치실적 통계분석보고서

진료유형에 따른 2019년 외국인 실환자는 입원 24,449명, 외래 473,015명이며, 2019년 외국인 연환자는 1,076,813명으로 전년대비 17.2% 증가하였다. 〈표10-3〉참조

〈표 10-3〉 진료유형별 외국인 실환자 현황

구분	2010년	2011년	2012년	2013년	2014년	2015년	2016년	2017년	2018년	2019년		연평균 증가율
입원	7,987	11,945	14,809	20,137	23,855	24,489	26,276	27,678	27,879	24,449	(4.9)	20.1
외래	73,802	110,352	144,655	191,081	242,646	272,400	337,913	293,896	351,088	473,045	(95.1)	23.7
계	163	180	188	191	190	187	186	190	190	198	(100.0)	23.5

자료원_한국보건산업진흥원 2019 외국인환자 유치실적 통계분석보고서

이들이 우리나라 병원을 찾는 이유 3가지인 ① 수준 높은 의료서비스 ② 최첨단 의료장비 및 시설 ③ 의료기관의 신뢰도가 높기 때문이다. 그리고 현재 우리나라의 의료 기술 수준은 미국 수준에 근접하거나 대등한 기술 및 개발 능력을 보유한 것으로 평가되고 있어, 높은 의료수준과 빠른 진행으로 의료관광을 경험한 미국인들의 만족도는 높은 반면 홍보 미흡으로 타인종 시장 확대는 부진하다.

둘째, 경쟁력 있는 프로그램을 지닌 의료분야를 보유하고 있다.

세계적으로 발병 가능성이 높은 6대 암에 대한 독자적인 신기술 개발로 치료기술 수준이 타 국가에 비해 상대적으로 높다. 특히 안과 · 피부과 · 성형외과 · 치과 등 비보험 서비스의 비중이 큰 분야가 상대적으로 수준이 높은 것으로 나타난다. 사회적으로는 한류열풍으로 인한 한류스타를 모방하는 성형수술을 원하는 환자들이 증가하고, 바이오산업 강국, 동북아의 허브적 입지 등이 추가적인 경쟁력 요소가 되어 한국 의료관광 산업의 발전을 기대할 수 있다.

특히, 경제자유구역 내 의료기관에 대한 부대사업 허용범위가 확대되어 의료 · 웰빙 · 관광 · 요양 · 스파 · 회의 등이 패키지화된 상품의 출시가 예상된다. 또한 비급여 서비스의 비중이 높은 치과, 피부과 등을 중심으로 병의원과 카페 · 미용실 · 와인바 · 갤러리 등이 복합적으로 구성된 다변화된 의료기관이 출현하고 있다.

한방 의료업체는 기존의 침술이 장기적인 치료를 요하기 때문에 관광과 결합하기에는 한계가 있다. 하지만 사후관리나 의료사고에 대한 대비도 필요해 관련 의료업체들은 한방 관광 상품 개발에 박차를 가해야 한다.

셋째, 의료서비스의 가격 경쟁력에서 비교우위를 점유하고 있다. 현재 의료보험 체제하에서 가격 경쟁력은 전반적으로 높은 편으로 타 국가에 비해 상대적으로 의료비가 낮은 편이다. 대표적인 처치술 및 수술비는 미국 대비 1/10, 일본 대비 1/5, 싱가포르와 비교했을 때에도 1/2 수준으로 의료비가 낮다.

4. 의료관광 마케팅 환경요인

의료마케팅 환경분석은 병원이 처해있는 주변환경, 내부적인 환경에 대한 정보의 수집과 분석을 통해 보다 효율적인 전략을 수립하기 위해 필요한 환경요인에 대해 분석하는 것이다.

의료관광마케팅 환경을 분석하는 목적은 의료관광시장에서 기회와 위협요소를 찾아내고 자원의 강 · 약점을 파악하여 의료마케팅의 전략을 수립하고 과제를 해결하는데 있다.

의료관광 마케팅환경은 병원 및 관광업체의 수익과 관련된 핵심적 목표달성에 영향을 미치는 것으로 내부 환경요인과 외부 환경요인으로 나눌 수 있다.

내부 환경요인은 자원(自院)의 경영전략, 병원문화, 의료제품특성, 의료시장점유율, 인적자원, 자금력 분석과 관련된 내용이다. 그리고 외부 환경요인은 거시적 환경요인과 미시적 환경요인 등으로 나눌 수 있는데 거시적 환경요인은 의료관광시장과 관련된 정치 · 기술 · 경제 · 사회 · 문화적 환경 등이 해당되며, 미시적 환경요인은 병원 내에서 발생하는 직접적인 변화요인들이 해당된다.

의료마케팅의 관점에서 보면 외부환경 분석에 의하여 시장기회와 위협요인을 파악할 수 있고, 경쟁병원의 장 · 단점을 분석할 수 있다. 또 내부환경 분석에 의하여 자원(自院)의 강 · 약점을 파악할 수 있다. 이러한 마케팅환경 분석을 SWOT분석이라고 한다. 이를 통해 자기병원 내부의 강점(strength)과 약점(weakness), 자사 외부의 기회(opportunity)와 위협(threat)요인을 분석하여 합리적인 마케팅 전략을 수립하는데 도움이 된다. 〈표 10-4〉 참조

〈표 10-4〉 SWOT 분석과 전략

	강점(S)	**약점(W)**
기회(O)	공격적 전략	방향전환전략
위협(T)	다각화전략	방어적 전략

실제로 의료마케팅을 위한 환경분석은 어려움이 있다. 그것은 의료기관을 둘러쌓고 있는 다양한 환경들이 서로 영향을 미치면서 이 상황들이 급변하기 때문이다. 따라서 의료관광 마케팅담당자는 외부 환경요인의 변화에 주목해야 한다. 그래서 미시적 관점에서 직접적인 대응방안을 경쟁병원보다 먼저 마련해야 생존과 발전이 가능하다.

의료관광 마케팅환경 중 거시적 환경은 2장에서 다룬 의료마케팅 환경과 유사하여 여기에서는 미시적 환경요인과 병원내부 환경요인에 대해서만 살펴보기로 한다.

1) 미시적 환경요인

미시적 환경요인 분석을 할 때 의료관광관리자에게 동일한 수요를 대상으로 하고 있는 다른 의료관광은 경쟁 대상이므로 면밀히 관찰해야 한다.

또한, 의료관광 마케팅, 운영 등에 있어 필요한 사업상의 협력자 및 업무 네트워크와의 관계도 의료관광을 성공적으로 수행하는 중요한 변수가 된다.

의료관광마케팅을 수행하는데 있어 고려해야 할 미시적 환경요인은 다음과 같다.

(1) 자원(自院)의 구성원

의료관광에 종사하는 구성원의 성과 수준을 정확히 파악해야한다. 그리고 구성원의 태도 및 업무효율성을 위해 관리기능을 강화해야 하며, 직원들의 근무환경도 고려해야 한다. 이는 자원(自院)의 내부적인 강점과 약점을 파악하고 발생하는 문제점들을 미리 예견하여 병원의 사업전략을 수립하는데 도움이 된다.

(2) 재료공급업체

병원에 원자재나 부품을 공급하는 업체들을 말하며, 고객에게 양질의 서비스를 제공하기 위해서는 좋은 품질의 재료를 확보할 수 있어야 한다.

(3) 관광 중개업자

의료관광사업 알선업체로서 자원(自院)의 의료상품을 홍보하고 판매하며, 최종고객에게 전달하여 고객이 원하는 상품에 손쉽게 접근할 수 있도록 매개해주는 중개업자역할을 한다.

최근, 관광 대행사의 업무도 넓은 의료관광시장을 확보하기 위해서 온라인을 통한 무한경쟁을 인터넷을 통해서 광범위하고 공격적인 마케팅을 시도하고 있다.

(4) 경쟁 병원

경쟁병원 분석은 경쟁자의 표적시장, 시장점유율, 의료상품, 가격, 유통, 촉진 등의 전략은 물론 강 · 약점을 분석하여 자원(自院)의 시장진입에 대한 경쟁력과 차별화의 방법을 모색하고 유리한 환경으로 전환하기 위한 것이다.

상호 전략적 경쟁은 고객의 관심을 유도하여 의료수요의 상승을 자극하고, 신기술개발이나 의료서비스 개선을 통하여 병원의 체질을 강화할 수 있으며, 차별화된 마케팅 전략을 통하여 의료시장을 확보하는데 도움이 될 수 있다.

2) 내부 환경요인

내부 환경이란 병원내에서 통제가 가능한 경영자원에 대한 환경요인으로 의료마케팅계획과 관련된 내용이다.

의료관광관리자는 병원 내부적으로 지니고 있는 자원, 즉 재무자원, 인적자원, 물적자원, 교섭능력 등 내부적 자원을 분석하여 의료관광에 있어 조직의 강점과 약점을 파악할 필요가 있다.

(1) 재무자원

이는 의료관광의 계획, 경쟁, 운영 등의 전 과정에서 필요한 금전적 자원으로서 의료관광마케팅을 수행함에 있어 내부적으로 매우 중요한 자원이다. 의료관광의 질을 향상시키는 핵심요인이 되며, 의료마케팅활동의 수행에 큰 영향을 미친다.

의료관광에 필요한 재무자원을 충분히 활용하기 위해서는 재무자원의 가용성과 현금흐름 및 재무적 안정성이 확보되어야 한다.

(2) 인적자원

의료관광에 있어 가장 중요한 내부자원이라고 할 수 있는 것이 인적자원이다. 의료관광관리자는 의료관광의 운영구성원인 인적자원을 확보하고, 의료마케팅을 수행할 수 있는 전문적인 자질을 갖추는 것은 의료관광운영에 필수적 요인이다.

(3) 물적자원

물적자원 중 가장 중요한 것은 장소이다. 이는 의료관광 참가자의 수용능력, 접근성 등을 결정하는 요소이다.

또한, 의료관광 고객을 위한 서비스 운영시설 및 의료관광 운영시설을 포함하는 시설, 정보처리에 필요한 컴퓨터시스템 등의 의료관광 운영장비도 중요한 물적자원에 해당된다.

(4) 교섭능력

이는 무형의 자원으로서 중요한 역할을 한다. 경쟁력 있는 교섭력을 갖기 위해서는 의료관광의 좋은 평판과 이미지를 구축해야 한다. 나쁜 이미지를 지닌 의료관광으로는 재이용이나 구전효과를 기대할 수 없다. 이의 능력에는 행정지원을 포함해 다양한 지원을 기대할 수 있는 의료관련 유관기관과의 관계, 마케팅지원을 기대할 수 있는 매체와의 관계 등이 해당된다.

#12 카자흐스탄 환자 유치 한류 붐 조성

- 나사렛 국제병원 -

카자흐스탄 환자 유치 한류 붐 조성 나사렛국제병원은 19일 카자흐스탄 알마티시의 종합병원인 타우순까르메디컬센터(Tau-Sunkar Medical Center)에서 클리닉데이를 진행, 20여 명의 현지 환자를 진료하고 의료진 컨퍼런스를 주재했다.

클리닉데이가 진행된 타우순까르메디컬센터(Tau-Sunkar Medical Center)는 소아과, 일반외과, 산부인과, 치과 등 11개 진료과를 갖춘 종합병원으로 알마티시에 4개 지점을 운영하고 있다.

이날 클리닉데이에서는 나사렛국제병원 이강일 이사장(한방재활의학과 전문의)이 직접 뇌졸중, 디스크협착증 등 다양한 증상을 가진 환자를 진료하였으며 침, 뜸의 치료를 병행했다.

또한 나사렛국제병원의 재활운동도수치료센터 정운진 팀장(물리치료사)이 참여, 도수치료 및 테이핑 치료 등을 진행하여 환자들의 만족도를 높였다.

클리닉데이에 참가한 발렌티나 씨(71세, 알마티 거주)는 "허리 통증이 심해 움직이기 힘들 정도였는데 침을 맞아보니 좋아지는 것이 느껴진다. 매력적인 치료다"라고 소감을 밝혔다.

같은 날 진행된 의료진 컨퍼런스에서는 뇌졸중, 디스크, 소아질환 등 나사렛국제병원의 다양한 치료 사례와 진료 시스템에 대한 설명과 토론이 진행되었으며 국제진료센터의 컨시어지 서비스 등 외국인 진료 시스템에도 큰 관심과 질문이 이어졌다.

한편 나사렛국제병원은 18일부터 20일까지 진행된 '카자흐스탄국제관광전(KITF)'에도 가했다. '카자흐스탄국제관광전(KITF)'은 중앙아시아지역 최대 국제관광박람회로서 나사렛국제병원은 척추신경외과와 한의학, 재활의학의 융합치료에 대해 홍보 활동을 벌여 현지 유치업체들의 많은 관심을 받았다.

나사렛국제병원은 이를 계기로 현지 병원을 비롯해 신규 의료관광 에이전시와의 네트워크 확대에 힘을 쓸 예정이다.

나사렛국제병원 이강일 이사장은 "한의학을 비롯한 우리나라의 우수한 의료 기술에 대한 세계인의 관심을 다시 한번 확인할 수 있었다. 앞으로도 의료 경쟁력을 높이기 위해 더욱더 노력할 것"이라고 말했다.

5. 의료관광 현황과 전망

1) 의료관광 현황

우리나라는 2004년 국회에서 통과된 정부의 '경제자유구역의 지정 및 운영에 관한 법률' 개정안에 의해 경제특구에 유치되는 외국 병원의 내국인 진료가 허용됨에 따라 보건의료 부문의 시장개방 및 이와 관련한 시장기능 활성화가 점차 확산되고 있다.

우리나라는 의료관광객 유치에 적극적인 태국, 싱가포르, 인도 등에 비하여 의료서비스 수출 후발 국가이다. 하지만 2009년 1월 8일 의료법 개정을 통한 의료관광을 제한적으로 승인하여 외국인 환자 유인알선행위를 허용하였다. 또 한국 보건산업진흥원에 외국인 환자 유치지원센터를 설치하였으며, 지방자치단체별로 의료관광객 유치를 위한 활동을 벌이고 있다. 블루오션인 의료산업발전 기반 및 산업화에 대한 국민적 공감대 형성과 유치기관 등록제도, 실적보고 의무 등 세부사항을 마련하였다. 2018년 말 의료기관 1,958개소, 유치업체 1,572개소로 총 3,530개소가 등록되었다. 2018년 말 외국인환자유치 정보시스템에 외국인환자 유치실적 현황을 나타낸 것이다. 〈표 10-5〉 참조

〈표 10-5〉 유치기관별 실적현황

	보고대상	보고기관	유실적 기관	무실적 기관
의료기관	1,958개소	2,717개소	1,431	388
유치업체	1,572개소	1,358개소	551	628

출처_2018 외국인환자 유치실적 통계분석 보고서

〈표 10-6〉는 주요 국가별 현황으로 2019년 국가별 순위는 중국, 미국, 일본, 러시아, 몽골 순으로 나타났다.

〈표 10-6〉 국적별 외국인 환자 현황

국가	2017년		2018년		2019년		전년대비	연평균
	실환자	비중	실환자	비중	실환자	비중	증가율	증가율
중국	99.837	(31.0)	118,310	(31.2)	162,868	(32.7)	37.7	42.5
미국	44.440	(13.8)	45,213	(11.9)	58,358	(11.7)	29.1	15.4
일본	27.283	(8.5)	42,563	(11.2)	68,411	(13.8)	60.7	18.1
러시아	24.859	(7.7)	27,185	(7.2)	29,897	(6.0)	10.0	32.8
몽골	13.872	(4.3)	14,042	(3.7)	17,918	(3.6)	27.6	35.6
카자흐스탄	12.566	(3.9)	12,987	(3.4)	13,424	(2.7)	3.4	59.2
태국	6.137	(1.9)	8,998	(2.4)	14,162	(2.8)	57.4	59.5
베트남	7.447	(2.3)	7,532	(2.0)	15,133	(2.0)	100.9	46.7
캐나다	3.966	(1.2)	4,098	(1.1)	4,996	(1.0)	21.9	17.6
우즈베키스탄	3.253	(1.0)	3,915	(1.0)	4,194	(0.8)	7.1	43.5
인도네시아	2.385	(0.7)	3,270	(0.9)	5,416	(0.9)	74.8	41.1
아랍에미리트	3.384	(1.1)	3,034	(0.8)	4,089	(0.8)	34.8	73.0

출처_한국보건산업진흥원 2019 외국인환자 유치실적 통계분석보고서

〈표 10-7〉는 외국인 환자 진료수익현황을 나타낸 현황으로서 건강검진환자, 외래환자, 입원환자 등으로 구분하여 제시하고 있다. 총 수익이 6,399억 원, 1인당 평균진료비 199억 원이다. 이 중 총진료비는 외래 환자의 비중이 많고, 1인당 평균진료비는 입원 환자의 비중이 많다.

〈표 10-7〉 외국인환자 진료수익 현황

구분	건강검진	외래	입원	계
총 진료비	–	3,728억 원	2,671억 원	6,399억 원
1인당 평균진료비	–	127억 원	965억 원	199억 원

출처_2017 외국인환자유치 실적조사 결과, 외국인환자 진료비 현황

의료기관 종별 현황은 의원, 종합병원 외국인환자는 전년대비 각각 48.3%, 13.0% 증가하였다. 특히 의원급 외국인 환자 유치 비중은 매년 꾸준히 증가세를 보이고 있다. 그러나 상급종합병원 외국인 환자 유치비중은 2017년 26.6%, 2018년 21.3%, 2019년 19.6% 로 최근 감소세를 보이고 있다. 〈표 10-8〉 참조.

〈표 10-8〉 의료기관 유형별 유치실적

국가	2017년		2018년		2019년		전년대비	연평균
	실환자	비중	실환자	비중	실환자	비중	증가율	증가율
상급종합병원	85,616	(26.6)	80,564	(21.3)	97,471	(19.6)	21.0	13.4
종합병원	83,020	(25.8)	94,624	(25.0)	106,919	(21.5)	13.0	24.9
병원	35,134	(10.9)	38,610	(10.2)	55,739	(11.2)	44.4	20.8
치과병원	6,917	(2.2)	4,736	(1.2)	6,981	(1.4)	47.4	31.1
치과의원	3,232	(1.0)	4,729	(1.2)	4,598	(0.9)	△2.8	20.4
한방병원	6,544	(2.0)	6,556	(1.7)	6,419	(1.3)	△2.1	18.1
한의원	5,806	(1.8)	7,114	(1.9)	8,693	(1.7)	22.2	25.1
의원	95,274	(29.6)	141,993	(37.5)	210,609	(42.3)	48.3	36.7
기타(요양)	21	(0.01)	41	(0.01)	35	(0.01)	△14.6	18.5
계	321,574	(100.0)	378,967	(100.0)	497,464	(100.0)		36.7

1) 2009–2019년 연평균 증가율

출처_한국보건산업진흥원 2019 외국인환자 유치실적 통계분석보고서

2019년 진료과별 유치 순위는 내과통합(19.2%), 성형외과(15.3%), 피부과(14.4%), 검진센터(9.2%), 산부인과(6.9%) 순으로 나타났다. 피부과, 성형외과 이용 외국인 환자는 전년대비 각각 33.8%, 35.1% 증가 하였으며, 2009년 이후 성형외과 환자의 비중은 지속적으로 증가하고 있다.〈표 10-9〉참조.

〈표 10-9〉 진료과별 외국인환자 현황

국가	2017년		2018년		2019년		전년대비	연평균
	환자	비중	환자	비중	환자	비중	증가율	증가율
내과통합	80,507	(20.2)	89,975	(19.4)	113,442	(19.2)	26.1	20.0
성형외과	48,849	(12.3)	66,969	(14.4)	90,494	(15.3)	35.1	41.3
피부과	43,327	(10.9)	63,671	(13.7)	85,194	(14.4)	33.8	30.4
검진센터	39,156	(9.8)	41,230	(8.9)	54,185	(9.2)	31.4	19.7
산부인과	20,145	(5.1)	24,472	(5.3)	41,007	(6.9)	67.6	26.3
정형외과	22,730	(5.7)	23,864	(5.1)	26,068	(4.4)	9.2	23.4
한방통합	20,343	(5.1)	22,063	(4.8)	23,723	(4.0)	7.5	28.7
신경외과	13,068	(3.3)	14,052	(3.0)	15,476	(2.6)	10.1	24.9
일반외과	11,238	(2.8)	12,810	(2.8)	15,087	(2.6)	17.8	23.0
치과	13,307	(3.3)	12,483	(2.7)	15,398	(2.6)	23.4	22.4
안과	11,402	(2.9)	10,938	(2.4)	13,149	(2.2)	20.2	21.2
이비인후과	10,436	(2.6)	10,340	(2.2)	12,555	(2.1)	21.4	21.4
소아청소년과	10,535	(2.6)	9,792	(2.1)	12,507	(2.1)	27.7	24.9
그 외 진료과	52,839	(13.3)	29,462	(6.3)	72,581	(12.3)	17.5	25.0
합계	397,882	(100.0)	464,452	(100.0)	590,866	(100.0)	27.2	24.8

1) 진료과별 실환자 : 1명의 환자가 복수의 진료과를 방문한 경우, 방문한 진료과별로 1명으로 표기

2) 2009–2019년 연평균 증가율

3) 내과통합 : 일반내과, 감염내과, 내분비대사내과, 류마티스내과, 소화기내과, 순환기내과, 신장내과, 알레르기내과, 혈액종양내과, 호흡기내과, 가정의학과 포함

4) 한방통합 : 한의과, 한방내과, 사상체질의학과, 한방부인과, 한방재활의학과, 한방피부과, 침구과, 한방신경정신과, 한방소아과, 한방이비인후과, 한방안과 포함

출처_한국보건산업진흥원 2019 외국인환자 유치실적 통계분석보고서

의료관광은 관광객의 체류기간이 길다. 특히 미용이나 성형, 건강검진, 간단한 수술 등으로 찾는 환자의 경우 관광을 연계하여 머물기 때문에 체류 비용은 더욱 커진다. 이러한 점에서 의료관광은 21세기 새로운 고부가가치 관광산업이라고 할 수 있다.

아시아 지역을 중심으로 의료관광 허브선점을 위한 경쟁이 치열하다. 미국 및 선진국의 값비싼 의료비용에 비해 아시아의 저렴한 의료비용을 선택함에 따라 의료관광시장을 확대하여 의료의 국제화가 세계적인 이슈이다. 그만큼 아시아국가들 간의 경쟁은 점점 더 치열하게 전개될 전망이다.

〈표 10-10〉은 해외환자 유치관련 가격을 비교한 내용으로서, 미래 우리나라가 해

외 의료관광을 유치하게 된다면 가격경쟁력을 가지고자 할 때 유치전략을 수립하는 준거가 될 것이다.

〈표 10-10〉 해외환자 유치관련 가격비교

치료명	한국	한국 = 100으로 한 지수					
		싱가포르	태국	인도	일본	미국	중국
국제 가격비교	100	105	66	53	149	338	167
비교 항목수	33	12	16	18	21	29	28
의료 서비스 비교항목	안과(3), 산부인과(5), 성형외과(6), 일반외과(5), 정형/신경외과(4), 흉부외과(2), 심장내과(1), 피부과(2), 기타건강검진(1), 치과(4)						

자료원_한국보건산업진흥원, 의료서비스 해외진출 및 해외환자 유치활성화 지원방안 마련연구.

2) 의료관광 전망

보건복지부 보건의료 서비스 혁신팀이 제시한 의료관광객의 동향 및 전망에서 2015년까지 40만 명의 국제진료 의료관광객이 내한 할 것으로 전망하였다. 〈표 10-11〉 참조

이는 순수하게 관광 목적의 입국자와 비교해볼 때 앞으로 국제의료산업의 규모와 성장 가능성을 예측해 볼 수 있는 수치이다.

〈표 10-11〉 의료관광객의 동향 및 전망

	2015년	2016년	2017년	2020년
총 해외 관광객 수	800만 명	1000만 명	1320만 명	2000만 명
의료목적 입국 환자수	40만 명	29만 명	32만 명	36만 명
외국인 관광객 대비 의료목적 입국자 비율	5%	3.6%	2.4%	1.8%

출처_한국보건산업진흥원

현재 〈표 10-12〉와 같이 한국의료를 이용한 외국인 환자는 매년 꾸준히 증가추세를 보이고 있어 진료수익, 관광수익, 생산유발 효과가 증대되고 있음을 알 수 있다.

따라서 순수관광, 상용, 공용, 유학/연수, 기타 단기 방문 외국인들도 의료서비스 대상자가 될 가능성이 있기 때문에 이들에 대한 관리가 필요하다.

〈표 10-12〉 한국의료를 이용한 외국인환자

구분	2014	2015	2016	2017	2018	2019	전년대비 증가율	연평균
환자수(명)	266,501	296,889	364,189	321,574	378,967	497,464	31.3	23.5
방문국가 수 (개국)	190	187	186	190	190	198	4.2	3.6

자료원: 한국보건산업진흥회 2019 외국인환자 유치실적 통계분석보고서

최근 많은 국가들이 의료서비스 및 건강증진 활동을 관광사업과 연계하여 고부가가치 산업으로 발전시키고 있다. 특히, 선진국과 비교하여 비용이 저렴하면서 선진국 수준의 의료서비스와 휴양시설을 갖춘 아시아 국가들에서 의료관광 산업이 활발히 추진 중이다. 우리나라 역시 2009년 의료법 개정으로 외국인 환자 유치행위가 허용된 이래 메디컬비자 도입, 유치기관 등록제, 의료기관의 숙박업 및 부대사업 인정 등 의료관광 활성화를 위한 다양한 지원정책을 시행하고 있다. 이에 힘입어 아시아 주요 의료관광국가로 부상하고 있다.

또, 기대수명 연장 및 의료서비스 수요 증가, 의료산업의 경쟁과 개방으로 인하여 의료서비스를 받고자 하는 소비자의 국제적 이동인구가 늘어나고 있다. 이로 하여금, 의료관광 산업은 지속적으로 성장할 것으로 기대되고 있다.

3) 의료관광 잠재력

우리나라 의료관광 잠재력의 특성을 살펴보면 다음과 같다.

첫째, 외국인 환자수와 진료가 증가추세이다.

향후 아시아의 인구 급증이 경제성장과 비례한 높은 수준의 의료서비스 수요 확대, 동아시아의 빠른 고령화 사회 진입 등으로 의료서비스 산업은 큰 성장이 기대되고 있다.

2009년 초 의료법 개정으로 해외환자 유치가 가능해졌다. 지자체와 의료기관들은

이때를 기점으로 적극적인 활동을 벌려 의료관광 열풍이라 할 정도이다. 전국 의료관광협회, 코리아 의료관광협회, 한방 의료관광협회 등 관련 기관도 속속 등장하고 다양한 사업을 구상하고 펼치고 있다.

한방 의료관광의 경우 지자체를 중심으로 진행되고 있는 추세이다. 부분적으로 한방병원, 한의원에서 경쟁적인 환자유치 사업을 구상하고 있는 등 초보적 수준이지만 잠재력은 무한하다는 예측을 하고 있다.

둘째, 국내 의료 서비스의 품질에 있어 경쟁력이 강하다.

위, 폐, 간, 대장, 유방, 자궁 6대 암 치료기술 및 미용 성형 분야에서는 선진국 수준의 기술을 보유하고 있어 증가하고 있는 암환자의 요구에 대응할 수 있다. 그러나 진단검사의학과, 핵의학과, 신장 내과, 혈액종양내과 등 기초 의학 분야는 취약하다.

셋째, 다양한 분야에서 경쟁력 있는 의료서비스분야를 개발하고 있다.

한류스타 모방성형 수술환자 증가, 바이오산업 강국, 동북아 허브적 입지와 의료분야의 우수 인재 집중 등이 추가적인 경쟁력 요소로 꼽힌다.

다양한 관광자원을 가지고 있는 한방은 한방의료 서비스 같은 무형자원뿐 아니라 한방음료, 한약재 등의 상품자원과 약초, 약용 동물의 천연자원과 한의학 박물관, 관람자원 등 여러 각도에서 접근이 가능하다.

넷째, 병원시설에 투자를 확충하여 전문적인 의료서비스를 제공한다.

최근 대형 병원들을 중심으로 시장개방에 대응, 시설 확충 및 새로운 수익원 발굴 등 경쟁력 강화를 위해 노력하고 있다.

다섯째, 의료복합단지 조성을 위한 정부와 지자체의 지원이 확대되고 있다.

예를 들면, 첨단의료복합단지가 대구 신서와 충북 오송에 조성되고 있다. 첨단의료복합단지는 '첨단 의료산업분야에서 아시아 최고의 역량을 갖춘 글로벌 R&D 허브 구축'이라는 비전에서 시작됐다. 아이디어만 있으면 누구든지 첨단제품 개발에 필요한 지원을 받을 수 있는 글로벌 수준의 종합 연구공간이 만들어진다. 또 향후 10년 이내에 글로벌 시장에 진출이 가능한 첨단 의약품 및 의료기기 제품 개발이 지원된다.

6. 의료관광마케팅 활성화 방안

1) 경쟁력 있는 의료관광 인프라 구축

의료 관광객 유치를 위한 접근성을 확보하는 것이 매우 중요하다. 정부 주도하에 각 지자체가 '의료관광 특구'로 개발하기 위한 노력을 하고 있는데, 이러한 과정에서 의료서비스, 관광자원적인 측면만을 개발하는 것이 아니라, 접근성 강화를 위한 관광 인프라를 구축하는 것이 필요하다.

또한, 의료와 관광을 전담하는 인력자원에 대한 인프라 구축도 중요하다. 예를 들면, 의료 관광객을 대상으로 원활한 커뮤니케이션으로서 상담과 진료가 이루어질 수 있도록 우수한 어휘 실력을 가진 병원코디네이터를 활용할 필요성이 있다. 외국의 의료 관광객들이 의료행위에서 야기된 다양한 불편함을 해소하고 의사진에 대한 신뢰성도 확보해야 한다.

2) 의료행위에 대한 전문성과 신뢰감 고취

의료관광객 유치의 가장 큰 애로점은 의료사고에 대한 우려이다. 정부나 민간 보험차원에서 의료사고에 대한 담보도 필요하지만 신속한 대응이 이루어질 수 있는 현장 의료기관의 대비책이 무엇보다 중요하다. 동남아 의료관광시장에서 경쟁력을 확보할 수 있는 가장 큰 이점은 바로 우리나라의 수준 높은 의료시설 및 의료진이라고 할 수 있다. 호텔수준의 의료시설 이용을 통해 편안하고 안전한 의료처치를 받고 불편과 애로사항에 대해서는 즉각적으로 대응할 수 있는 시스템을 정비함으로써 신뢰감과 의사의 전문성 인식제고를 고취시켜야 한다.

3) 의료와 관광자원으로의 연계프로그램 개발

우리 민족의 독특한 성향을 체험할 수 있는 문화적 관광자원과 의료서비스를 연계하는 것도 방법이다. 의료 관광객들의 요구에 적절한 관광자원을 개발하여 이들을 연계하여 하나의 상품을 연출한다면 의료관광 상품으로서 가치가 충분하다. 예를 들면,

안동병원과 경주 한방병원의 경우 주변의 뛰어난 연계 관광자원을 통해 의료관광으로서 이미지를 확고히 하고 수익을 창출해나가는 좋은 사례가 되고 있다.

4) 전문적이고 적극적인 마케팅활동 강화

국내 의료관광은 의료에 대한 정보부족, 환자유치 및 광고에 대한 규제 등으로 인하여 외국인 환자 유치는 부진한 편이다. 우리나라의 의료에 대한 인지도도 낮게 평가되고 있는 것이 사실이다.

의료 서비스의 질적 제고와 투자 확대를 위해서는 국내 의료 기관도 세계의료 시장에 적극적으로 진출하여 의료 관광객을 유치하려는 노력이 필요하다. 높은 임상 기술과 특화된 서비스의 분야인 성형, 피부과, 치과를 바탕으로 한 홍보 전략이 필요하다. 국내 병원들도 ISO 9001나 미국 병원 인증(JCI) 획득, 국제 행사를 이용한 건강진료 서비스 제공 및 의료기관 초청, 국내 의료 서비스에 대한 종합 매뉴얼 발간 및 홍보 책자, 의료 관광 다국어 홈페이지, 외국 의료 관광객 국내 연수 프로그램 개발 등을 통해 홍보 마케팅에 적극 활용할 필요도 있다.

또, 의료서비스와 연관된 현지 업체와의 제휴를 통해 지속적인 마케팅 채널로 활용할 필요가 있다. 현지 의료기관과의 제휴는 사후 관리나 시술 후 부작용 등에 응급으로 대처할 수 있게 해 준다.

5) 목표 고객별 차별화된 의료서비스 개발

목표 고객별 시장별 접근은 고객의 성향에 따라 국가별 고객의 특성, 비자 관련 상품을 개발할 필요가 있다. 예를 들면, 중국은 의료 서비스의 경우 고소득층의 수요가 미 충족되고 있다. 중국 고객은 고소득층 소비 성향에 맞는 의료 분야가 유리하며, 건강 검진부터 중증 질환까지 확대 가능하다. 일본고객은 성형, 건강 검진 등 비급여 분야 우선 목표를 설정한다. 미국 고객은 사적 보험 체계로 보험 미가입 교포 상당수가 있으므로, 보험 상품개발이 유리하다. 또, 온라인을 통하여 상담, 진료 및 시술, 사후관리까지 맞춤 서비스를 제공할 수 있도록 상품을 구성하여야 한다. 의료 관광 비자제도 도입하여 중국인의 한국 입국시 개인비자 발급 간소화, 입국 간소화와 더불어 불법체류 방지 방안을 동시에 마련하여야 한다. 아울러 의료 사고에 대비한 보험상품 개발을 통해 신뢰성을 높일 필요가 있다.

6) 특화된 의료관광상품 창출

일반적으로 치료 목적의 외국방문객은 장기간 체류하며 지출규모도 큰 것이 특징이다. 그래서 의료 관광은 긴 일정으로 관광 숙박업과 다른 관광 산업에도 시너지 효과, 고용 창출, 수익 증대 등을 통해 다양한 분야에서 긍정적으로 평가된다. 그러므로 성형 · 미용 · 음식 · 엔터테인먼트를 결합한 뷰티 관광이나, 전통 문화를 체험할 수 있는 한방 관광 상품화를 통해 다른 나라와의 차별화를 시도할 필요가 있다. 한국의 문화 체험에 관심이 깊은 장년층을 유치하기 위해 산사체험, 고택체험 상품, 템플스테이 웰빙체험 등 한국에서만 느낄 수 있는 독특한 경험과 관련된 상품을 창출하는 것이다.

7) 정부의 적극적인 제도도입과 지원 확대

의료관광마케팅 활성화를 위한 입국절차가 간소화되고 의료관광비자 발급 등 관광산업 경쟁력 강화 및 콘텐츠산업 활성화를 위해 각종 규제를 정비해야 한다. 또, 관련업계 부담완화와 국민생활 편의개선에 역점을 두고 관광산업에 대한 세제 및 부담금 완화, 관광개발관련 각종 규제개선을 해야한다.

예를 들면, 장기치료를 요하는 의료 관광객에게 최장 1년 비자를 부여할 수 있도록 하고, 비자발급 시 입증서류도 간소화하기로 했다. 관련법 정비도 실제 의료관광시설의 도입 및 관광객 유치시 적극적으로 활용될 수 있도록 정부, 지자체, 민간단체가 활발한 커뮤니케이션이 이루어져야 한다.

아울러, 민간 의료기관에 대한 각종 규제들을 과감히 철폐하고 외국인 환자를 위한 원스톱치료시스템 구축, 외국병원과 환자의뢰협약을 맺는 네트워크 병원확대, 우수한 외국 의료진 적극 영입, 의료기술 표준화와 진료비의 투명화, 불필요한 진료를 규제하는 내부감사 체계 강화 등을 추진하는 것이다. 또한 의료시스템과 각 여행사를 연계한 건강여행 패키지 등의 상품 개발을 지원하며 관광청 홈페이지를 통해 각종 정보를 제공하는 것이다.

의료 관광객 유치를 위한 정부의 적극적인 의지와 제도정비가 수요자 입장에서 만족할 수 있도록 체계화시켜야 한다.

7. 의료관광 마케팅의 전략적 방향

사회의 경제구조가 산업사회에서 서비스 사회로 이전해 갈수록 서비스 제공자는 수요자에게 고품질의 서비스로 만족시키기 위해 많은 수단을 동원하고 세분화할 수 있는 방안을 강구하게 되었다.

동종 업종 간 경쟁이 치열해짐에 따라 경쟁우위를 차지하기 위해 마케팅의 중요성이 강조되고 있다. 그리고 의료서비스업에서도 다른 여타의 조건이 우수하다하더라도 제대로 홍보가 이루어지지 않는다면 도태될 수가 있다.

의료서비스업에서도 치료만 잘하면 된다는 결과만 중시하는 의료서비스는 경쟁력이 없다. 서비스과정에서 고객만족도, 친절도, 사후관리 서비스, 원활한 의사소통이 중요한 요소로 인식되는 이유이다.

그래서 적극적인 홍보 마케팅과 브랜드는 의료서비스업 경쟁국과의 관계에서 우위를 점하기 위한 중요한 측면이 되고 있는 것이다.

향후 아시아 및 전 세계의 인구급증, 특히 급속적인 인구의 노령화, 경제성장과 비례한 높은 수준의 의료서비스 수요 확대 등으로 의료서비스 산업은 큰 성장이 기대되고 있다.

동남아의 태국의 경우, 의료서비스 허브 전략은 타국과의 치열한 경쟁에도 불구하고 기대 이상의 실적을 거두고 있는 것으로 평가되고 있다. 이러한 성공 사례는 높은 수입원의 새로운 성장 동력으로서 지식기반 서비스 산업의 육성이 절대적으로 필요하다.

다음은 의료관광 마케팅 측면에서 의료서비스를 어떻게 추진해야 되는가에 대해 전략적 방향에 대해 제시해본다.

첫째, 의료관광을 위한 차별화 전략으로 틈새시장을 지향할 필요가 있다.

의료 관광업과 연계하여 건강관리 서비스 및 허브 상품과 연계하여 다양한 상품을 개발하여야 한다. 또한 의료관광뿐만 아니라 다양한 콘텐츠와 결합하여 타국과 차별성있게 부각되는 프로그램을 개발해야 한다.

둘째, 의료관광 담당부서의 영역을 확대하여 소관부서를 떠나 다양한 측면에서 종합적으로 관찰하고 협력할 수 있는 조직설계가 필요하다.

또한, 그 의사결정에는 정부나 지자체가 참여하여 정부조직과 민간조직의 유연한 협력 및 정보교환의 장을 제공하는 부처의 적극적인 역할 담당이 있어야 한다.

셋째, 외부의 영향이나 환경을 잘 활용하기 위해서는 사업주체인 정부와 민간단체에 의한 지원체제가 유기적으로 잘 조합화된 시스템이 언제든지 가동될 수 있는 능력이 필요하다.

의료산업의 발전에는 우연하게 호기와 위기가 존재한다. 이러한 기회를 좋은 결과로 연결시키는 것은 강한 의지를 가진 사업주체의 경험과 능력에서 비롯된다.

넷째, 의료서비스 산업을 수출산업으로 육성할 필요성이 있고 이를 위해서 품질과 가격 경쟁력유지 등이 전제되어야 한다.

이를 통해 국내 의료서비스를 개선하며 관련 산업의 경쟁력을 강화시킬 수 있고 급증하는 해외 의료수요의 국내흡수에 이바지할 것이며 해외 의료환자의 유치가 확대될 것이다. 의료서비스 질을 높인 요인으로는 의사의 신뢰성 향상, 병원의 철저한 품질 관리, 문화적 요인을 활용한 치료분위기 조성에 있으며 가격 경쟁력 있는 물가와 저비용 전략을 통해 가능할 수 있다.

국내 의료서비스에 대한 인식은 공공재로서의 성격이 강하다. 사람의 목숨을 다루는 중요한 일이기 때문에 국가의 관리가 필요하다는 논리로서 당연시하게 받아들여지는 것이 사실이다. 하지만 의료업을 관광산업과 연계하여 하나의 서비스 산업으로 발전시키기 위해서는 인식의 변화가 필요하다.

자율 경쟁 속에서 의료서비스업의 질적 성장은 자연스럽게 이루어주고 이는 전 세계인을 대상으로 판매할 만큼의 경쟁력을 갖출 수 있는 능력이 요구된다. 국내 의료서비스업이 관광과 연계되어 발전되기 위해서는 의료서비스가 공공재가 아닌 재화로서의 인식의 전환이 필요하다.

의료관광은 외화획득이라는 경제적인 면뿐 아니라 국가이미지와도 높은 상관관계에 있다. 관광지에 대한 좋은 이미지를 가지고 목적지를 관광하는 것은 자기개념의 보호, 유지 및 고양이라고도 볼 수 있다. 따라서 이미지에 영향을 받고 의료관광을 하는 것은 그 관광객의 상징적 잠재력의 표현이라 할 수 있다. 그러므로 국가이미지는 관광의사결정에도 상당한 영향을 미치고 있다. 따라서 조직적이고 일관성 있는 국가이미지를 홍보하기 위해서 의료관광산업과 관련하여 정부와 공공기관과의 밀접한 연계와 지원이 요구된다.

8. 의료관광을 넘어 한국의료 해외진출

우리나라는 2000년대 이전 ODA를 통한 국제개발원조 차원의 해외진출이 시작된 이후 2010년 '의료 해외진출 지원사업'을 본격 시작하였다. 정부의 적극 개입을 통한 전문병원의 해외진출 성과를 내기 시작하였으며 한국의료는 끊임없이 해외진출의 문을 두드려왔다. 특히 정부 지원이 본격화된 이후 보건복지부는 의료기관 해외진출 지원사업을 7대 중점과제로 선정하는 등 의료 해외진출을 국가 주요 정책으로 삼아 사업을 진행하고 있다.

현재 한국보건산업진흥원은 의료 해외진출의 중추 역할을 담당하고 있으며 의료 해외진출 프로젝트 발굴 전문 컨설팅 지원, 전문인력 채용지원, 재외공관 활용 협력 지원사업, 정부 간 보건의료 협력 지원 등의 사업을 진행했고 이런 노력으로 우즈베키스탄을 비롯한 다양한 국가에 한국병원이 건립되는 성과를 냈다.

「의료 해외진출 프로젝트 지원사업」의 대표적 성과로 2018년 11월 부평힘찬병원은 우즈베키스탄 부하라에 100병상 규모의 종합병원을 개원하였는데, 총 3억6000만 원 지원 (`18년 8,400만 원, `19년 2억8000만 원)을 지원하였다.

「제약산업 전주기 글로벌 진출 강화 지원사업」이 시행을 통하여 중소 제약기업 대상으로, 해외 인허가, 수출품목 생산시설 선진화(GMP), 현지법인 설립 및 수출 품목 등록에 필요한 컨설팅 등 제반 비용을 지원한다.

「정보통신기술(ICT) 기반 의료」 지원을 통해 해외 진출을 위한 모형(모델) 개발 연구 지원과 개발된 모형을 해외 대상국에서 시범사업을 실시할 수 있도록 비용을 지원한다. 2019년 부산대학교병원(병원장 이정주)은 지원을 받아, IRM(대표 최승욱), WIPS(대표 이형철)와 함께 시범사업을 수행하였으며,

이를 기반으로, 2019년 8월 카자흐스탄 현지 의료기관(MPK클리닉)과 약 4만 달러 규모의 인터넷 기반 의료영상저장전송시스템(Web-PACS) 수출계약을 체결하는 성과를 냈다.

「의료기기」 아랍헬스(Arab Health), 중국 의료기기 전시회(CMEF)와 한국의료기기 박람회(KiMES) 운영을 통하여 총 계약금액 약 37억 원의 성과를 거두었다.

〈표 10-12〉 2020년 주요 해외진출 지원사업 현황

정부지원 사업	1. 의료기관 해외진출 지원 및 컨설팅 지원 2. ICT 기반 의료시시스템 진출 모델 개발 3. 의료기기 기업해외진출 지원 4. 제약기업 해외진출 지원
공공기관 · 협회 지원사업	1. KOTRA 지원 사업 2. 한국의약품수출입협회 지원사업 3. 중소벤터기업진흥공단 수출바우처 사업

#13 한국, 세계가 주목한 의료관광 국가

한국보건산업진흥원(원장 이영찬, 이하 진흥원)은 의료관광 경쟁 국가들이 대거 참여, 5월21일부터 24일까지 그리스 아테네에서 개최된 글로벌 의료관광 컨퍼런스 'IMTJ Medical Travel Summit 2018'에서 한국이 '올해의 의료관광 목적지' 대상을 수상했다고 6월1일 밝혔다.

IMTJ Medical Travel Summit은 글로벌 의료관광 전문지 International Medical Travel Journal(IMTJ)이 매년 개최하는 국제 의료관광 컨퍼런스로 미국, 독일 등 의료관광 선도국가뿐 아니라 인도, 말레이시아 등 아시아 권역 의료관광 경쟁국가들 또한 4년 연속 참가했다.

IMTJ Summit 행사의 하나로 실시된 시상식은 총 5개 분야로 나눠 의료 · 웰니스, 마케팅, 의료서비스, 의료기술 분야에서 외국인 환자 유치기관들을 시상하고 있으며, 전반적 의료 시스템을 평가해 시상하는 '올해의 의료관광 목적지'로 한국이 수상의 영예를 안았다.

IMTJ 심사위원회는 "한국 정부가 △외국인환자 유치 의료기관 평가지정제도(KAHF) 도입 △외국인환자 유치기관 등록 및 의료배상책임보험 가입 의무화 등을 통해 OECD 국가들보다 의료서비스의 질이 크게 향상됐고, 한국을 방문한 외국인환자 수가 크게 증가한 점을 높이 평가했다"고 밝혔다.

이는 보건복지부와 진흥원, 그리고 외국인환자 유치 의료기관 등 유치 활성화를 위한 민관의 체계적인 노력으로 얻은 값진 결과다.

현지 관계자는 "한국은 정부 차원의 지원 제도가 매우 우수하고, 타 국가에 비해 정부의 유치실적 집계가 정확하다"며 한국 의료에 대해 높이 평가했다. 최근 구글 트렌드 지수 조사에서 한국의료 국가 브랜드 'Medical Korea'의 트렌드 지수가 싱가포르 대비 높게 나타나 한국 의료에 대한 전 세계적 관심이 증가하고 있음을 알 수 있다.

진흥원 관계자는 "이번 수상은 한국이 아시아를 넘어 세계 의료관광 종주 국가들과 어깨를 나란히 하고 있음을 증명하는 계기였다. 향후에도 IMTJ Medical Travel Summit, World Medical Tourism Congress(WMTC) 등의 국제 행사에 참가해 한국 의료의 경쟁력을 선보일 것이며, 국내 유수의 의료기관들이 위와 같은 시상식에 참여해 한국의료뿐 아니라 한국의 의료기관들도 전 세계에 널리 알려지기를 희망한다"고 밝혔다.

#출처

#1 : 브랜디드 콘텐츠 기획 01, 마케팅 4.0 강독, DOROTHY,
병원신문 webmaster@khanews.com; 재인용

#2 : 병원신문, 2018년 05 11일, omh@kha.or.kr

#3 : 병원신문, 2018년 01월 02일, omh@kha.or.kr

#4 : 병원신문, 2016년 01월 14일, webmaster@khanews.com

#5 : 병원신문, 2016년 10월 07일, yjw@kha.or.kr

#6 : 병원신문, 2017년 11월 27일, webmaster@khanews.com

#7 : 병원신문, 2017년 8월 18일, webmaster@khanews.com

#8 : 병원신문, 2018년 06월 05일, omh@kha.or.kr

#9 : 병원신문, 2017년 02월 20일, webmaster@khanews.com

#10 : 병원신문, 2015년 12월 31일, yjw@kha.or.kr

#11 : 병원신문, 2017년 03월 18일, webmaster@khanews.com

#12 : 병원신문, 2018년 04월 24일, hbk@kha.or.kr

#13 : 병원신문, 2018년 06월 01일, cks@kha.or.kr

참고문헌

강신겸(2005), 동북아 관광지도와 한국의 선택, 삼성경제연구소.

고경순(2004), 경험마케팅, 대명.

고정민(2006), 전략서비스 산업의 경쟁력 강화방안, 삼성경제연구소.

고용노동부(2010), 정부정책이 고용에 미치는 영향에 대한 분석 및 평가(Ⅳ).

김동승(2008), 실전 병원마케팅전략, 동현출판사.

강명주,(2004), 관계마케팅, 도서출판 대명.

강성욱(2006), 의료 서비스 개방 논의와 시사점, 삼성경제연구소.

강성욱(2006), 다이아몬드 모델을 이용한 의료산업 경쟁력 고찰, 삼성의료경영연구소.

경남발전연구원(2008.), 의료관광의 현황과 경남의 정책과제.

김성홍 외(2008), 병원마케팅, 보문각.

김수배(2012), 병원마케팅관리, 현문사.

김용진(2006), 의료관광 현황과 활성화 방안, 코앤씨 한중 여행사.

권금택(2006), 전략적 고객관계관리, 도서출판 대명.

국민건강보험공단(2012), 통계로 본 건강보험 시행 35년.

국민건강보험공단(2012), 2011건강보험주요통계.

남상요(2008), 병원서비스경영, 보문각.

대한병원협회(2011), Hospital Line, 2011 November December.

대한병원협회(2012), Hospital Line, 2012 March April, 통권 336.

대한의사협회, 의료광고심의위원회, 2012.4.

문화체육관광부(2009), 의료관광 활성화 위해 입국절차 간소화.

박종선(2011), 의료정보학개론, 보문각.

박주희(1997), 의료마케팅, 현문사.

박주희 외(2005), 의료기관 CRM, 대학서림.

박주희(2008), 의료마케팅, 대학서림.

박창식(2007), 병원마케팅의 이해, 대학서림.

백광(2005), 외국의 의료관광 추진 현황 및 시사점, 한국 관광공사.

병원코디네이터연구회(2005), 병원코디네이터 이해, 현문사.

보건복지부 보도자료(2010년 5월 27일).

보건복지부(2006), 해외환자유치 활성화 촉진계획.

신재기 외(2009), 의료관광마케팅, 한올출판사.

안영창(2007), 병원마케팅 및 홍보, 보문각.

안세원(2001), 현대마케팅론, 한올출판사.

오숙희 외(2009), 병원서비스코디네이터, 수문사.

오지영(2012), 의료의 질관리, 보문각.

외교통상부(2009), 태국 의료관광산업 현황.

유동근(2011), 통합마케팅, 한경사.

유지윤(2007), 의료관광 블루오션을 향한 가능성과 돌파구, 한국 문화 관광 정책연구원.

유필화 외 1인(2012), 현대 마케팅론, 박영사.

이용규 · 정병웅(2007), '의료관광 활성화를 위한 사례연구', 관광연구저널 21(2).

이윤태(2006), 의료기관 해외환자 유치 현황 및 과제, 한국보건산업진흥원.

이황(2006), 우리들 병원 외국인 환자 유치 전망, 우리들병원.

의료행정연구회(2012), 원무관리, 현문사.

전병윤(2006), 외국인 환자 유치를 위한 시스템 구축, ISOS KOREA.

정재완, 홍수연(2006), 태국의료 서비스 허브 추진 동향과 시사점, 대외경제 정책연구원.

정진수(2009), 관광과 융합된 선택형 의료관광 마케팅전략, 세미나 발표집.

정혜연(2011), 다시 알아야 할 병원마케팅, 21세기북스.

조우현 외(1999), "의료서비스마케팅", 퇴설당.

조유진(2006), 싱가포르와 태국의 의료관광 현황, 한국무역협회 무역연구소.

조현(2007), 보건의료정보학, 계축문화사.

최기형(2005), 레바논, 중동 의료관광 허브로 부상, KOTRA.

최명기(2010), 병원이 경영을 만나다, 허원미디어.

최정환 외(2009), CRM마케팅플랜, 다산출판사.

한국관광공사(2007), 의료관광 설문조사.

한국관광공사(2007), 의료법 개정에 맞춰 일외국의 의료관광 추진 현황 및 시사점.

한국관광공사(2008), 의료관광의 현황과 활성화 방안.

한국문화관광연구원(2009), 태국, 의료관광산업 활성화로 의료기기 수요 증가.

한국문화관광연구원(2009), 모로코, 병원인프라시설 구축과 의료관광 확대.

한국보건산업진흥원(2006), 의료서비스 해외진출 및 해외환자 유치활성화 지원방안 마련연구.

현수엽(2006), 해외환자 유치 활성화를 위한 정책추진방향, 보건복지부.

황여임(2006), '한국 의료관광시장 확대를 위한 마케팅 전략에 관한 연구 : 외국인 관광객 유치중심', 경희대 경영대학원.

홍현아 외(2007), '휴양형 주거단지 개발에 따른 의료관광 현황과 인지도에 관한 탐색적연구',관광연구저널 21(2).

KDB(2004), 관광 서비스 산업.

KDB(2005), 의료서비스 산업의 현황과 전망.

건강보험심사평가원(2012년), http://www.hira.or.kr.

국민건강보험공단(2012), http://www.nhic.or.kr.

Cox, D. F. & Good, R. E.(1967), "How to Build a Marketing Information Systems", *Harvard Business Review*, Vol. 45, May-June.

Louis E. Boone and David L. Kurtz(1998), *Contemporary Marketing Wired*, 9th ed., The Dryden Press.

Philip Kotler, Philip Kotler(1988), *Marketing Management*, Analysis, Planning, Implementation.

Rabi Kalakota and Marcia Robinson(1999), *E-Business : roadmap for success*, Addison Wesley Longman.

찾아보기